Fähigkeitsbeeinträchtigungen bei psychischen Erkrankungen

Fähigkeitsbeeinträchtigungen bei psychischen Erkrankungen

Michael Linden, Stefanie Baron, Beate Muschalla, Margarete Ostholt-Corsten

Programmbereich Psychiatrie und Psychotherapie

Michael Linden, Stefanie Baron, Beate Muschalla,
Margarete Ostholt-Corsten

Fähigkeitsbeeinträchtigungen bei psychischen Erkrankungen

Diagnostik, Therapie und sozialmedizinische Beurteilung in Anlehnung an das Mini-ICF-APP

2., überarbeitete und erweiterte Auflage

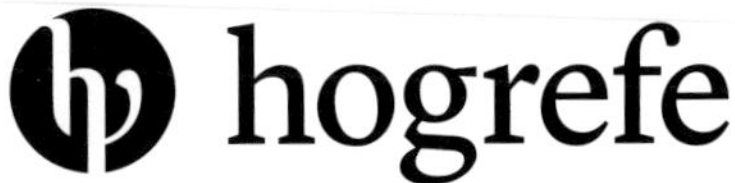

Prof. Dr. med.- Dipl.-Psych. Michael Linden
Charité Universitätsmedizin Berlin
Medizinische Klinik m. S. Psychosomatik
Forschungsgruppe Psychosomatische Rehabilitation an der CBF, Hs. IIIA
Hindenburgdamm 30
12200 Berlin
Deutschland
michael.linden@charite.de

Bibliografische Information der Deutschen Nationalbibliothek
Die Deutsche Nationalbibliothek verzeichnet diese Publikation in der Deutschen Nationalbibliografie; detaillierte bibliografische Daten sind im Internet über http://www.dnb.de abrufbar.

Anregungen und Zuschriften bitte an:
Hogrefe AG
Lektorat Medizin/Psychiatrie
Länggass-Strasse 76
3012 Bern
Schweiz
Tel. +41 31 300 45 00
info@hogrefe.ch
www.hogrefe.ch

Lektorat: Susanne Ristea
Bearbeitung: Susanne Hahn, Meckenheim
Herstellung: René Tschirren
Umschlagabbildung: Sergey Ishkov/EyeEm, Getty Images
Umschlaggestaltung: Claude Borer, Riehen
Satz: punktgenau GmbH, Bühl
Druck und buchbinderische Verarbeitung: Multiprint Ltd., Kostinbrod
Printed in Bulgaria

2., überarbeitete und erweiterte Auflage 2022

(E-Book-ISBN_PDF 978-3-456-96036-4)
(E-Book-ISBN_EPUB 978-3-456-76036-0)
ISBN 978-3-456-86036-7
http://doi.org/10.1024/86036-000

Inhaltsverzeichnis

Einleitung

Die Krankheitswertigkeit von normabweichenden Gesundheitszuständen definiert sich über zweierlei: zum einen über die Art und Intensität der Symptomatik, zum anderen auch über daraus resultierende Teilhabebeeinträchtigungen, d.h. Behinderungen im Lebensvollzug. So sind Sommersprossen im Gesicht keine Krankheit, ein entstellendes und die soziale Interaktion behinderndes Ekzem aber sehr wohl. Teilhabeeinschränkungen sind von besonderer Bedeutung bei psychischen Störungen. Sie dienen dort auch als diagnostische Kriterien in der Abgrenzung von krank und gesund, wie das beispielsweise für die Depression oder Demenz gilt.

Mit Einführung der ICF (International Classification of Functioning, Disability and Health / Internationale Klassifikation der Funktionsfähigkeit, Behinderung und Gesundheit) durch die Weltgesundheitsorganisation (WHO, 2005) ist die Beschreibung und Klassifikation von Krankheitsfolgen international neu gegliedert worden. Unterschieden werden Funktionen, Aktivitäten und Fähigkeiten, Kontext (im Sinne von personbezogenen Faktoren oder Umwelt) und schließlich Teilhabe als Resultante aus Fähigkeit und Kontext.

In der ICF gibt es ein eigenes Kapitel „Mentale Funktionen". Diese können Symptomen gleichgesetzt werden. Unter Funktionsstörungen werden beispielsweise Orientierungsstörung, Wahn, Gedankeneingebung, Vorbeireden, Somatisierung oder Zwang aufgeführt. Welche Fähigkeitsbeeinträchtigungen aus solchen Krankheitssymptomen erwachsen, ist aus der ICF nicht abzuleiten – dies bedarf einer gesonderten Analyse und Bestimmung. Ein Instrument, das diese Lücke füllt, ist das Mini-ICF-APP (Mini-ICF-Rating für Aktivitäts- und Partizipationsstörungen bei psychischen Erkrankungen) (Linden et al., 2009). Es gibt Fähigkeitsdimensionen vor, die regelhaft bei psychischen Erkrankungen beeinträchtigt sind, und beschreibt Algorithmen, wie der Beeinträchtigungsgrad mit Blick auf Kontextfaktoren zu quantifizieren ist.

Die detaillierte Beschreibung von Fähigkeiten hat unmittelbare Bedeutung für die Patientenversorgung. Erstens sind Fähigkeiten, wie bereits angesprochen, wichtig in der Diagnostik psychischer Störungen. Zweitens stellen sie wichtige Ansatzpunkte für therapeutische Interventionen dar, vom Selbstsicherheitstraining in der Psychotherapie bis zum Training beruflicher Fähigkeiten im Rahmen von Leistungen zur Teilhabe am Arbeitsleben (LTA). Drittens entscheidet sich vorrangig über das *positive und negative Leistungsbild* (also erhaltene und beeinträchtigte Fähigkeiten), welche sozialmedizinischen Konsequenzen zu ziehen sind. Diese reichen von der Feststellung einer Arbeitsunfähigkeit oder Erwerbsminderung bis hin zu Unterstützungsleistungen wie betriebliches Eingliederungsmanagement (BEM) oder beschütztes Wohnen.

In diesem Buch wird dargestellt, was unter Fähigkeiten zu verstehen ist, wie sie zu erfassen und zu quantifizieren sind, welche Bedeutung ihnen bei psychischen Erkrankungen zukommt und welche therapeutischen und sozialmedizinischen Folgen daraus erwachsen.

1 Psychische Fähigkeiten des Menschen

1.1 Eigenschaften und Fähigkeiten

Die belebte wie die unbelebte Natur können durch Eigenschaften beschrieben werden, z.B. durch ihre chemische Zusammensetzung, Größe, Schwere, Härte, Farbe, Schönheit oder Lebensdauer. Im Gegensatz zur unbelebten Natur hat die belebte Natur die Zusatzeigenschaft, Fähigkeiten zu haben. Die Fähigkeit von Bakterien ist, Zucker spalten zu können, die von Bäumen, Kohlendioxid in Sauerstoff umzuwandeln, die von Spinnen, ein Netz bauen zu können, die von Hunden, sich in einem Rudel bewegen zu können, die von Menschen, philosophische Abhandlungen verfassen zu können. Die belebte Natur hat also die Eigenschaft, Aktivitäten auszuüben, d.h. Fähigkeiten. Auf dieses Begriffspaar „Aktivität und Fähigkeit" wird im Weiteren noch häufiger Bezug zu nehmen sein.

Der Mensch verfügt über eine besondere Vielfalt von Fähigkeiten und kann sehr unterschiedlichen Aktivitäten nachgehen. Die Fähigkeiten von Menschen sind nicht nur ein Unterscheidungsmerkmal zu anderen Lebewesen, sondern auch eine wesentliche Dimension der Unterscheidung von Menschen untereinander. Die Beschreibung einer Person in Abgrenzung zu anderen Personen bedient sich einerseits Eigenschaften wie Größe, Geschlecht, Schönheit etc., andererseits aber auch Fähigkeiten, wie von der Fähigkeit, auf andere Menschen gewinnend zugehen zu können, über die Fähigkeit, Gedichte aufsagen zu können, bis hin zu der Fähigkeit, ein Auto reparieren zu können.

Über welche Fähigkeiten ein Mensch verfügt, hängt von seinen Anlagen und seiner biografischen Entwicklung und Bildungsgeschichte ab. Dies sind *personbezogene* Faktoren. Welche Fähigkeiten von Relevanz sind und wie sie bewertet werden, hängt von *Umweltfaktoren* ab, d.h. davon, in welchem Kontext eine Person lebt. Die Körperkonstitution oder Intelligenz, aber auch unterschiedliche Fähigkeiten wie Heben oder Sprachfähigkeiten sind unterschiedlich zu bewerten oder erforderlich in Abhängigkeit davon, ob man es mit einem Möbelpacker oder einer Sekretärin zu tun hat.

Schließlich hängt der Fähigkeitsstatus eines Menschen auch noch wesentlich von seinem Gesundheits- bzw. Krankheitszustand ab, die zu *Funktionsstörungen* im vorgenannten Sinne führen können. Mit Blick auf psychische Störungen sind vor allem solche Fähigkeiten von Interesse, die emotionale, interaktive und kognitive Funktionen zur Voraussetzung haben. Hierzu gibt es eine umfangreiche psychologische Forschung, auf die im Folgenden anhand ausgewählter Beispiele näher eingegangen werden soll.

1.2 Fähigkeitsniveau und Teilleistungen

Die Zahl und das Spektrum an Aktivitäten bzw. Leistungen, die potenziell von einem Menschen erbracht werden können, sind nahezu unendlich. Dazu gehören basale Fähigkeiten des täglichen Lebens, wie Speisen zum Mund führen können, einen Toilettengang absolvieren oder sich anziehen können, was durch ADL-Skalen (Activities of Daily Living-Skalen) erfasst werden kann und ein Beurteilungskriterium der Pflegebedürftigkeit ist (Katz et al., 1963). Es gibt *instrumentelle Aktivitäten des täglichen Lebens*, die in IADL-Skalen operationalisiert werden. Dazu gehören im Wesentlichen komplexe Pflichtaufgaben des täglichen Lebens wie die Hausarbeit erledigen oder einkaufen zu können (Spector et al., 1987). Jedem Menschen sollten ADL und IADL möglich sein. Hinzu kommen allgemeine und spezielle rekreative Aktivitäten des täglichen Lebens wie Hobbys, soziale Aktivitäten, Sport oder kulturelle Aktivitäten, die nicht mehr von jedem Menschen ausgeübt werden (Linden et al., 2009). Erst recht individuell sind professionelle Aktivitäten. Menschen erwerben in ihrer schulischen und beruflichen Ausbildung sehr spezifische Fähigkeiten, beispielsweise eine Faktorenanalyse rechnen, einen Spagat machen, ein Herz operieren, ein Flugzeug steuern oder eine Sprache sprechen zu können. Derartige Fähigkeiten sind nicht mehr universell, sondern werden nur von ausgewählten Personen oder in speziellen Lebenssituationen gefordert.

Selbst die scheinbar einfachen Aktivitäten (beispielsweise die, sich anzukleiden) sind komplexer Natur, d.h. sie setzen jeweils bereits mehrere andere Fähigkeiten voraus. Beim Anziehen sind dies beispielsweise die Fähigkeiten, die Kleider in eine richtige Reihenfolge zu bringen, zu wissen, was wie in welcher

Richtung anzuziehen ist, die Fähigkeit, Knöpfe oder Reißverschlüsse handhaben zu können, und nicht zuletzt auch die Fähigkeit zur Situationseinschätzung, um die richtige Kleidung nach Temperatur oder sozialer Situation oder auch Farbempfinden und Modebewusstsein auswählen zu können. Komplexe Fähigkeiten setzen zu ihrer Ausübung also eine Reihe von Mikrofähigkeiten voraus.

Will man klären, ob ein Mensch die erforderlichen Fähigkeiten besitzt, die Voraussetzung sind zur Teilhabe an einem bestimmten Lebensbereich, dann genügt es im einfachsten Fall, ihm diese Aufgabe zu stellen und zu beobachten, ob sie hinreichend qualifiziert ausübt wird. Die komplexe Fähigkeit, ein Auto zu steuern, kann beurteilt werden, indem in der Fahrprüfung eine Probe dieser Fähigkeit zu geben ist. Dennoch muss in vielen Fällen auch eine gesonderte Prüfung der Einzelfähigkeiten oder *Teilleistungsfähigkeiten* erfolgen, z.B. der Sehfähigkeit oder des Theoriewissens beim Autofahren. Die Betrachtung solcher Teilfähigkeiten ist dann von Bedeutung, wenn diagnostisch abzuklären ist, warum jemand Beeinträchtigungen der Teilhabe zeigt bzw. wann schulend oder therapeutisch interveniert werden soll. Dies setzt theoretische Modelle darüber voraus, was unverzichtbare Teilleistungen sind, die das partizipationsrelevante Leistungsspektrum konstituieren.

Ein klassisches Beispiel sind Intelligenztests. Sie wurden ursprünglich zur Auswahl von Offiziersanwärtern entwickelt. Dazu suchte man Menschen mit einer Mindestintelligenz. Das globale Intelligenzniveau wird gemessen, indem eine Reihe von Teilleistungen geprüft werden, die man alle als unverzichtbar ansieht. Dazu gehören Fähigkeiten wie die, sich Namen oder Warenkataloge merken zu können, Figuren erkennen zu können oder richtig kombinieren zu können. In einschlägigen Leistungstests findet man heute ein sehr breites Spektrum von allgemeinen wie teilweise auch sehr speziellen Fähigkeiten, einschließlich motorischer oder emotionaler Tests. Die Auswahl und Zusammenstellung solcher Fähigkeiten orientiert sich jeweils am Ziel der Messung.

Ein weiterer wichtiger Ansatz zur Beschreibung von Leistungen stammt aus der Schulpädagogik und im Weiteren aus der Kinder- und Jugendlichenpsychiatrie. Es ist seit jeher bekannt, dass Menschen sehr unterschiedliche Begabungen mitbringen. Dies gilt zum einen global, im Sinne der allgemeinen Intelligenz. Unabhängig von der Schulbildung sind Menschen unterschiedlich intelligent. Man spricht von der *fluiden Intelligenz* im Gegensatz zur bildungsabhängigen *kristallinen Intelligenz* (Cattel, 1963). Allerdings besagt dies nicht, dass alle Einzelleistungen, die in die Beurteilung des globalen Leistungsniveaus eingehen, durchgehend das gleiche Niveau haben. Manche Menschen sind sprachlich begabt, andere mathematisch, wieder andere sportlich, und am Ende erhalten alle den gleichen globalen Intelligenz- oder Leistungsquotienten.

Fallen globales und spezielles Leistungsvermögen sehr weit auseinander, dann spricht man von *Teilleistungsstörungen* (Graichen, 1973; Rösler & Retz, 2006; Linden, Noack & Köllner, 2018). Es gibt sehr intelligente Menschen, die dennoch in Einzelleistungen völlig versagen. Beispiele sind eine Lese-Rechtschreib-Schwäche (LRS, Legasthenie) oder eine Dyskalkulie. Hier kommt dann die Psychiatrie ins Spiel, weil die Grundannahme ist, dass ein gesundes Hirn ein übliches Leistungsspektrum auf vergleichbarem Niveau erbringen muss. Sehr auffällige Defizite in einzelnen Leistungen seien dann ein Hinweis auf Hirnschäden. Dieses Konzept der Teilleistungsstörung (TLS) ist weitgehend synonym mit den älteren Begriffen der *Minimal Brain Disorder* (MBD) (Strauss & Lehtinen, 1947) und der *Minimal Cerebral Dysfunction* (MCD) (Bax & McKeith, 1963).

Das Problem mit dem Konzept der Teilleistungen ist zum einen die Schwierigkeit der Operationalisierung und Messung, zum anderen die Abgrenzung zwischen Leistungsbeeinträchtigungen und lebensüblichen unterschiedlichen Begabungen und Persönlichkeiten von Menschen. Wann ist ein Kind „lebhaft“ und wann „hyperaktiv“? Wann hat eine Person eine Rechen*schwäche* und wann ist sie nur mathematisch unbegabt? In einschlägigen Untersuchungen von TLSs werden Zahlen genannt, die immer wieder Widerspruch hervorrufen und die Validität entsprechender Konzepte infrage stellen. So handelt es sich um 17 % der Schulanfänger (Lempp, 1964) oder 40 % verhaltensauffälliger Kinder bei Kinderärzten (Lempp, 1971).

Die Vielfalt der potenziell zu bedenkenden Mikroleistungen bzw. TLSs ist beträchtlich:

- Aufmerksamkeitsstörung
- Hyperaktivität
- Impulskontrollstörung und Selbststeuerungsdefizite
- Artikulationsstörung
- Dyspraxie
- Dyskalkulie
- Dysgrammatismus
- Lese-Rechtschreib-Schwäche (LRS, Legasthenie)
- Störung der Figurenhintergrunddifferenzierung
- Körperschemastörung
- Prosopagnosie
- Störung der Feinmotorik oder der Hand-Augen-Koordination
- Störung des Kurzzeitgedächtnisses
- Störung der serialen Erfassung (ABCD...)

- Störung im Nachahmen
- Störung in der Lokalisation taktiler Reize
- Synkinesien (Störung der Bewegungsunterdrückung)
- vegetative Labilität (z. B. Wach-Schlaf-Störung, Erröten)
- Störung des Sozialverhaltens (z. B. Distanzminderung, Frustrationsintoleranz, Einsilbigkeit, mangelndes Durchhaltevermögen)

Charakteristisch auch für die Mikro- oder Teilleistungsstörungen ist, dass sie vielfach früh auftreten, d. h. schon im Kindesalter sichtbar werden, dass sie in das Erwachsenenalter hinein persistieren, zu Beeinträchtigungen der komplexen Leistungsfähigkeiten beitragen und damit auch zu erheblichen Beeinträchtigungen der Teilhabe führen. Nachuntersuchungen bei entsprechenden Kindern oder Jugendlichen zeigten, dass die Auffälligkeiten zumeist persistieren und mit zunehmendem Alter unter anderen Diagnose-Entitäten, vornehmlich Persönlichkeits- und Anpassungsstörungen oder Neurosen, eingeordnet werden (Focken, 1981). Die Symptome ändern sich in Abhängigkeit des Alters. Ausgehend von einer genetischen oder erworbenen Prädisposition und einer neurobiologischen Dysregulation gibt es Faktoren, die sich über die Lebensspanne altersspezifisch verändern oder nur für einen bestimmten Entwicklungsabschnitt gültig sind. Untersuchungen an in der Kindheit betroffenen Probanden ergaben im Erwachsenenalter regelmäßig erhöhte Werte für neurophysiologische oder psychiatrische Auffälligkeiten (Milman, 1979; Sarazin & Spreen, 1986). In einer Folgeuntersuchung nach 10 Jahren fanden sich bei 15 % der inzwischen 20-jährigen Betroffenen Verhaltensstörungen gegenüber 7 % in der Vergleichspopulation (Gittelman et al., 1985).

Ein Beispiel für eine komplexe TLS, die in der Kindheit beginnt und über das Erwachsenenalter hin persistiert, ist das Aufmerksamkeitsdefizit- und-Hyperaktivitätssyndrom (ADHS). Die Übergänge vom kindlichen ADHS zum ADHS im Erwachsenenalter sind gut untersucht (Philipsen et al., 2008). Galt das ADHS zunächst als eine Erkrankung des Kindes- und Jugendalters, so versteht man heute darunter eine Störung über die Lebensspanne. Die Prävalenz von ADHS im Kindesalter wird mit 4 bis 10 % angegeben. Bei einer Nachuntersuchung an 119 jungen Männern, bei denen die Diagnose ADHS bereits im Kindesalter gestellt wurde, konnte zwar eine Verringerung des Symptomscores festgestellt werden, aber 90 % der untersuchten Probanden zeigten kein zufriedenstellendes Funktionsniveau (Biederman et al., 2000). Nach Kriterien des DSM-IV (Diagnostic and Statistical Manual of Mental Disorders) ist in einer Follow-up-Untersuchung im 25. Lebensjahr bei 15 % der Betroffenen das Vollbild des ADHS diagnostizierbar, bei etwa der Hälfte kann eine Teilremission gesehen werden. Von 100 Kindern mit ADHS nach

DSM-IV haben demnach 65% im Alter von 25 Jahren laut einer Metaanalyse von Follow-up-Studien eine objektivierbare Symptomatik (Faraone et al., 2006). In einer Metaanalyse berechnete eine brasilianische Arbeitsgruppe eine weltweite Prävalenzrate für ADHS von 5,29% im Kindesalter und 4,4% im Erwachsenenalter (Polanczyk et al., 2007). Andere Untersuchungen bestätigen diese Prävalenzrate von 2 bis 5% ADHS-Betroffener im Erwachsenenalter (Fayyad et al., 2007).

Zusammenfassend schreiben Rösler und Retz (2006):

> Die ADHS ist eine häufige chronische Erkrankung des Kindes-, Jugend- und Erwachsenenalters. Die psychopathologische Kernsymptomatik besteht in allen Lebensaltern aus den Syndromen Aufmerksamkeitsstörung, Impulsivität und Hyperaktivität. Während Impulsivität und Hyperaktivität im Verlauf eine rückläufige Tendenz erkennen lassen oder einem Symptomwandel unterliegen, bleiben die Aufmerksamkeitsstörungen bei Erwachsenen oft unverändert und sind meist mit desorganisiertem Verhalten vergesellschaftet.

Die daraus resultierenden Funktionsstörungen behindern die Betroffenen im Erwachsenenalter bei einer „normalen" Lebensführung:

- mehr Unfälle (Verkehrsunfälle, Hundebissverletzungen, Haushaltsunfälle) (Fischer et al., 2007)
- häufige Wohnort- und Jobwechsel mit Verfehlen der beruflichen Möglichkeiten (Biederman et al., 2008)
- häufige Trennung und Neuaufnahme von Lebenspartnerschaften (Robin, 2002)
- riskantes Freizeitverhalten, Suchtmittelmissbrauch, Suchtmittel-Abhängigkeit, schlechtere Gesundheitsfürsorge (Ohlmeier et al., 2007)
- psychische Erkrankungen, Komorbiditäten: Ängste, Depressionen, bipolare Störung, Persönlichkeitsstörungen (Biederman et al., 1993; Kessler, 2007)
- erhöhte Rate an Straffälligkeit, illegalen Verhaltensweisen und Haftstrafen (Manuzza et al., 2008)
- hohe sozioökonomische Bedeutung durch krankheitsassoziierte Folgekosten (Behandlung, Komorbidität und Ausfallzeiten) (Hodgkins et al., 2011)

Tabelle 1-1 und 1-2 zeigen mit der MCD-TLS-Skala eine Skala, die wesentliche Indikatoren für TLSs syndromal im Sinne einer MCD erfragt, also sowohl anamnestisch als auch zu aktuellen Verhaltensauffälligkeiten (Linden, 2014a).

Tabelle 1-1: MCD-TLS-Skala (MCD: Minimal Cerebral Dysfunction / minimale zerebrale Dysfunktion; TLS: Teilleistungsstörung) (Linden & Weddigen, 2016)

Wenn ich an meine Kindheit denke, dann erinnere ich bzw. man hat mir von folgenden Problemen erzählt:	**gar nicht**	**trifft leicht zu**	**trifft teilweise zu**	**trifft zu**	**trifft stark zu**
1. Man hat mir erzählt, dass meine Mutter, während sie mit mir schwanger war, krank war oder es Schwangerschaftsprobleme gab.	0	1	2	3	4
2. Man hat mir erzählt, dass meine Mutter, während sie mit mir schwanger war, schweren psychischen Belastungen und Stress ausgesetzt war.	0	1	2	3	4
3. Man hat mir erzählt, dass es bei meiner Geburt Probleme gab (z. B. Frühgeburt, schwere Geburt oder anderes).	0	1	2	3	4
4. Ich weiß, dass ich als Säugling unter Ernährungs- und Gedeihstörungen gelitten habe.	0	1	2	3	4
5. Ich weiß, dass ich mit dem Laufenlernen Probleme hatte (z. B. zu spät, Tapsigkeit, Probleme mit Leitersteigen oder Rollerfahren).	0	1	2	3	4
6. Ich hatte Probleme mit der Sprachentwicklung (z. B. auffällig lange undeutlich oder stotternd).	0	1	2	3	4
7. Ich hatte mit dem Bettnässen noch nach dem 5. Lebensjahr Probleme.	0	1	2	3	4
8. Ich hatte mit Daumenlutschen oder Nägelknabbern auch nach dem 5. Lebensjahr noch Probleme.	0	1	2	3	4
9. Ich habe als Kind oder auch später unter unwillkürlichen Zuckungen oder Tics (z. B. im Kopfbereich) gelitten.	0	1	2	3	4
10. Ich weiß, dass ich als kleines Kind außergewöhnlich unruhig oder ängstlich oder erregbar war.	0	1	2	3	4
11. Ich wurde in der Schule häufiger ermahnt, Ruhe zu geben, nicht rumzuzappeln, sitzen zu bleiben oder nicht zu stören.	0	1	2	3	4
12. Ich war in der Schule außergewöhnlich leicht ablenkbar und unkonzentriert.	0	1	2	3	4
13. Ich hatte in der Schule mit dem Rechtschreiben besondere Probleme.	0	1	2	3	4

Tabelle 1-1: *Fortsetzung*

Wenn ich an meine Kindheit denke, dann erinnere ich bzw. man hat mir von folgenden Problemen erzählt:	**gar nicht**	**trifft leicht zu**	**trifft teilweise zu**	**trifft zu**	**trifft stark zu**
14. Ich hatte in der Schule mit dem Rechnen besondere Probleme.	0	1	2	3	4
15. Ich hatte in der Schule mit dem Gedächtnis, Lernen oder Behalten Schwierigkeiten.	0	1	2	3	4
16. Ich hatte in der Schule mit dem Sport Probleme (z. B. wegen Ungeschicklichkeit oder besonderen Bewegungen).	0	1	2	3	4
17. Ich war in der Schule unter den Klassenkameraden ein Außenseiter.	0	1	2	3	4
18. Ich hatte schon einmal eine Gehirnhautentzündung.	0	1	2	3	4
19. Ich hatte schon einmal einen schweren Unfall mit Kopfbeteiligung (z. B. Bewusstlosigkeit).	0	1	2	3	4

Tabelle 1-2: MCD-TLS-Skala (MCD: Minimal Cerebral Dysfunction / minimale zerebrale Dysfunktion; TLS: Teilleistungsstörung) (Linden & Weddigen, 2016)

Wenn ich mich und meine Persönlichkeit beschreiben sollte, dann gilt:	**gar nicht**	**trifft leicht zu**	**trifft teilweise zu**	**trifft zu**	**trifft stark zu**
Orientierung					
1. Es passiert mir immer wieder, dass ich beim Verlassen fremder Wohnungen statt der Wohnungstür versehentlich eine andere Tür benutzen will.	0	1	2	3	4
2. Wenn ich im Wald spazieren gehe, dann habe ich ziemliche Probleme, die Himmelsrichtung zu wissen, mich zu orientieren oder die richtige Richtung zu finden.	0	1	2	3	4
3. Wenn ich in einer fremden Stadt herumlaufe, habe ich ziemliche Probleme damit, im Gewirr der Straßen noch zu wissen, in welche Richtung ich muss.	0	1	2	3	4
4. In großen oder verwinkelten Gebäuden oder Kaufhäusern habe ich kein Gespür, wo ich rauskomme.	0	1	2	3	4

Tabelle 1-2: *Fortsetzung*

Wenn ich mich und meine Persönlichkeit beschreiben sollte, dann gilt:	**gar nicht**	**trifft leicht zu**	**trifft teilweise zu**	**trifft zu**	**trifft stark zu**
5. Beim Telefonieren oder Aufschreiben von Zahlen verwechsle ich immer wieder einmal die Reihenfolge einzelner Ziffern.	0	1	2	3	4
Mnestik					
6. Ich habe Probleme damit, Gesichter wiederzuerkennen.	0	1	2	3	4
7. Ich habe ausgesprochene Schwierigkeiten, mir Namen zu merken.	0	1	2	3	4
8. Ich kann mir Telefonnummern oder Geheimnummern (z. B. EC-Karten-PIN) schon immer ganz schlecht merken.	0	1	2	3	4
9. Mir liegen ganz häufig Worte auf der Zunge, ohne dass ich draufkomme.	0	1	2	3	4
10. Beim Einkaufen vergesse ich immer wieder Dinge, die ich mitbringen sollte.	0	1	2	3	4
Kognitionen					
11. Ich verwechsle immer wieder Worte oder gebrauche sie anders, als gedacht.	0	1	2	3	4
12. Ich verhaspele mich immer wieder beim Reden, insbesondere wenn ich angespannt bin.	0	1	2	3	4
13. Grammatik oder viele komplizierte Nebensätze bringen mich aus dem Takt.	0	1	2	3	4
14. Wenn ich etwas erklären will, dann muss ich oft viele Worte machen und rede eher umständlich und kompliziert.	0	1	2	3	4
15. Es passiert mir immer wieder, dass ich beim Reden steckenbleibe oder mir der Faden reißt.	0	1	2	3	4
16. Es fällt mir schwer, Dinge kurz und knapp auszudrücken.	0	1	2	3	4
17. Wenn ich unter Druck bin, komme ich immer wieder ins Stottern, oder mein Redefluss ist dann wie blockiert.	0	1	2	3	4

Tabelle 1-2: *Fortsetzung*

Wenn ich mich und meine Persönlichkeit beschreiben sollte, dann gilt:	**gar nicht**	**trifft leicht zu**	**trifft teilweise zu**	**trifft zu**	**trifft stark zu**
Vegetative Labilität					
18. Wenn ich nicht genug Schlaf bekomme, dann ist mit mir überhaupt nichts mehr anzufangen.	0	1	2	3	4
19. Lärm wird mir schon immer schnell zu viel.	0	1	2	3	4
20. Ich brauche immer wieder Kaffee oder Tee, um mich in Gang zu bringen und gegen Mattigkeit anzukämpfen.	0	1	2	3	4
21. Ich bin von jeher sehr schnell erschöpfbar und überlastet.	0	1	2	3	4
22. Ich bin seit jeher leicht erschreckbar oder erregbar.	0	1	2	3	4
23. Ich hatte mit Kopfschmerzen schon immer Probleme.	0	1	2	3	4
24. Wenn ich ein paar Tassen Kaffee zu viel trinke, dann werde ich innerlich ausgesprochen unruhig oder zittrig.	0	1	2	3	4
Emotionen					
25. Ich würde sagen, dass ich mich schnell aufrege.	0	1	2	3	4
26. Es kommt immer wieder vor, dass ich mich viel mehr aufrege und gehen lasse, als ich eigentlich will.	0	1	2	3	4
27. Ich verstehe manchmal selbst nicht, warum ich mich so sehr aufrege oder aufgeregt habe.	0	1	2	3	4
28. Wenn ich einen rührseligen Film sehe, kann ich nur schwer die Tränen zurückhalten.	0	1	2	3	4
29. Ich bin im Umgang mit anderen Menschen viel ungehaltener und barscher, als ich es eigentlich sein will.	0	1	2	3	4
30. Wenn ich mich über irgendetwas geärgert habe, brauche ich furchtbar lange, bis ich mich wieder beruhige.	0	1	2	3	4
31. Ich gerate emotional schnell in unterschiedliche Gefühlszustände (z. B. eben noch gelacht haben, jetzt weinen).	0	1	2	3	4
32. Ich bin jemand, der schon bei Kleinigkeiten ausrasten oder an die Decke gehen kann.	0	1	2	3	4
Motorik					
33. Meine Handschrift war schon immer ungelenk oder krakelig.	0	1	2	3	4

Tabelle 1-2: *Fortsetzung*

Wenn ich mich und meine Persönlichkeit beschreiben sollte, dann gilt:	**gar nicht**	**trifft leicht zu**	**trifft teilweise zu**	**trifft zu**	**trifft stark zu**
34. Für das Abtrocknen von dünnen Gläsern bin ich zu ungeschickt.	0	1	2	3	4
35. Arbeiten, die eine ruhige Hand brauchen, sind nicht meine Sache.	0	1	2	3	4
36. Mein Gang ist eher unrund oder ungelenk.	0	1	2	3	4
37. Geschmeidige Bewegungen sind nicht meine Sache.	0	1	2	3	4
38. Beim Tanzen stelle ich mich eher holprig an.	0	1	2	3	4
39. Wenn ich konzentriert etwas tue, bewegen sich oft meine Lippen, die Zunge, Finger oder Füße unwillkürlich mit.	0	1	2	3	4
Aufmerksamkeit					
40. Ich bin ganz leicht ablenkbar.	0	1	2	3	4
41. Mir passieren schnell einmal Flüchtigkeitsfehler.	0	1	2	3	4
42. Wenn ich mich mit etwas beschäftige, springe ich immer von einer Sache zur anderen.	0	1	2	3	4
43. Beim Zuhören werde ich schnell ungeduldig.	0	1	2	3	4
44. Ich verlege immer wieder Gegenstände wie Schlüssel oder Papiere.	0	1	2	3	4
45. Über längere Zeit an einer Sache zu bleiben, ist nicht meine Sache.	0	1	2	3	4
Aktivität und Antrieb					
46. Ich würde mich als einen hippeligeren Mensch bezeichnen, der ständig in Bewegung ist.	0	1	2	3	4
47. Wenn ich ruhig sitzen muss, ist das für mich nicht einfach.	0	1	2	3	4
48. Ich bin ständig aktiv und in Bewegung.	0	1	2	3	4
49. Ich habe Probleme in einer Schlange zu stehen und ruhig zu warten, bis ich dran bin.	0	1	2	3	4
50. Ich unterbreche andere immer wieder mit meinen Einfällen.	0	1	2	3	4
51. Ich gehe anderen mit meiner Unruhe oder ständigen Aktivität immer wieder einmal auf die Nerven.	0	1	2	3	4

Aus den Erkenntnissen zum Zusammenhang zwischen globalem Fähigkeits- und Leistungsniveau, Teilleistungs- oder Teilfähigkeitsspektrum und Teilleistungs- oder Teilfähigkeitsbeeinträchtigungen ergeben sich mehrere wichtige Konsequenzen für die Messung, die Beurteilung und das Training von Fähigkeiten:

a. Es gibt eine große Zahl unterschiedlichster Fähigkeiten und Leistungen. Es wird daher im Einzelfall niemals möglich sein, alle Leistungen zu messen.
b. Komplexe Fähigkeiten sind immer Resultante einer Reihe von Teilleistungen, die von unterschiedlicher Bedeutung für die Gesamtleistung sind.
c. Soweit ein globales Fähigkeits- und Leistungsniveau erstellt werden soll, verlangt dies bereits eine Vorauswahl der eingeschlossenen Indikatoren und Leistungsanforderungen. Je nach Ziel wird man unterschiedliche Globalleistungen erstellen.
d. Ein bestimmtes Niveau der Globalleistung kann nicht ausschließen, dass es in einzelnen Teilfähigkeiten zu Minderleistungen kommt und sich daraus dann Teilhabeprobleme trotz guter Gesamtleistung ergeben.
e. Therapeutische Versuche, Beeinträchtigungen von Teilhabe bzw. Partizipation zu mindern, müssen vorab klären, welche Fähigkeitsdefizite die Ausübung bestimmter Aktivitäten verhindern. Dies können je nach Kontext komplexe Fähigkeiten, aber auch Mikrofähigkeiten sein.

1.3 Psychische Fähigkeiten und Persönlichkeitspsychologie

Fähigkeiten von Menschen haben in der Psychologie seit jeher große Aufmerksamkeit erfahren unter Stichworten wie Persönlichkeit, soziale Kompetenz, Problemlösungsfähigkeiten oder Coping. Es handelt sich um Persönlichkeitseigenschaften, die Leistungen ermöglichen und für eine erfolgreiche Lebensbewältigung von zentraler Bedeutung sind (Asendorpf, 1996). Es werden beispielsweise motorische, sprachliche, musikalische, soziale oder kognitive Fähigkeiten unterschieden. Nach Jost (2008) ist vor allem die Unterscheidung zwischen psychischen und körperlichen Fähigkeiten von Relevanz. Zu den psychischen Fähigkeiten zählen die Eigenschaften einer Person, die ihr die mentale Durchführung von Tätigkeiten ermöglichen, d.h. kognitive (z.B. Problemlösefähigkeit), soziale (z.B. Kommunikationsfähigkeit, Fähigkeiten zur Konfliktbewältigung) und emotionale (z.B. Regulation negativer Emotionen) Fähigkeiten sowie Fähigkeiten der Selbstregulation. Die körperlichen Fähigkeiten dagegen beschreiben die motorischen und physikalischen Eigenschaften einer Person, die eine körperliche Ausführung von Tätigkeiten möglich machen, z. B. Körperkraft, Schnelligkeit oder Geschicklichkeit.

Eigenschaften von Menschen sind Attribute oder differenzielle Merkmale einer Person im Sinne von personbezogenen Faktoren. Wie bereits ausgeführt, werden aus Eigenschaften Fähigkeiten, wenn es um Handlungen und die Ausübung von Aktivitäten geht. Beweglichkeit ist eine Sache, Tennis spielen eine andere. Eigenschaften werden von der Person her definiert, Fähigkeiten von zu meisternden Aufgaben und Zielen. Diese Unterscheidung hat die Forschung in der Psychologie oder den Sportwissenschaften seit jeher beschäftigt. Ein Beispiel ist der Versuch, eine unspezifische fluide Intelligenz von einer kulturspezifischen erworbenen kristallinen Intelligenz zu unterschieden (Cattel, 1963), wobei erstere als Grundeigenschaft einer Person verstanden wird und mit letzterer die Anwendung von Wissen, das im Laufe des Lebens erworben wurde, auf die Lösung von Problemen. Dennoch ist eine Trennung zwischen personengebundenen Eigenschaften und Fähigkeiten zur Ausübung von Aktivitäten nur bedingt möglich.

Im Folgenden sollen ausgewählte psychische Fähigkeiten näher beschrieben werden, wobei immer auch personbezogene Eigenschaften, die in die jeweiligen Fähigkeiten mit einfließen, genannt werden müssen.

Gewissenhaftigkeit und Anpassung an Regeln und Routinen
Eine allgemein wichtige menschliche Fähigkeit ist Gewissenhaftigkeit und die Fähigkeit, vorgegebene Regeln und Routinen einzuhalten. Sie ist sowohl bei der Durchführung konkreter Aufgaben wie auch in sozialen Interaktionen von Bedeutung. Gemeint ist die Fähigkeit, sich an vorgegebene Regeln zu halten, Dinge exakt nach den Vorgaben zu erledigen, Routineabläufe in immer der gleichen Form durchzuführen oder soziale Normen oder Absprachen einzuhalten. Damit verbunden sind vor allem Genauigkeit, Detailtreue, Selbstdisziplin, Ausdauer, Effizienz, Sorgfalt und Verlässlichkeit (Bipp, 2006). Die erfolgreiche Korrektur eines Textes, die Reparatur einer Waschmaschine oder die Leitung eines Betriebes setzen diese Fähigkeiten zwingend voraus. Gleichermaßen hängt aber auch das Funktionieren sozialer Systeme wesentlich davon ab. Die Durchführung einer Klinikkonferenz oder die Aufgabenverteilung in einem Team sind ohne diese Fähigkeit nicht denkbar. Die Fähigkeit der Verlässlichkeit und Regelbefolgung ermöglicht in unterschiedlichsten Kontexten eine optimale Aufgabenerledigung und stellt auch im sozialen Kontext einen wichtigen Vorteil dar (McNamara et al., 2009). Selbstbeurteilte Gewissenhaftigkeit sagt eine positive schulische Entwick-

lung (Spengler et al., 2013) sowie das Vorgesetztenurteil über den Berufserfolg vorher (Mount et al., 1998).

Bei übertriebener Ausprägung wird auch von Skrupel, Perfektionismus oder Zwanghaftigkeit gesprochen (Beck et al., 2004; Carson, 2010; de Bono, 1992; Gardner, 1999; Salzmann, 1968), bei zu geringer Ausprägung von Schlampigkeit oder Unzuverlässigkeit. Menschen können sich hinsichtlich dieser Fähigkeit wesentlich unterscheiden (Asendorpf & Neyer, 2012). Deshalb haben sich die Persönlichkeitspsychologie und die Arbeitspsychologie intensiv mit dieser Fähigkeit befasst. Oldham und Morris (1995) haben Verlässlichkeit (conscientiousness) als Persönlichkeitseigenschaft beschrieben, die durch das Bestreben charakterisiert ist, Dinge richtig, perfekt und detailgenau zu machen. Gewissenhaftigkeit ist eine der Persönlichkeitsdimensionen des *Big-Five-Modells*. Instrumente, mit der diese Persönlichkeitseigenschaft erfasst werden können, sind z. B. das NEO-FFI (NEO-Fünf-Faktoren-Inventar; Borkenau & Ostendorf, 2008) oder das *Bochumer Inventar zur berufsbezogenen Persönlichkeitsbeschreibung* (Hossiep & Paschen, 2003). Mit der Überarbeitung des Big Five Inventars (BFI) von John et al. (1991) ermöglichen Soto und John (2017) nun auch eine hierarchische Abbildung der Persönlichkeitsstruktur (Big Five Inventar-2, BFI-2; dt. Übers. von Danner et al., 2019).

Gewissenhaftigkeit, Genauigkeit und Regelbefolgung sind erst mit dem Erwachsenenalter voll ausgeprägt und nehmen im weiteren Leben noch zu. Dies weist darauf hin, dass es sich nicht nur um eine anlagebedingte Eigenschaft handelt, sondern um eine Fähigkeit, die durch Training oder Umweltvorgaben zumindest bereichsspezifisch erworben werden kann. In vielen Berufen wird Sorgfalt und Verlässlichkeit explizit gefordert, trainiert und durch Qualitätssicherungssysteme überwacht.

Problem- und Stressbewältigungskompetenz

Jeder Mensch ist täglich gefordert, Aufgaben zu erfüllen, Probleme zu bewältigen und Herausforderungen zu begegnen, was auch als *Stress* definiert ist. Die Fähigkeit zur Bewältigung von Aufgaben oder *Stressoren* wird als *Coping* bezeichnet (Carver & Connor-Smith, 2010; Lazarus, 1966). Stress ist definiert als eine spezifische physiologische und psychische Reaktion auf interne und externe Reize, die das Gleichgewicht der betreffenden Person stören und eine Anpassungsleistung erfordern (Lovallo, 2015). Stress ist zunächst einmal weder gut noch schlecht, sondern eine Alltäglichkeit. Menschen stehen unterschiedliche Bewältigungsmechanismen zur Verfügung, die sie flexibel auf unterschiedliche Stressoren anwenden können. Stressoren sind einerseits kritische Lebensereignisse wie ein Todesfall oder die Kündigung, zum anderen aber auch alltägliche Belastungen, vom Ankleiden der Kinder im Privatleben bis zum Schreiben eines Beschaffungsantrags im Berufsleben (Seiffge-Krenke, 2002). Derartige Aufgaben und Herausforderungen können punktuell und vorübergehend sein, aber auch anhaltend und zeitlich andauernd das Leben der Person beeinflussen.

Das *kognitiv-transaktionale Modell* von Lazarus und Folkman (1984) zählt zu den bekanntesten Stress- und Copingkonzepten (Kudielka & Kirschbaum, 2002). Im Mittelpunkt dieses Modells steht die kognitive Bewertung der Situation und der erforderlichen Anpassungsleistungen, sie bildet das Bindeglied zwischen der Person und seiner Umwelt. In einem mehrstufigen Bewertungsprozess werden die Wahrnehmung der Stressoren, die anschließende Bewältigung und die subjektive Stressreaktion des Individuums beschrieben. Nach diesem Modell ist die gesundheitsschädigende Wirkung von Stress weniger auf die Stressoren zurückzuführen als vielmehr auf Defizite im Bewältigungsverhalten bzw. in der Anpassungsfähigkeit (Seiffge-Krenke, 2002). Es impliziert, „dass es ausschließlich von den individuellen Bewertungen bzw. Bewältigungsfähigkeiten einer Person abhängt, ob ein Ereignis oder ein Merkmal einen Stressor darstellt oder nicht (Zapf & Semmer, 2004, S. 1021).

Im Gegensatz zum Modell von Lazarus gehen Crum et al. (2013) in ihrer *Stress mindset theory* von der Existenz überdauernder Überzeugungen (Mindsets) über die positive oder negative Wirkung von Stress aus. Diese Mindsets seien unabhängig von der An- oder Abwesenheit eines Stressors vorhanden. Ein Mindset weise Stress eine förderliche Wirkung auf Gesundheit, Wohlbefinden, Leistungsfähigkeit und Produktivität zu und wirke sich positiv auf verschiedenen Ebenen der Anpassungsreaktion aus. Im Gegensatz ständen Überzeugungen, die von einer schwächenden Wirkung auf das Individuum ausgingen und dementsprechend negativ auf den Umgang mit dem Stressor wirkten (Crum et al., 2017; Keech & Hamilton, 2019).

Ausgehend vom Modell von Lazarus kann man zwischen *problemzentriertem und emotionszentriertem Coping* unterscheiden. Beim problemzentrierten Coping versucht man, den Stressor und damit die Umgebungsbedingungen zu modifizieren bzw. ein Problem zu lösen und auf die Belastung einzuwirken. Das emotionszentrierte Coping hingegen zielt auf die Bewältigung negativer Emotionen ab, beispielsweise im Rahmen der Bewältigung kritischer Lebensereignisse, wenn die Situation an sich nicht mehr geändert werden kann (Kohlmann, 2002; Narayanan et al., 1999; Seiffge-Krenke, 2002).

Schwarzer (2002) unterscheidet vier Formen der Bewältigung: Das *reaktive Coping* bezieht sich auf die Bewältigung eines bereits eingetroffenen Ereignisses. Die

Anpassungsleistung besteht hier in einer Kompensation des Schadens oder Verlustes bzw. einer Neudefinition und -bewertung von Zielen und Handlungsmöglichkeiten. Beim *antizipatorischen Coping* dagegen versucht man vorausschauend und planend einen Schaden oder einen Verlust zu vermeiden bzw. zu minimieren, noch bevor das betreffende Ereignis stattgefunden hat. Von *präventivem Coping* ist die Rede, wenn unbekannte Risiken in ferner Zukunft im Fokus stehen, deren Eintreten unsicher und nicht vorhersehbar ist. In diesem Sinne werden Ressourcen aufgebaut bzw. erhalten, allgemeine Risiken minimiert und das Individuum vor Bedrohungen gestärkt. Ähnliches passiert beim *proaktiven Coping*, wo es u.a. um die kontinuierliche Optimierung von Ressourcen und Lebensbedingungen geht, um die Widerstandsfähigkeit einer Person in der Auseinandersetzung mit ihrer Umwelt zu steigern und dadurch die Funktions- und Leistungsfähigkeit ständig zu verbessern.

Ein weiteres Copingkonzept kommt aus der Entwicklungspsychologie. Die Auseinandersetzung mit und die Bewältigung von Entwicklungsaufgaben kann aus entwicklungspsychologischer Sicht auch als Herausforderung bzw. Stressor betrachtet werden (Lindenberger, 2002). Als Copingformen werden *assimilatives und akkommodatives Bewältigungsverhalten* unterschieden. Als assimilativ sind alle problemorientierten Handlungsmöglichkeiten zu bezeichnen, die „die Diskrepanz zwischen Situation und Entwicklungszielen durch Veränderung der Umwelt reduzieren“ (Lindenberger, 2002, S. 390). Akkomodatives Bewältigungsverhalten ist hingegen gekennzeichnet durch ein Aufgeben und Abwerten von nicht zu erreichenden Zielen, die Verringerung des Anspruchsniveaus sowie eine positive Neubewertung von Zielen, die besser zu erreichen sind – somit also durch Flexibilität in der Zielanpassung.

Je nachdem, wie funktional die eingesetzten Bewältigungsfähigkeiten und -strategien in einer Anforderungs- oder Belastungssituation sind, kann das Wohlbefinden aufrechterhalten werden oder es wird eine psychobiologische Disstressreaktion ausgelöst. Der andauernde Einsatz dysfunktionaler Bewältigungsstrategien kann dann zu einer chronischen psychischen und körperlichen Beeinträchtigung führen (Lovallo, 2015).

Ein anderer Ansatz zur Beschreibung von Problemlösefähigkeiten und Coping kommt aus der Intelligenzpsychologie. Intelligenz kann definiert werden als die Fähigkeit einer Person, zielgerichtet zu denken und zu handeln bzw. kognitive Prozesse zu nutzen, um sich mit Problemstellungen auseinanderzusetzen, bei denen der Lösungsweg nicht unmittelbar erkennbar ist (Haase, 2002). Nach Klix (1971) stellt eine Situation ein Problem dar, wenn sie durch einen unerwünschten Anfangszustand, einen erwünschten Endzustand und eine Barriere gekennzeichnet ist, wobei eine direkte Überwindung der Barriere (momentan zumindest) nicht möglich erscheint. Beim Problemlösen geht es also um die Überwindung dieser Barriere mittels Suchen und Schaffen neuer Lösungswege. Dies setzt auch Lernprozesse in Gang, in dem Sinne, dass Erfahrungen auf dem Weg zur Lösung abgespeichert und für die Lösung neuer Probleme zur Verfügung gestellt werden können. Ob eine Situation für eine Person ein Problem darstellt, ist individuell verschieden und hängt von deren Wissen und Fähigkeiten, also personbezogenen Faktoren, ab (Schoppek & Putz-Osterloh, 2003). Die Fähigkeit, Probleme zu lösen, ist also wesentlich von der Intelligenz abhängig (Schoppek & Putz-Osterloh, 2003). Sie lässt sich als Verknüpfung von Intelligenz und Wissen verstehen – als die intelligente Anwendung von Wissen. Dabei beeinflusst „die Intelligenz während eines bestimmten Problemlöseprozesses den Erwerb, die Modifizierung und Anwendung des dafür benötigten Wissens" (Schulz, 2012).

Es gibt viele verschiedene Intelligenztheorien, die Intelligenz jeweils unterschiedlich operationalisieren. Eine allgemeingültige Definition existiert nicht. Die verschiedenen Intelligenztheorien unterscheiden sich in der angenommenen Struktur und der Anzahl der beteiligten, aber voneinander unabhängigen Intelligenzfaktoren. Ein klassisches Modell geht auf Spearman (1904) zurück mit seiner „Zwei-Faktoren-Theorie der Intelligenz". Er postuliert einen Faktor für allgemeine Intelligenz, den sogenannten g-Faktor, der alle verschiedenen Leistungsbereiche beeinflusst. Daneben beschreibt er eine Reihe von bereichsspezifischen Intelligenzfaktoren (s-Faktoren), die jedoch dem allgemeinen Intelligenzfaktor untergeordnet sind. Nach diesem Modell repräsentieren verschiedene Intelligenzmessverfahren immer diese beiden Faktoren, wobei positive Korrelationen auf den g-Faktor zurückzuführen sind. Gleiches gilt für die Unterscheidung.

Einer empirischen Untersuchung hielten diese Modelle jedoch nur bedingt stand (Asendorpf, 1996), weshalb man im Weiteren von multiplen Intelligenzen ausging. In diesem Sinne beschreibt Gardner (1983) sieben voneinander unabhängige „Intelligenzen": die sprachliche, musikalische, logisch-mathematische, räumliche, körperlich-kinästhetische, inter- und intrapersonale, denen jeweils auch eigene neuronale Schaltkreise im Gehirn zugrunde liegen sollen.

Einen Schritt weiter geht schließlich Sternberg (1985), der Intelligenz zielorientiert definiert und die bei Problemlösungen ablaufenden kognitiven Prozesse in einem triarchischen (dreiteiligen) Modell der Intelligenz beschreibt. Dazu zählt zum Erstenn die Fähigkeit, sich in seine soziokulturelle Umwelt zu integrieren, mit anderen entsprechend der eigenen Fähigkeiten und Interessen zu interagieren und dabei soziale Normen zu achten. Zum Zweiten sind frühere Erfahrungen auf neue Situationen anzuwenden bzw. in Automatisierungen im Umgang mit bereits bekannten Situationen zu überführen. Zum Dritten bedarf es der Fähigkeit zur Prozesssteuerung, von der Planung und Auswahl von Lösungsschritten (Metakomponenten) über die Umsetzung in aktives Verhalten (Ausführungskomponenten) bis hin zur Integration neuer Informationen (Wissenserwerbskomponenten).

Während die bisher angesprochenen Problembewältigungskompetenzen weitgehend universelle Fähigkeiten umfassen, gibt es daneben auch spezifische, über die nur ausgewählte Personen verfügen. Dazu gehören vor allem berufliche Kompetenzen. Wegen ihrer Vielzahl ist eine detaillierte Auflistung noch nicht möglich. Sie werden in theoretischen und praktischen Prüfungen, wie einer Meisterprüfung erhoben. Charakterisierend für eine bestimmte Person ist dann das Niveau, auf dem solche Kompetenzen zur Anwendung gebracht werden.

Flexibilität und Umstellungsfähigkeit

Jeder Mensch ist mit wechselnden Anforderungen konfrontiert und muss sich an neue Gegebenheiten anpassen können. Die gilt insbesondere in der modernen Welt, die durch Schnelllebigkeit, Neuerungen und häufige Veränderungen gekennzeichnet ist. Im privaten Umfeld muss man sich fortlaufend mit technischen Veränderungen auseinandersetzen (z. B. neue Betriebssysteme für den PC, neue Handy-Formate, Kommunikation via Facebook oder Twitter). Im beruflichen Bereich gilt es, sich flexibel auf neue Projekte, Kollegen, technologische Innovationen oder Umstrukturierungen einzustellen (Kröger & Staufenbiel, 2012). Aber auch in Bezug auf die Arbeitszeit (arbeiten zu unterschiedlichsten Tageszeiten) und die Örtlichkeiten (arbeiten in der Firma, im Homeoffice oder von unterwegs) wird heutzutage von Arbeitgebern wie Arbeitnehmern eine hohe Flexibilität gefordert (Escher Clauss, 2019). Die Umstellungsfähigkeit, die Fähigkeit zur Anpassung an neue Situationen und die Fähigkeit, flexibel auf Neuerungen zu reagieren, ist daher für die Alltagsbewältigung jedes Menschen von höchster Bedeutung (Sarges, 2000).

Arnold et al. (1993) definieren Flexibilität als Anpassungsfähigkeit oder Beweglichkeit in der Motorik, im Denken und Handeln. Dorsch (1982) beschreibt Flexibilität als „Umstellungsfähigkeit“, als Bereitschaft, sein Verhalten und Einstellungen zu ändern. Schmuck (1996) unterscheidet darüber hinaus zwischen der Flexibilität als herausgeforderter oder spontaner Verhaltensoptimierung. Im ersten Fall machen Veränderungen in der Umwelt eine Verhaltensänderung erforderlich, um gesetzte Ziele zu erreichen. Im zweiten Fall gibt es keine umweltbedingte Notwendigkeit, aber dennoch kommt es zu einer Verhaltensänderung. Der herausgeforderten Flexibilität kann die *Rigidität* gegenübergestellt werden. Gemeint ist eine Unbeweglichkeit des Menschen, ein Festhalten an Einstellungen, Gewohnheiten und Handlungen, obwohl diese aufgrund sich ändernder Umweltbedingungen dysfunktional geworden sind (Gönner & Bischoff, 2009).

Intentionalität, Spontanverhalten und Proaktivität

Intentionalität, Zielgerichtetheit, Planungsfähigkeit und Eigeninitiative beschreiben eine Gruppe von Fähigkeiten, die vor allem in der Arbeitspsychologie erforscht wurden. Eigeninitiatives Verhalten ist charakterisiert durch die drei Komponenten selbststartendes Verhalten, Proaktivität und Persistenz (Fay & Frese, 2001; Frese & Fay, 2001; Frese et al., 2008; Grant & Ashford, 2008). *Selbststartendes Verhalten* zeichnet sich dadurch aus, dass die Person selbst etwas tut, ohne dass dazu ein expliziter Auftrag gegeben worden ist oder dass diese Aktivität im Aufgabenprofil enthalten ist. Proaktivität bedeutet, dass die Person aktiv und vorausschauend Probleme angeht und Chancen ergreift. Es wird nicht abgewartet, bis ein Problem eintritt, sondern es wird prophylaktisch problemlösend gehandelt. Es wird nicht darauf gewartet, dass sich Chancen ergeben, sondern es wird versucht, selbst günstige Bedingungen für zielführende Aktivitäten zu schaffen. Vor allem wird nicht abgewartet, bis ein Dritter eine Aufforderung gibt. *Persistenz* bedeutet, dass das Verhalten auch bei auftretenden Schwierigkeiten und Hindernissen aufrechterhalten wird, die eigeninitiativ handelnde Person wird nicht so schnell aufgeben und eine Aktivität bei auftretenden Schwierigkeiten einstellen, noch dazu wird sie sich von Rückschlägen nicht entmutigen lassen. Planungsfähigkeit und Intentionalität bedeuten also, sich Ziele zu setzen, den Weg dorthin auszuarbeiten und einzuschlagen und sich durch auftretende Schwierigkeiten nicht beirren zu lassen.

Die Fähigkeit der Intentionalität ist jedoch nicht nur arbeitspsychologisch bedeutsam, sondern für die Lebensführung eines jeden Menschen unverzichtbar. So ist sie die Voraussetzung für ein lebensüberspannendes kohärentes Verhalten, sei es in der Freizeit, im Verein, in der Ehe oder beim Hausbau. Viele psychische Erkrankungen führen zu einem „Verlust der Intentionalität" mit Negativfolgen für die „soziale Teilhabe" und biografischem Scheitern. Dies ist beispielsweise ein Kernproblem der sogenannten Negativsymptomatik bei schizophrenen Erkrankungen und für den Patienten beeinträchtigender als Halluzinationen. Auch depressive Erkrankungen gehen mit Störungen der Intentionalität einher (Doerr-Zegers & Dörr-Àlamos, 2018).

Menschen mit eigeninitiativem Verhalten und guter Intentionalität können in ihrem Leben positive Veränderungen bewirken. Zumeist werden selbst gesteckte oder angestrebte Ziele als positiv angesehen, was jedoch von außen betrachtet keineswegs immer so sein muss. Eigeninitiative Personen können auch als anstrengend, rebellisch oder eigensinnig erlebt werden, da neue Initiativen und Veränderungen immer auch Störfaktoren für den sonstigen Arbeitsablauf darstellen können.

Es wird davon ausgegangen, dass eigeninitiatives Verhalten nicht nur von der Persönlichkeit und den Fähigkeiten einer Person abhängt, sondern auch vom Kontext, also beispielsweise der konkreten Arbeits- oder Lebenssituation (Frese et al., 2008). Zum Beispiel ist zu beobachten, dass es unter problematischen Arbeitsbedingungen wie Zeitdruck oder Problemen mit Arbeitsmaterial unter Umständen zu mehr eigeninitiativem Verhalten kommt (Fay & Sonnentag, 2002). Arbeitslose, die viel eigeninitiatives Verhalten zeigen, finden eher wieder eine Arbeit als diejenigen, die wenig eigeninitiatives Verhalten zeigen (Frese et al., 1997). Es gibt Hinweise darauf, dass Eigeninitiative eine trainierbare Fähigkeit ist (Frese et al., 2002). Ein Eigeninitiativetraining zeigt auch positive Wirkungen auf den Umsatz des Betriebes (Glaub, 2009).

Ein wichtiges Element von Proaktivität und Spontanaktivitäten ist Kreativität. Gemeint ist die Fähigkeit zu schöpferischem Denken und Handeln. Kreative Leistungen sind durch ihre Neuartigkeit definiert (Shalley et al., 2000). Es besteht nach Asendorpf (2009) ein Zusammenhang mit der Offenheit gegenüber neuen Erfahrungen (ein Faktor der Big Five) und sogenanntem Nonkonformismus, worunter Unkonventionalität, Autonomiestreben und Eigenwilligkeit zusammengefasst werden. Guilford (1950) definiert Kreativität als eine spezielle Form des Denkens. In Abhängigkeit von der Problemstellung und vorhandener Lösungen unterscheidet er zwischen *konvergentem* und *divergentem* Denken. Konvergentes Denken ist erforderlich, wenn die Problemstellung klar umrissen ist und genau eine Lösung zur Verfügung steht (z. B. bei Aufgaben in Intelligenztests). Im Gegensatz dazu ist divergentes Denken erforderlich, wenn die Problemstellung unklar ist und mehrere Lösungsalternativen möglich sind. Kreativität ist die Fähigkeit zu divergentem Denken bzw. dazu, schöpferisch tätig zu sein.

Eine weitere Definition stammt von Edward de Bono (1992), der den Begriff des „lateral thinking“ oder *Querdenkens* prägte. Darunter fasst er eine Denkmethode zum kreativen Lösen von Problemen zusammen. Dabei werden konventionelle Denkmuster infrage gestellt, indem der Prozess nicht schrittweise und in logischer Abfolge durchdacht wird, sondern beispielsweise gedankliche Sprünge,

Assoziationen, intuitive Einfälle oder auch unwahrscheinliche oder unpraktische Lösungen in Betracht gezogen werden und damit neue Perspektiven auf das Problem ermöglichen.

Kreativität ist nicht nur ein Persönlichkeitsmerkmal, sondern auch abhängig vom jeweiligen Kontext (Förster & Friedmann, 2003). So kann die Kreativität eines Menschen je nach Situation gesteigert oder gebremst werden. Hemmend auf die Kreativität wirken beispielsweise Leistungs- oder Zeitdruck, Normen oder sozialer Druck, indem der Ideenfluss durch gedankliche Schranken oder Barrieren gefiltert oder gestört wird. Aber auch die Angst zu versagen (Bieberich & Kuhl, 2002) oder das Streben nach Perfektionismus wirken sich hinderlich auf den kreativen Prozess aus (Carson, 2010; de Bono, 1992; Gardner, 1999). Amabile (1996) konnte einen positiven Einfluss intrinsischer Motivation auf kreatives Denken nachweisen. Andere Autoren zeigten die stimulierende Wirkung guter Stimmung auf die Kreativität (Hirt et al., 1996; Isen, 1987).

Dem entgegen stehen Befunde, die einen Zusammenhang zwischen affektiven Störungen und einem außergewöhnlichen Maß an Kreativität aufzeigen, wie man dies z.B. unter Künstlern (u.a. Goethe) immer wieder finden kann (Holm-Hadulla, 2013; MacCabe et al., 2018; Reddy et al., 2018). Obwohl Kreativität als eine mehrdimensionale Einheit betrachtet wird, die durch kognitive und emotionale Prozesse gesteuert wird (Sahin et al., 2016; He et al., 2018), scheinen Emotionen eine wichtigere Rolle zu spielen.

Kreatives Denken erfordert auch eine gewisse Risikobereitschaft. Da die Problemlösungen meist neu und unerprobt sind, besteht Unsicherheit über ihre Richtigkeit, Funktionsweise und Akzeptanz durch die Umwelt. Gleichermaßen erfordert der Problemlöseprozess an sich riskantere Strategien als Maßnahmen, die im Detail durchdacht sind (Sternberg & Lubart, 1996; Soldat et al., 1997).

Förster und Friedmann (2003) unterscheiden in ihrer *motivationalen Theorie der Kreativität* zwischen zwei motivationalen Orientierungen. Menschen würden durch Umgebungsreize „in einen ‚Promotion Fokus‘ der Annäherung oder einen ‚Prevention Fokus‘ der Vermeidung versetzt werden können“. Kreatives Denken werde durch den Promotion Fokus (gekennzeichnet durch die Suche nach Neuem, Perspektivwechsel und Risikobereitschaft) gefördert und durch den Prevention Fokus (gekennzeichnet durch Vorsicht, Sorgfalt und Struktur) blockiert. Beide Foki sind je nach Aufgabenstellung und Situation mehr oder weniger adaptiv und wünschenswert. Die Autoren konnten experimentell zeigen, dass sich die Kreativität eines Menschen steigern lässt, wenn man ihn in einen Promotion Fokus versetzt. Die Art der Kommunikation und Aufgabeninstruktion spielt dabei eine wesentliche Rolle. Auf Gewinn und nicht auf Gewinn ausgerichtete Belohnungskontingenzen sind höherer Kreativität zuträglich, während auf Verlust- und auf nicht Verlust ausgerichtete Belohnungskontingenzen eher analytisches, nicht kreatives Denken fördern.

Widerstandsfähigkeit und Durchhaltefähigkeit
Widerstandsfähigkeit oder Resilienz bezeichnen die Fähigkeit, Belastungen oder Lebenskrisen durchzustehen und sie ohne langfristige Beeinträchtigung zu meistern und gegebenenfalls sogar positive Erfahrungen daraus abzuleiten (Herrman et al., 2011; Nuber, 1999; Welter-Enderlin & Hildenbrand, 2006). Man spricht auch von psychischer und physischer Stärke oder Stresstoleranz. Eng verbunden mit den Konzepten der Widerstands- und Selbstregulationsfähigkeit ist das Konzept der Durchhaltefähigkeit (auch Ausdauer, Beharrlichkeit, Durchhalte- oder Stehvermögen). Damit ist die Fähigkeit gemeint, ein Ziel über einen definierten oder auch unbestimmten Zeitraum hinweg verfolgen und auch die Motivation dafür aufrechterhalten zu können, trotz Anstrengungen und/oder der Konfrontation mit Störfaktoren.

Das Konzept der Widerstandsfähigkeit entstand aus der Beobachtung, dass die Entwicklung im Kindes- und Jugendalter trotz ungünstiger Entwicklungsbedingungen (z.B. Vernachlässigung, Missbrauch) nicht notwendigerweise eine pathologische Richtung einschlägt. Betroffene Kinder und Jugendliche können sich auch unter negativen Entwicklungsbedingungen normal und unauffällig entwickeln. Im Laufe der Zeit wurde die Bedeutung dieses Konstruktes ausgeweitet und findet nun nicht mehr nur im Rahmen von Extremsituationen Beachtung. Allgemein gilt, dass psychische Widerstandsfähigkeit in jeder Situation hilfreich ist und beispielsweise den Zusammenhang zwischen den Belastungen am Arbeitsplatz und psychischer Gesundheit moderiert (Fletcher & Sarkar, 2013).

Resilienz umfasst erstens den Erhalt der Funktionsfähigkeit trotz widriger Umgebungsbedingungen, zweitens die Wiedererlangung der Funktionsfähigkeit nach einem erlittenen Trauma (Kalisch et al., 2017; Kruse, 2002; Rieckmann, 2002) und drittens die Toleranz gegenüber Unwohlsein, sei es Angst, Unlust, Müdigkeit oder Schmerzen. Rutter (2006) definiert Resilienz als individuelle Widerstandsfähigkeit gegenüber umgebungsbedingten Risikofaktoren bzw. die Überwindung von belastenden und widrigen Erfahrungen durch protektive Faktoren. Protektive Faktoren sollten dabei die Entstehung psychischer Störungen abpuffern, indem sie die krankmachenden Auswirkungen vorhandener Risikofaktoren mindern (Petermann & Schmidt, 2006; Reivich & Shatte, 2003). Resilienz impliziert somit das Vorhandensein latenter Ressourcen, die unter ungünstigen Entwicklungsbedingungen aktiviert werden.

Wie auch andere Fähigkeiten ist Resilienz eine komplexe Fähigkeit, die durch verschiedene Merkmale der Person wie auch der Umwelt (z. B. ein unterstützendes soziales Netz, Kultur) beeinflusst wird: Erst in der Interaktion tritt die Widerstandsfähigkeit einer Person im Umgang mit ungünstigen Entwicklungsbedingungen oder widrigen Gegebenheiten zutage (Rieckmann, 2002). Der Prozess der Anpassung an Stressoren wird dabei als dynamischer und lebenslanger Prozess verstanden (Gilan, Kunzler & Lieb, 2018; Kunzler et al., 2018).

Resiliente Menschen können bei der Konfrontation mit Belastungen oder Stressoren eine funktionale Adaptation an die herausfordernde Situation und ein hohes psychisches Funktionsniveau aufrechterhalten (Noeker & Petermann, 2008). Nach Nuber (1999) zeichnen sich resiliente Menschen im Vergleich zu weniger widerstandsfähigen Personen dadurch aus, dass sie Krisen und die damit verbundenen Gefühle akzeptieren und tolerieren, aktiv nach Lösungen und Auswegen suchen und weniger in Resignation und Hoffnungslosigkeit verfallen. Sie können soziale Unterstützung annehmen, bewahren sich trotz allem ihren Optimismus und attribuieren Schicksalsschläge oder negative Ereignisse selbstwertstabilisierend. Darüber hinaus haben sie die Fähigkeit, vorauszudenken, im Voraus planen und sich so gegen zukünftige Widrigkeiten wappnen zu können.

Dies wiederum gelingt nicht ohne selbstregulatorische Fähigkeiten oder Selbstkontrolle. Hierzu gehören die Fähigkeit, Gefühle zu regulieren und Handlungsabsichten in zielgerichtetes Verhalten zu überführen, sowie Selbstdisziplin und Belohnungsaufschub bei der Bedürfnisbefriedigung. Grossarth Maticek definiert Selbstregulation als „eine permanente, flexible, bedürfnisorientierte Eigenaktivierung“, mit dem Ziel einer kurzzeitigen Bedürfnisbefriedigung wie auch einer langfristig angestrebten Optimierung der Problemlösefähigkeit (Grossarth-Maticek, 2003, S. 38). Selbstregulatorische Prozesse beginnen in der frühen Kindheit (beispielsweise im Rahmen der Sauberkeitserziehung) und gestalten sich im Verlauf der Entwicklung vor dem Hintergrund sozialer Normen und Erwartungen zunehmend komplexer. Resilienz, Widerstandfähigkeit und Selbstkontrolle können trainiert und optimiert werden (z. B. Schumann et al., 2020). Ein erprobter Ansatz zum Erlernen einer besseren Selbststeuerung ist beispielsweise die Selbstmanagement-Therapie von Kanfer et al. (1996).

Resilienz ist ein sehr umfassendes Konstrukt, das sowohl die biografische Entwicklung wie auch das Bestehen konkreter Anforderungen einschließt. Wenn es aber um die Durchhaltefähigkeit im konkreten Augenblick geht, dann sind zusätzlich Fähigkeiten von Bedeutung, die unter den Begriffen Frustrationstoleranz, Disstress-Toleranz (Otto & Linden 2018) oder Aversionstoleranz zu finden sind.

Damit ist im engeren Sinne die Fähigkeit gemeint, negativen Emotionen widerstehen zu können und das eigene Verhalten trotz widrigen körperlichen oder psychischen inneren Erlebens oder ablenkender äußerer Umstände zielgerichtet steuern und beibehalten zu können (Leyro et al., 2010). Die Funktion der Konzentration ist hingegen etwas deutlich anderes. Messinstrumente dieser psychologischen Dimension der Widerstands- und Durchhaltefähigkeit sind beispielsweise die Distress Tolerance Scale (DTS) (Simons & Gaher, 2005; Otto & Linden, 2019) oder die Frustrations Discomfort Scale (FDS) (Harrington, 2005) oder die Brief Resilience Scale (BRS) (Chmitorz et al., 2018).

Kommunikations- und Durchsetzungsfähigkeit
Soziale Kompetenz ist ein Sammelbegriff für eine Vielzahl von Fähigkeiten, die einer Person helfen, sich in unterschiedlichen Situationen sozial angemessen und positiv zu verhalten (Ferris et al., 2002; Hosokawa & Katsura, 2017; Kanning, 2002). Dazu zählen beispielsweise Fähigkeiten wie

a. Kommunikationsfähigkeit (z. B. Small Talk, sich entschuldigen, Gefühle offen zeigen),
b. Durchsetzungs- und Konfliktfähigkeit (z. B. Nein sagen, Widerspruch äußern),
c. Teamfähigkeit (z. B. teamorientiert sein, sich gut in Gruppen einfügen, effektiv kooperieren) oder Konfliktfähigkeit (z. B. auf Kritik reagieren) (Gambrill, 1995; Kleinmann, 2003; Riemann, 1997; Seelheim & Witte, 2007, 2014).

Soziale Kompetenz wird vielfach mit sozial erwünschtem und situationsangepasstem Verhalten gleichgesetzt, wobei auf rechtliche, moralische oder gesellschaftliche Normen Bezug genommen wird (Bastians & Runde, 2002). Sozial kompetent ist demnach, wer sich an die sozialen Bedingungen seiner Umwelt anpassen kann (DuBois & Felner, 1996; Waters & Sroufe, 1983). Anpassungsfähigkeit ist Teil der Kommunikations- und Durchsetzungsfähigkeit, weil sozial kompetentes Verhalten zwischen den eigenen Interessen und denen der Interaktionspartner Kompromisse finden muss (z. B. Anton & Weiland, 1993; Döpfner et al., 1981).

Asendorpf (1996) definiert soziale Kompetenz als Fähigkeit, die eigenen Interessen gegenüber Dritten umzusetzen (Durchsetzungsfähigkeit) und dabei mit anderen positive und für beide Seiten zufriedenstellende Beziehungen aufzubauen und aufrechtzuerhalten (Beziehungsfähigkeit). Um sich sozial kompetent zu verhalten, muss man in der Lage sein, beide Fähigkeiten in einem ausgewogenen Verhältnis zum Einsatz zu bringen.

Darüber hinaus lassen sich die beiden Aspekte „soziale Sensitivität" und „soziale Handlungskompetenz" (Thorndike, 1920) unterscheiden. Mit sozialer Sensitivität ist das Einfühlungsvermögen in andere gemeint, während sich soziale Handlungskompetenz auf die Fähigkeit bezieht, schwierige soziale Situationen zu meistern. Eine hohe soziale Handlungskompetenz setzt auch ein hohes Maß an sozialer Sensitivität voraus. Eine ausgeprägte Fähigkeit, andere zu verstehen, bedeutet jedoch nicht, dass man auch in der Lage ist, sozial kompetent zu handeln. Eine Operationalisierung sozialer Sensitivität erfolgt teilweise über das Konstrukt der „Empathie" (Lichtenberg et al., 1984). Damit ist die Fähigkeit gemeint, das Erleben und die Weltsicht des Gegenübers nachzuvollziehen bzw. miterleben zu können. Soziale Handlungskompetenz lässt sich über zwei Methoden erfassen: Entweder die Probanden beurteilen ihre sozialen Fähigkeiten selbst oder sie müssen reale oder fiktive soziale Probleme lösen und werden dabei von Experten beurteilt (Ullrich de Muynck & Ullrich, 1987).

Hinsch und Pfingsten (2002) definieren soziale Kompetenz als „Verfügbarkeit und Anwendung von kognitiven, emotionalen und motorischen Verhaltensweisen, die in bestimmten sozialen Situationen zu einem langfristig günstigen Verhältnis von positiven und negativen Konsequenzen für den Handelnden führen". Sozial kompetent ist demnach, wer in der Interaktion mit anderen seine eigenen Interessen erfolgreich durchsetzen bzw. verwirklichen kann (Hinsch & Pfingsten, 2002).

Ein Verhalten kann nicht per se als sozial kompetent oder inkompetent bezeichnet werden, sondern es ist immer auch die Perspektive der sozialen Umgebung einzubeziehen. Die Bewertung erfolgt also einerseits aus der Perspektive des Handelnden, inwieweit es ihm gelungen ist, eigene Interessen zu verwirklichen, andererseits aber auch unter dem Blickwinkel der Akzeptanz durch den sozialen Kontext (Kanning, 2002, 2015). Vor diesem Hintergrund schlägt Kanning (2001, 2005) vor, zwischen sozialer Kompetenz als Potenzial und sozial kompetentem Verhalten als Anwendung sozialer Kompetenz in einer spezifischen Situation zu unterscheiden. Er entwickelte das Inventar sozialer Kompetenzen (ISK), mit dem 17 soziale Kompetenzen (Primärfaktoren: z. B. Prosozialität, Perspektivenübernahme, Kompromissbereitschaft, Durchsetzungsfähigkeit, Konfliktbereitschaft, Selbstkontrolle etc.) erfasst und zu 4 übergeordneten Sekundärfaktoren (soziale Orientierung, Offensivität, Selbststeuerung, Reflexivität) zusammengefasst werden können (Kanning, 2009, 2014).

Auch im Berufsleben reicht es oftmals nicht aus, die erforderlichen fachlichen Fähigkeiten mitzubringen. Es wird auch soziale Kompetenz erwartet und entsprechend in den Stellenanzeigen darauf hingewiesen (Crisand, 2002; Seelheim & Witte, 2014). Zudem erfordern viele Tätigkeiten Interaktionen mit anderen Menschen, wozu soziale Kompetenzen unerlässlich sind. Um als Führungskraft, im Team oder mit Kundenkontakt erfolgreich arbeiten zu können, muss man sich in andere hineinversetzen und sein eigenes Verhalten den situativen Anforderungen anpassen können (Kanning, 2003). Verschiedene Studien zeigen, dass sozial kompetente Personen aufgrund dessen auch eine höhere aufgabenbezogene Leistung erbringen (z.B. Ferris et al., 2001; Hochwarter et al., 2006).

Verwandt mit dem Konzept der sozialen Kompetenz sind Konstrukte wie „soziale Intelligenz“ (Thorndike, 1920), „interpersonale Kompetenz“ (Buhrmester, 1996), „soziale Fähigkeiten“ (z.B. Becker & Heimberg, 1988) oder „emotionale Intelligenz“ (Salovey & Mayer, 1989). Diese können unter dem Oberbegriff der sozialen Kompetenz subsummiert bzw. synonym verwendet werden. Thorndike (1920, S. 228) definiert soziale Intelligenz als die Fähigkeit, andere Menschen zu verstehen und in sozialen Beziehungen weise zu handeln. Interpersonale Kompetenz (z.B. sich anderen gegenüber öffnen zu können) ist dann gefragt, wenn vor allem enge Beziehungen zwischen Beziehungspartnern oder Freunden im Zentrum der Betrachtung stehen (Buhrmester et al., 1988). Soziale Fähigkeiten beschreiben konkrete bis abstrakte Verhaltensdimensionen, die sich vollständig in Definitionen der sozialen Kompetenz wiederfinden (Becker & Heimberg, 1988; Riggio, 1986).

Das Konzept der emotionalen Intelligenz wurde von Salovey und Mayer (1989) entwickelt und durch den Wissenschaftsjournalisten Goleman (1995) populär gemacht. Sie definieren emotionale Intelligenz als die Fähigkeit, eigene Emotionen sowie die Emotionen anderer Menschen erkennen und differenzieren zu können, um sie anschließend zur Selbstregulation zu nutzen (Kanning, 2002). Damit beinhaltet das Konzept aber nur einen Teilbereich sozialer Kompetenz und sollte demnach nicht synonym verwendet werden. In der Literatur findet man auch den Begriff der „emotionalen Kompetenz“, worunter Fähigkeiten subsummiert werden, Emotionen verbal und nonverbal ausdrücken sowie eigene und Emotionen anderer erkennen, verstehen und regulieren zu können (z.B. Denham, 1998; Petermann & Wiedebusch, 2003; Saarni, 1999).

Fähigkeit zu dyadischen Beziehungen

Die im vorangegangenen Abschnitt beschriebene allgemeine soziale Kompetenz bezieht sich auf den Umgang mit Menschen im Allgemeinen. Davon zu unterscheiden ist die Fähigkeit, enge, persönliche oder auch intime Beziehungen aufzunehmen und aufrechtzuerhalten. Es gibt Menschen, die im Umgang mit Fremden oder weitläufigen Bekannten sehr kompetent und gewinnend auftreten und dennoch nicht in der Lage sind, vertrauensvolle, andauernde oder stabile familiäre Beziehungen einzugehen und aufrechtzuerhalten. Diese Fähigkeit ist daher nochmals gesondert zu sehen.

Eine partnerschaftliche Kommunikation benötigt spezielle Fähigkeiten im Sinne von Berechenbarkeit und Stetigkeit über die Zeit hin. Erforderlich ist eine ständige Pflege der emotionalen Qualität der Beziehung mit der Fähigkeit zum Ausdruck von positiven und negativen Gefühlen. Gefordert sind eine beziehungsfreundliche Gesprächskultur und grundlegende Sprecher- und Zuhörerfähigkeiten, beispielsweise die Fähigkeit zum „aufnehmenden Zuhören". Es bedarf der Fähigkeit, Konflikte so zu bearbeiten, dass sie nicht eskalieren und nicht zu anhaltenden Anklagen, Vorwürfen und überdauernden Verletzungen führen. Dies schließt auch die Fähigkeit zum Krisenmanagement und die Vermeidung von Verallgemeinerungen wie „immer" oder „nie" ein (Barsfeld, 2012; Bodenmann, 1996, 1997; Engl et al., 2001; Hahlweg et al., 1993).

Dies gilt für den privaten wie den beruflichen Bereich. Auch im Beruf gibt es einerseits Kolleginnen und Kollegen, mit denen man zusammenarbeitet und freundlich kommuniziert, zu denen man aber keine engere persönliche Bindung hat. Man besucht sich nicht zu Hause, man kennt nicht die persönlichen Lebensverhältnisse und wenn man versetzt wird, grüßt man sich bestenfalls, wenn man sich zufällig einmal auf dem Flur trifft, um sich dann wieder aus den Augen zu verlieren. Andererseits gibt es daneben Kolleginnen und Kollegen, an denen man persönlich Anteil nimmt, mit denen man sich auch außerhalb der Arbeit trifft, deren Familie man kennt, auf die man sich auch in schwierigen Situationen verlassen kann, mit denen man auch vertrauliche Informationen teilt und zu denen der Kontakt auch im Weiteren nicht abreißt, wenn man die Firma verlässt. Auch im Berufsumfeld ist es also eine spezielle Fähigkeit, einzelne Personen zu finden, zu denen man nicht nur eine kollegiale, sondern eine persönliche und menschliche Beziehung hat.

Ein spezieller Aspekt in der Qualität partnerschaftlicher oder familiärer Beziehungen ist auch das Konzept der „Work-Life-Balance" (Kelliher et al., 2019). Darunter wird meist die Vereinbarkeit von Erwerbsarbeit und Familienleben verstanden (Michalk & Nieder, 2007). Eine klare Trennung, wie der Begriff impliziert, ist aber meist nicht möglich, denn Arbeit kann auch außerhalb der Berufstätigkeit stattfinden (z.B. Hausarbeit, Kindererziehung etc.). Zudem muss Arbeit nicht zwangsläufig nur als belastend und kräftezehrend empfunden werden. In beiden Bereichen – im Berufs- wie auch im Privatleben – lassen sich also positive und negative Aspekte ausmachen (Kastner, 2004). Eine erfolgreiche Work-Life-Balance zielt nach Kastner (2004) auf eine Maximierung von Lebensqualität und einen positiver Erlebenszustand hin, der aus einer gelungenen Ausbalancierung zwischen Berufs- und Privatleben resultiert. Dabei bezieht sich die Balance nicht nur auf den Faktor Zeit, der für die verschiedenen Lebensbereiche aufgebracht wird, sondern vor allem auf die Maximierung positiver und die Minimierung negativer Erlebnisqualitäten (Resch & Bamberg, 2005). Mit Blick auf die Fähigkeit zu dyadischen Beziehungen geht es darum, auch persönliche Beziehungen wichtig zu nehmen. Es gibt viele Menschen, die im Beruf sehr erfolgreich sind, die die persönliche Beziehung zu Partner oder Kindern aber vernachlässigen. Sie sind im Vergleich zur Karriere einfach unwichtig.

Gelingt es nicht, eine zufriedenstellende Balance herzustellen, können Konflikte zwischen Beruf und Familie entstehen. Wird das Familienleben durch berufliche Anforderungen gestört, spricht man von Beruf-Familie-Konflikten (B-F-Konflikte). Umgekehrt bezeichnen Familie-Beruf-Konflikte (F-B-Konflikte) Zustände, bei denen partnerschaftlich-familiäre Anforderungen den beruflichen Bereich beeinträchtigen (Frone et al., 1997). Greenhaus und Beutell (1985) unterscheiden auch noch zwischen zeitbasierten (Anforderungen in einem Lebensreich sind zu zeitaufwendig), beanspruchungsbasierten Konflikten (psychische Beanspruchung in einem Lebensbereich ist zu hoch) und verhaltensbasierten Konflikten (unvereinbare Verhaltensanforderungen in den verschiedenen Lebensbereichen), sodass man den Anforderungen in den anderen Lebensbereichen nicht mehr gerecht werden kann.

Es wurden zahlreiche direkte wie auch indirekte Zusammenhänge gefunden zwischen Work-Life-Balance und z.B. Arbeitszufriedenheit, Stress, Motivation und Engagement, Fehlzeiten und psychischen Erkrankungen wie Burnout (Kamau et al., 2013; Oludayo et al., 2015; Schieman & Glavin, 2008).

Selbstpflege und Selbstfürsorge

Eine der frühesten Zusammenstellungen von Fähigkeiten und Aktivitäten erfolgte unter dem Oberbegriff der „Aktivitäten des täglichen Lebens“ (ADL) (Katz et al., 1963; Mahoney & Barthel, 1965; Prosiegel et al., 1996), erweitert unter „Instrumentelle Aktivitäten des täglichen Lebens“ (IADL)) (Lawton & Brody, 1968; Spector et al., 1987). Damit sind im Wesentlichen Aktivitäten der Selbstpflege gemeint. Dies beginnt mit einfachen Aktivitäten wie Waschen, Anziehen oder Toilettengang, umfasst aber auch komplexe Aktivitäten wie Selbstversorgung, Einkaufen oder Kochen. Es bedarf keiner weiteren Begründung, dass die Fähigkeit zur Ausübung dieser Aktivitäten entscheidend für eine selbständige Lebensführung ist bzw. ihr Verlust zur Pflegebedürftigkeit führt.

Auf einer nächsten Komplexitätsebene der Selbstpflege und des gesunden Lebens werden „rekreative Aktivitäten des täglichen Lebens“ (RADL, englisch recreational activities of daily living) und Selbstfürsorge beschrieben (Antonovsky, 1987, 1997; Linden et al., 2009; Linden & Weig, 2009). Mit RADL sind z.B. die Teilnahme an kulturellen Aktivitäten, die Ausübung von Hobbys oder sonstige Aktivitäten gemeint, die der Erholung und Entspannung und somit der erweiterten Selbstpflege dienen.

Das Konzept der *Selbstfürsorge* geht darüber nochmals deutlich hinaus. Mit Selbstfürsorge ist eine fürsorgliche Haltung sich selbst gegenüber gemeint, das Erkennen eigener Bedürfnisse sowie die bewusste Förderung von Gesundheit und Wohlbefinden (Colman et al., 2016; Kissil & Niño, 2017; Pakenham 2017). Damit hat Selbstfürsorge enge Beziehungen zur Stressbewältigung, weshalb das Konzept im Zusammenhang mit Belastungen von pflegenden Angehörigen oder von Ärzten und Psychotherapeuten diskutiert wird (Grepmair et al., 2007; Hoffmann & Hofmann, 2008; Kurz & Wilz, 2011; Lutz, 2006; Shapiro et al., 2007). Es hat auch Bedeutung für die unmittelbare Selbstpflege und Gesunderhaltung, weshalb Selbstfürsorge und Selbstpflege auch bezüglich der Bewältigung chronischer Krankheiten intensiv untersucht wurden, beispielsweise bei Diabetes oder anderen chronischen körperlichen und psychischen Erkrankungen (Bayliss et al., 2003; Buck et al., 2015; Kennedy et al., 2007; Riegel et al., 2016).

Schließlich wird Selbstfürsorge auch als wesentliches Element in der Arbeitswelt angesehen, so zum Erhalt der Gesundheit, der Produktivität oder auch ethischer Arbeitsbedingungen (Barnett & Cooper, 2009; Benzo et al., 2018; Fengler & Sanz, 2011; Gottschall & Voß, 2005; Kaiser & Ringlstetter, 2010; Posluns & Gall, 2020). In vielen Berufen werden spezielle Anforderungen an die Selbstpflege oder das Outfit gestellt, beispielsweise bei Verkäuferinnen oder in einer Bank. Wer dem nicht entspricht, muss mit sozialen oder sogar beruflichen Sanktionen rechnen.

Schlussendlich wird Selbstfürsorge und Selbstpflege im Sinne der Salutogenese (Antonovski, 1979; Linden & Weig, 2009) als allgemeiner Lebensstil und unverzichtbare menschliche Fähigkeit angesehen (Barnett & Cooper, 2009; Dean, 1989; Küchenhoff, 2011). Zu einem selbstfürsorglichen Lebensstil gehören einerseits psychologische Formen des Umgangs mit sich selbst, von Selbstakzeptanz bis hin zu „Achtsamkeit“ (Grepmair et al. 2007; Lutz, 2006). Andererseits gehören dazu Formen der Lebensorganisation, von hinreichender Zeit für Mahlzeiten, Schlaf, Erholung, Freizeit, Urlaub, Sozialkontakte oder die Fähigkeit, Grenzen zu setzen (Barnett & Cooper, 2009).

Psychomotorische Fähigkeiten und Mobilität

Zu den psychischen Fähigkeiten kann auch die Mobilität gezählt werden. Dies gilt insbesondere für intentionales Handeln. Viele Alltagsaufgaben erfordern eine Kombination aus psychischer und motorischer Leistungsfähigkeit, sei es das Schreiben auf einer Tastatur, das Kassieren im Supermarkt oder der Besuch eines Kunden im Außendienst. Auch zur sozialen Kompetenz gehören psychomotorische Fähigkeiten, wie aufrecht zu stehen, eine kräftige Sprache zu haben, ein guter Händedruck oder eine angemessene Mimik, was bei einem Training der sozialen Kompetenz immer auch mit trainiert wird.

Mobilität ist zum einen abhängig von Skelett und Muskulatur im engeren Sinne. Krankheiten dieser Körpersysteme wie Gelenkveränderungen oder Muskelerkrankungen können zu Beeinträchtigungen in den motorischen Fähigkeiten führen. Zum anderen ist eine große Zahl scheinbar motorischer Probleme psychischer Natur. Die in den ADL-Listen (Katz et al., 1963) aufgeführten Beeinträchtigungen (z.B. die Unfähigkeit, vom Bett aufzustehen oder ein Brot zu schneiden) sind typischerweise nicht durch Knochen- oder Muskelerkrankungen bedingt, sondern Symptome einer demenziellen Störung. Analoge motorische Störungen, die zentralnervös bedingt sind, sind psychomotorische Entwicklungsstörungen und Störungen der psychomotorischen Koordination (Zwicker et al., 2012). Typische Beeinträchtigungen sind Probleme mit der Balance, der Gangsicherheit, mit der Feinmotorik, der Koordination und Ausübung unterschiedlichster Aufgaben wie der Benutzung von Messer und Gabel, dem Zuknöpfen von Hemden oder dem Öffnen von Verschlüssen. Derartige Störungen werden unter Stress verstärkt, da das motorische System nicht nur bei der Willkürmotorik, sondern generell durch höhere psychische Funktionszustände beeinträchtigt werden kann. Ein Beispiel ist die Verstärkung der Kleinschrittigkeit bei an Parkinson Erkrankten oder die Schreibhemmung unter Stress und Anforderung.

Eine gewisse Ähnlichkeit mit den hirnorganisch bedingten motorischen Störungen haben die Konversionsstörungen bzw. dissoziativen Störungen, bei denen auch diskutiert wird, ob hierbei nicht leichtere hirnorganische Störungen eine ätiologische Rolle spielen. Ein häufiges Symptom sind nichtwillentliche Störungen der Motorik, von Ataxie bis zu Lähmungen. Sie treten teilweise spontan auf, aber auch nach psychischer Belastung oder im Kontext von Unfällen (Allin et al., 2005; Cojan et al., 2009; Fiedler, 2013; Halligan et al., 2000; Roelofs et al., 2002).

Zu einem gewissen Grad mit dissoziativen Störungen verwandt sind schließlich auch psychisch bedingte Einschränkungen der Mobilität, wie sie bei Angsterkrankungen beobachtet werden im Sinne der Agoraphobie und Panik (Casty &

Bischoff, 2017). Symptome sind beispielsweise Standunsicherheit, Gangunsicherheit, die Unfähigkeit, eine Leiter zu besteigen, Stimmversagen, die Unfähigkeit zur Benutzung öffentlicher Verkehrsmittel oder zum Aufsuchen bestimmter Orte (Chambless et al., 1985; Öst, 1990). Schlussendlich ist auch der motorische Trainingszustand eines Menschen als psychomotorisches Phänomen zu verstehen, da er unmittelbar von der Bewegungs- und Anstrengungsrate der Person abhängt.

Nach Bös (1987) lassen sich basale motorische Fähigkeiten differenzieren in konditionelle und koordinative Fähigkeiten und in die Dimensionen Kraft, Ausdauer, Beweglichkeit, Koordination und Schnelligkeit. Bei der Kraft handelt es sich um die Fähigkeit, Widerstände mittels Muskelaktivität zu überwinden. Von Schnellkraft spricht man, wenn z. B. beim Speerwurf oder Kugelstoß ein möglichst großer Kraftimpuls in kurzer Zeit generiert wird. Um Ausdauerkraft handelt es sich, wenn ein Turner sekundenlang den Kreuzhang an den Ringen halten kann. Ein Gewichtheber hingegen muss eine Maximalkraft aufbringen (Hottenrott & Hoos, 2013). Mit Ausdauer wird das Durchhaltevermögen für eine bestimmte Aufgabe umschrieben. Im Sport ist auch von Ermüdungswiderstandsfähigkeit die Rede. Bei der Schnelligkeit wird unterschieden zwischen Reaktions- und Aktionsschnelligkeit. Bei der Reaktionsschnelligkeit geht es um die Fähigkeit, auf ein Signal so schnell wie möglich zu reagieren. Aktionsschnelligkeit ist definiert als Fähigkeit, Bewegungen in höchster Geschwindigkeit oder kürzester Zeit auszuführen. Schnellkraft, Bewegungstechnik und -koordination sowie elementare Schnelligkeitskomponenten bilden dabei jeweils ein komplexes Zusammenspiel. Koordination beschreibt das Zusammenwirken des Zentralnervensystems und der Skelettmuskulatur innerhalb eines gezielten Bewegungsablaufes. Verwandte Begriffe sind „Geschicklichkeit“ und „Gewandtheit“. Der Grad der Geschicklichkeit bezieht sich vor allem auf die Qualität feinmotorischer Bewegungen von einzelnen Teilen des Körpers. Gewandtheit beschreibt die koordinative Qualität der Gesamtmotorik (Hollmann & Strüder, 2009). Beweglichkeit schließlich ist eine motorische Fähigkeit, Bewegungen und Haltungen im Rahmen der anatomisch vorgegebenen Bewegungsamplituden auszuführen bzw. einzunehmen (Hottenrott & Hoos, 2013). Für den Erhalt der Alltagsmobilität wie auch für alle sportlichen Aktivitäten ist ein Mindestmaß an Beweglichkeit unerlässlich. Beeinflusst wird die Beweglichkeit von der Gelenkigkeit, der Dehnfähigkeit sowie exogenen Faktoren wie Tageszeit, Außentemperatur oder externe Kräfte durch Partner. Weitere motorische Kennzahlen sind die „Wegefähigkeit“ (Deutsche Rentenversicherung [DRV], 2013), die sozialrechtlich definiert ist als Fähigkeit eines Versicherten, eine Arbeitsstelle aufzusuchen. Nach der Rechtsprechung des Bundessozialgerichts bedeutet dies, dass jemand mindestens 4× 500 Meter pro Tag in weniger als 20 Minuten zurücklegen kann. Noch komplexer ist die allgemeine „Verkehrsfähigkeit“, d.h. das Vermögen, sich überallhin bewegen oder alle üblichen Verkehrsmittel benutzen zu können. Bewegungsarten wie Gehen, Fahren oder Fliegen stehen dabei im Vordergrund und sind auch unter dem Begriff der „Verkehrsmobilität“ zu finden (Funke, 2018).

Die allgemeine körperliche oder motorische Leistungsfähigkeit unterliegt einem typischen Altersgang (Weiss, 1978). Sie steigt etwa bis zum 20. Lebensjahr steil an und bleibt dann bei Untrainierten bis zum 30. Lebensjahr erhalten, während dies bei trainierten Menschen bis zum 40. Lebensjahr der Fall ist. Danach kommt es zu einem Rückgang (Ahnert, 2005; Ahnert et al., 2003; Willimczik et al., 2006). Betrachtet man jedoch spezifische motorische Fähigkeiten, dann zeigen sich erhebliche Unterschiede bezüglich der Steilheit des Leistungsanstiegs bzw. -abfalls sowie des Leistungshöhepunktes über die Lebensspanne (Bös, 1994). Zu den motorischen Fähigkeiten, bei denen bereits im Jugendalter der Leistungshöhepunkt erreicht wird, gehören beispielsweise der Sprint oder der Gewandtheits-/Schlängellauf (Crasselt et al., 1985; Kemper & Mechelen, 1995). Bezüglich Körperkraft (Crasselt et al., 1985) und Gleichgewicht (Schott, 2000) lassen sich hingegen die besten Ergebnisse im frühen Erwachsenenalter erreichen und für Ausdauerleistungen im mittleren Lebensalter.

Darüber hinaus lassen sich Zusammenhänge finden zwischen Mobilität und psychischem Wohlbefinden sowie Lebenszufriedenheit. So konnte Picazzo-Palencia (2016) in einer Studie zeigen, dass Depressivität und geringe Lebenszufriedenheit nicht einfach nur mit dem Alter zunehmen, sondern vor allem durch verminderte Mobilität bedingt sind. Umgekehrt kann die Fähigkeit, Distanzen zu überwinden und sich an sozialen Aktivitäten außerhalb der eigenen Wohnung beteiligen zu können, das subjektive Wohlbefinden der Befragten vorhersagen (Vella-Brodrick & Stanley, 2013).

2
Das Verhältnis von Krankheit, Leistungsfähigkeit und sozialer Teilhabe

2.1 Die Definition von „Krankheit"

Der allgemeine, subjektive Krankheitsbegriff umfasst die subjektiv erlebte Beeinträchtigung des Lebensgefühls eines Menschen durch den gesundheitlichen Zustand. Der spezielle, objektive oder medizinische Krankheitsbegriff bezieht sich auf Diagnosen, die anhand möglichst objektiver Kriterien nach medizinisch-wissenschaftlichen Algorithmen gestellt werden. Krankheit ist immer auch charakterisiert durch unwillkürlich gestörte Lebensfunktionen eines Menschen, die eine Zeitdimension aufweisen und in der Regel eine Beeinträchtigung der Leistungsfähigkeit zur Folge haben (Häfner, 1983). Beim medizinischen Krankheitsbegriff geht es um die Ursache, Symptomatik (Organsysteme), Therapierbarkeit und den Verlauf einer Erkrankung. Im juristischen und speziell forensischen Sinne geht es unabhängig von der Ursache und der Therapierbarkeit vorwiegend um die Ausprägung und die sozialen Folgen einer Störung (Nedopil, 2003). Bei der sozialversicherungsrechtlichen Krankheitsbestimmung steht die Leistungs- oder Arbeitsunfähigkeit im Vordergrund (Brüggemann et al., 2007).

Die Klassifizierung von Krankheiten orientiert sich an der ICD (Internationale Statistische Klassifikation der Krankheiten und verwandter Gesundheitsprobleme, International Statistical Classification of Diseases and Related Health Problems, WHO, 1991). Die Diagnose ist in der Psychiatrie wie auch in der übrigen Medizin eine „gutachterliche" Schlussfolgerung, die abgeleitet wird aus dem psychopathologischen Befund, den Zusatzuntersuchungen und anamnestischen Hinweisen zu Verlauf und gegebenenfalls verursachenden Faktoren (Linden, 2003). Teilweise fließen auch Krankheitsfolgen oder Leistungsbeeinträchtigungen als Schwellenkriterien in Definitionen von Krankheiten ein, wie beispielsweise bei Demenzen oder Depressionen. Psychiatrische Diagnosen und Schlussfolgerungen dürfen sich nicht an der Alltagspsychologie orientieren, sondern müssen auf empirisch geprüftem Fachwissen basieren, um die Gefahr zu vermeiden, dass Symptome psychischer Erkrankungen als „normal" fehlgedeutet werden oder dass „normale" Lebensereignisse fälschlicherweise pathologisiert werden (Linden, 2013b). Für die psychischen Erkrankungen wird alternativ auch das DSM verwendet (Diagnostisches Klassifikationssystem der amerikanischen psychiatrischen Gesellschaft, Diagnostic and Statistical Manual of Mental Disorders, APA, 1994).

Die ICD oder das DSM sind – wie im Namen mit dem Begriff „statistisch" bereits zu erkennen – keine medizinischen Lehrbücher, sondern Klassifikationssysteme der Krankheiten. Sie ermöglichen, Krankheitszuständen eine Nummer zuzuordnen, die dann wiederum für gesundheitsstatistische Zwecke benutzt wird. So werden von Krankenversicherungen anhand solcher Nummern Plausibilitätsprüfungen bezüglich abgerechneter Behandlungsleistungen durchgeführt oder es wird die Gesundheitsstatistik in Krankenhäusern oder auch Ländern auf dieser Basis erstellt.

Im Bereich der psychischen Störungen (im DSM wie in der ICD im Kapitel F) wird diese Klassifikation erweitert um „diagnostische Algorithmen". Es werden Voraussetzungen genannt, die erfüllt sein müssen, damit eine bestimmte Nummer auf einen konkreten Fall Anwendung finden darf. Es handelt sich um Schwellenkriterien, obwohl sie teilweise auch als diagnostische Leitlinien Einzug in die klinische Diagnostik gefunden haben. Dennoch sind klinische Diagnosen und Diagnosekategorien nach der ICD nicht identisch. Die ICD-Diagnosealgorithmen nennen in der Regel als A-Kriterien obligate Symptome. Als B-Kriterien werden dann fakultative Symptome aufgeführt, von denen eine Mindestzahl vorliegen muss und die als Schwerekriterium dienen. Es werden des Weiteren als C- und D-Kriterien Verlaufscharakteristika und Ausschlusskriterien genannt. Im Ergebnis werden Klagen, Leidenszustände und medizinisch-diagnostische Auffälligkeiten übersetzt in Symptome, die wiederum zu Syndromen zusammengefasst werden, woraus dann wiederum auf Krankheiten geschlossen wird, die mit Diagnosebegriffen benannt werden.

Um im Weiteren die Beziehung zwischen Beschwerden, Diagnosen und Beeinträchtigungen richtig verstehen zu können, ist ein kurzer wissenschaftstheoretischer Exkurs nötig. „Diagnosen" sind ihrer Natur nach keine realen Entitäten, sondern hypothetische Konstrukte bzw. Schlussfolgerungen. Die Diagnose Appendizitis (Blinddarmentzündung) kann nicht unmittelbar beobachtet werden. Beobachtbare Symptome sind Schmerzangaben, Laborwerte, die Körpertemperatur oder auch Farbveränderungen an einem Teil des Darmes. Die Diagnose Appendizitis ist die Schlussfolgerung aus der Zusammenschau all dieser

Beobachtungen und beinhaltet zugleich auch prognostische Aussagen derart, dass die Entfernung eines bestimmten Darmteils die Überlebenswahrscheinlichkeit von Patienten erhöht. Derartige Schlussfolgerungen basieren immer auf probabilistischen Annahmen und sind daher durchaus auch fehleranfällig, wie an der Diagnose Appendizitis und den daraus abgeleiteten therapeutischen Konsequenzen vielfach empirisch gezeigt wurde (Lichtner & Pflanz, 1971). Diagnosen und Klassifikationen sind unter wissenschaftlicher Betrachtung zudem auch nicht nach ihrem „Wahrheitsgehalt" zu beurteilen, sondern nach den Kriterien der Utilität, Prognosezuverlässigkeit und Einfachheit (Sprung & Sprung, 2001). Von daher findet in der Medizin auch ein ständiger Wechsel diagnostischer Konzepte statt – in Abhängigkeit von neuen diagnostischen Differenzierungsmöglichkeiten oder therapeutischen Optionen. So gibt es inzwischen von der ICD bereits die 11. Revision.

Die Feststellung einer Diagnose hat eine Reihe von wichtigen Konsequenzen. Diagnosen erlauben in der Regel eine gewisse Vorhersage über den weiteren Krankheitsprozess und geben damit auch Ansätze für die Therapie. Von besonderer Bedeutung ist die sozialmedizinische Konsequenz einer Diagnose. Sie ist die gutachterliche Feststellung eines Experten. Patienten können keine Diagnose stellen, sondern nur ihr Leiden klagen. Durch eine Diagnose wird aus einem Leidenszustand ein Krankheitszustand. Ein Mensch, der sich schwach fühlt und deswegen Stärkungsmittel nimmt, betreibt Doping. Wird der Schwächezustand als Krankheit diagnostiziert, führt dies zu einer Behandlungserlaubnis mit der Folge, dass dasselbe Stärkungsmittel nun kein Doping mehr ist, sondern eine Therapie darstellt. Ist ein Mensch nicht in der Lage, seine Arbeitsanforderungen zu erfüllen, dann ist dies ein Grund für eine Schulung oder gegebenenfalls die Kündigung. Wird die Nichterfüllung einer Arbeitsanforderung als Ausdruck einer Krankheit verstanden, dann erfolgt über ein Arbeitsunfähigkeitsattest eine Freistellung von der Arbeit ohne Sanktionen.

Die Grenzen einer Diagnose liegen darin, dass sie zum einen keinen Rückschluss auf den aktuellen Leidens- oder Beeinträchtigungszustand zulassen. Zum anderen ermöglichen sie auch keine Steuerung der Behandlung im Einzelfall. Aus der Diagnose Hypertonie alleine kann nicht abgeleitet werden, wie hoch der Blutdruck ist und was im konkreten Moment zu tun ist. Dazu bedarf es einer genauen Messung der aktuellen Blutdruckhöhe und besser noch der Blutdruckschwankungen über den Tag und die Nacht hinweg, die Berücksichtigung von Alter, Geschlecht, Gewicht, Trainingszustand, Verlauf und einer Reihe weiterer medizinischer Parameter. Die Behandlung von Erkrankungen orientiert sich in der Regel also nicht an der Diagnose, sondern an sogenannten „Zielsyndromen" (Freyhan,

1965). Dies gilt erst recht, wenn neben den unmittelbaren Krankheitssymptomen und Funktionsstörungen der Patient als ganze Person in seiner bio-psycho-sozialen Ganzheitlichkeit in den Blick kommt.

Diagnosen sagen auch nichts über den Krankheitsverlauf und ob eine akute oder chronische Erkrankung vorliegt. Erstere sind episodisch, letztere erstrecken sich über einen Zeitraum von länger als sechs Monaten bis hin zu lebenslanger Krankheit und sind nach der Definition des Sozialgesetzbuches IX (§ 2 Abs. 1 und § 42 (1) SGB IX) als Behinderung anzusehen. Das erfordert des Weiteren eine Unterscheidung zwischen chronischen Erkrankungen mit und ohne Beeinträchtigungen der Teilhabe. Dabei ist zu berücksichtigen, dass Beeinträchtigungen der Teilhabe unmittelbar wie auch verzögert auftreten können. Eine Rhinitis (laufende Nase), die länger als ein halbes Jahr anhält, führt dazu, dass der Betroffene nicht mehr als Chirurg, Kellner oder Kundenberater arbeiten kann. Ein Hypertonus führt erst mittelfristig über die Folgekomplikationen zu Leistungsausfällen, Berufsunfähigkeit oder sogar Pflegebedürftigkeit. Eine chronische allergische Rhinitis ist daher ebenso wie eine Hypertonie als „Behinderung“ anzusehen.

Das Behinderungskonzept hat weitreichende Bedeutung für die Diagnostik, die Therapie und die sozialmedizinischen Konsequenzen bei der Betreuung der Betroffenen. Es erzwingt eine ganzheitliche Betrachtung unter Berücksichtigung von (a) Krankheitssymptomen und -prozessen, d.h. Funktionsstörungen, (b) damit einhergehenden Einschränkungen der Leistungsfähigkeit und (c) daraus resultierenden sozialen Beeinträchtigungen.

2.2 Das bio-psycho-soziale Krankheitsmodell und die mehraxiale Klassifikation

Um diese Begrenzung der Diagnosekategorien zu überwinden, wurde bereits Anfang des letzten Jahrhunderts das „bio-psycho-soziale Modell“ (Meyer, 1917) entwickelt, das neben der aktuellen Psychopathologie auch den somatischen Status und psychische und soziale Rahmenbedingungen als Beschreibungsdimensionen eines Krankheitszustandes einschließt. Im Bereich der Psychiatrie war am ehesten evident, dass ein Krankheitsfall mit der ausschließlichen Nennung einer Diagnose nicht hinreichend erfasst wird, sondern dass der Gesundheitsstatus und die sozialen Rahmenbedingungen mitberücksichtigt werden müssen. Dies war die konzeptuelle Grundlage für die Entwicklung der Sozialpsychiatrie seit Mitte des vergangenen Jahrhunderts (Wancata et al., 2007). Dieses Konzept hat dann auch im Kontext der Klassifikation psychischer Erkrankungen seinen Niederschlag gefunden, nämlich in der *mehraxialen Diagnostik*. Im DSM-IV (APA, 1994) werden fünf Achsen unterschieden, die in jedem Krankheitsfall parallel zu beschreiben sind. Die Achse I umfasst die bereits angesprochenen Diagnosen im engeren Sinne, die auf den aktuellen Beschwerden und Befunden aufbauen. Ergänzend dazu sind auf der Achse II die Persönlichkeitseigenschaften eines Patienten zu beschreiben, traditionellerweise werden darunter auch Persönlichkeitsstörungen eingeordnet. Mit Achse III ist der somatische Status eines Patienten wiederzugeben, d. h. im Wesentlichen die somatische Komorbidität. Achse IV beschreibt psychosoziale oder umgebungsbedingte Probleme des Patienten und Achse V das soziale Adaptationsniveau.

Dss mehraxiale System stellt bereits eine deutliche Erweiterung und Differenzierung gegenüber den primären Krankheitsdiagnosen dar. Dieses Konzept gilt nicht nur für die Psychiatrie, sondern grundsätzlich für die gesamte Medizin. Ob bei einem Patienten erfolgreich eine Nierentransplantation durchgeführt werden kann, hängt außer von der aktuellen Nierenfunktion auch davon ab, ob der Patient als Persönlichkeit in der Lage ist, diese eingreifende Behandlung adäquat mitzutragen, wie sein sonstiger psychischer und körperlicher Gesundheitsstatus ist und welche Lebensbedingungen und sozialen Ressourcen gegeben sind. Die letztgenannten Faktoren sind in manchen Fällen für die Therapiewahl von größerer Bedeutung als die Primärerkrankung.

Viele sozialpsychiatrische Kliniken und insbesondere Kliniken für Kinder- und Jugendpsychiatrie nehmen in ihren Entlassungsbriefen explizit Bezug auf die fünf Achsen und geben damit pro Fall quasi fünf Diagnosen. Auch Vorgaben für Arztbriefe und Entlassungsberichte (z. B. von der Deutschen Rentenversicherung) verlangen Angaben zum somatomedizinischen Status und den sozialen Lebensbedingungen. Das bio-psycho-soziale mehraxiale Konzept ist in der Medizin allgemein und in der Psychiatrie und Psychosomatik insbesondere Grundlage des täglichen Handelns. Wissenschaftlich und konzeptionell ist das mehraxiale Diagnosekonzept über die Vorgabe eines theoretischen Rahmens allerdings nur selten hinausgekommen und eine wissenschaftliche Ausarbeitung dessen, was die Achsen II bis V umfassen, ist nie erfolgt. Entsprechend umfasst das Handbuch des DSM-IV zu den klassischen Diagnosen, die der Achse I zugeordnet werden, 642 Seiten, während den Achsen II bis V nur 63 Seiten gewidmet sind. Im DSM-5 wird gar kein Bezug mehr darauf genommen.

Um dieses Defizit auszugleichen hat die WHO in Ergänzung zur ICD die ICIDH (International Classification of Impairments, Disability and Handicaps; WHO, 1980) und als Nachfolger die ICF (WHO, 2001, 2005) herausgegeben. Sie gibt einen wesentlich differenzierteren Ansatz zur Beschreibung der funktionalen Aspekte von Gesundheit und Krankheit. Die ICF wird in Kap. 3 näher erläutert.

3 ICF

3.1 Grundstruktur der ICF

Im Zusammenhang mit der Erstarkung der Sozialmedizin befasste sich die WHO seit 1972 mit der Beschreibung und Klassifikation von Krankheitsfolgen. Das Ergebnis war die Herausgabe der ICIDH (International Classification of Impairments, Disability and Handicaps bzw. internationale Klassifikation zur Beschreibung von Behinderung; WHO, 1980). Ergänzend zur Klassifikation der Krankheiten (ICD)) sollte dadurch ermöglicht werden, die sozialen Folgen chronischer Erkrankungen oder Gesundheitsstörungen zu beschreiben.

Der ICIDH lag ein lineares Modell zugrunde (**Abbildung 3-1**). Danach führen Krankheiten (diseases) zu Gesundheitsschäden (impairments) im Sinne somatischer oder psychischer Defizite oder Mängel. Geschädigte Organe oder Organsysteme sind wiederum Ursache für eine eingeschränkte Funktionsfähigkeit dieser Organe bzw. Fähigkeitsstörungen (disability). In der Folge ist die Person dadurch in der Durchführung von Alltagsaktivitäten behindert, sodass letztlich die soziale Integration beeinträchtigt ist (handicap). Behinderungen waren die ausschließliche und direkte Folge der zugrundeliegenden Krankheit. Neben diesem kausal-linearen Verständnis von Behinderung war diese nach der ICIDH auch ausschließlich eine Eigenschaft der Person.

Dieser störungs- und defizitorientierte Ansatz wurde jedoch insbesondere von Menschen mit Behinderungen als zu eindimensional gesehen. Ihre Gegenposition war: „Man ist nicht behindert, man wird behindert." Wenn eine Person eine Tür nicht öffnen oder einen Bus nicht besteigen kann, dann ist dies nicht die Folge des Zustandes der Person, sondern des Zustandes der Umwelt, d.h. die Tür ist schwergängig, die Stufe in den Bus zu hoch. Dies führte zur Revision der ICIDH. Die revidierte Fassung wurde aus sprachlichen Gründen nicht unter ICIDH-2,

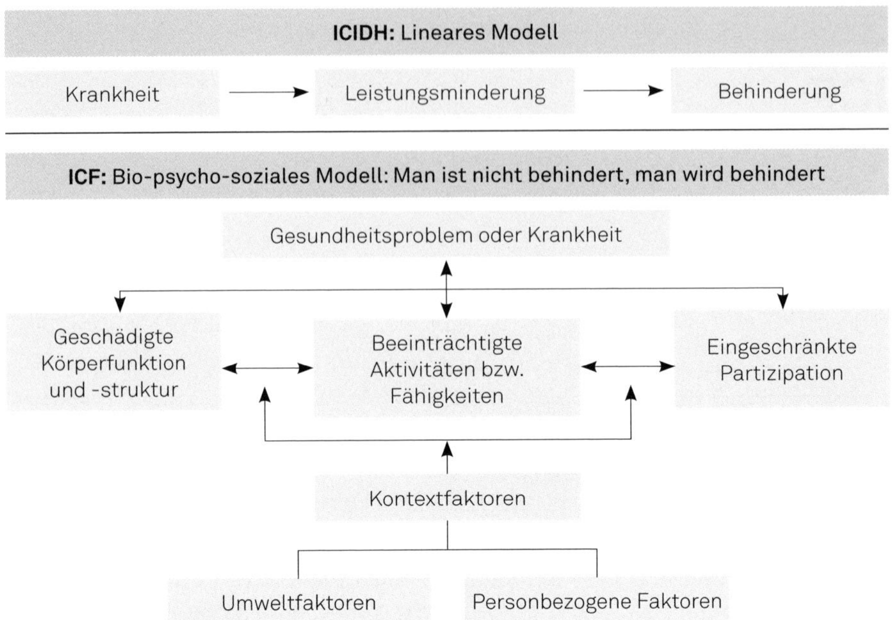

Abbildung 3-1: Grundstruktur von ICIDH und ICF

sondern unter dem neuen Namen ICF (Internationale Klassifikation der Funktionsfähigkeit, Behinderung und Gesundheit, WHO, 2005) in Parallelität zur ICD herausgegeben.

Die ICF will in Ergänzung zu den ICD-Diagnosen den Krankheitsstatus in einem erweiterten Sinne beschreiben. Dazu gehören

a. Körperfunktionen und -strukturen,
b. Aktivitäten bzw. Fähigkeiten (capacity) und
c. Kontextfaktoren, die wiederum zu unterscheiden sind in personbezogene Faktoren und Umweltfaktoren.

Aus dem Verhältnis von Fähigkeiten und Kontext wird schließlich noch auf Teilhabe bzw. Partizipation geschlossen. Die Art der Beeinträchtigung in der Ausübung einer Aktivität entscheidet im Zusammenhang mit Rollenanforderungen einer Person über das Ausmaß der Krankheitsfolgen und damit auch über die Krankheitswertigkeit des aktuellen Gesundheitszustands.

3.2 Körperfunktionen und -strukturen

Körperfunktionen sind in der ICF definiert als physiologische und psychologische Funktionen von Körpersystemen und Körperstrukturen. Sie sind unterteilt in:

- mentale Funktionen,
- Sinnesfunktionen und Schmerz,
- Stimm- und Sprechfunktionen,
- Funktionen des kardiovaskulären, hämatologischen, Immun- und Atmungssystems,
- Funktionen des Verdauungs-, des Stoffwechsel- und des endokrinen Systems,
- Funktionen des Urogenital- und reproduktiven Systems,
- neuromuskuloskeletal- und bewegungsbezogene Funktionen sowie
- Funktionen der Haut und verwandter Strukturen.

Für den Bereich der psychischen Störungen sind vor allem die unter der Überschrift „Mentale Funktionen" zusammengefassten Funktionen von Bedeutung. Ein Beispiel ist „b114: Funktionen der Orientierung" mit der Unterteilung in:

- b1140, Orientierung zur Zeit: Mentale Funktionen, die sich im bewussten Gewahrsein von Wochentag, Datum, Tag, Monat und Jahr äußern;
- b1141, Orientierung zum Ort: Mentale Funktionen, die sich im bewussten Gewahrsein der örtlichen Situation äußern, z. B. in welcher unmittelbaren Umgebung, in welcher Stadt oder in welchem Land man sich befindet;
- b1142, Orientierung zur Person: Mentale Funktionen, die sich im bewussten Gewahrsein der eigenen Identität und von Personen in der unmittelbaren Umgebung äußern.

Die ICF führt unter den Funktionen auch explizit Funktions-„Störungen" auf. So lautet die Definition der Kategorie „b1602, Inhalt des Denkens" beispielsweise: „Mentale Funktionen, die Ideen und Inhalte im Denkprozess und das, was konzeptualisiert wird, betreffen (inhaltliches Denken), inkl. Störungen wie Wahn, überwertige Ideen und Somatisierung". Es werden also auch eindeutige Krankheitszeichen (wie Wahn) aufgeführt. Insofern kann jeder übliche psychopathologische Befund, beispielsweise in Anlehnung an das AMDP-System der Arbeitsgemeinschaft für Methodik und Dokumentation in der Psychiatrie; AMDP, 2006), als Operationalisierung und Umsetzung der mentalen Funktionen nach ICF angesehen werden (Baron & Linden, 2008). Die Symptome, die in der ICD als diagnostische Kriterien dienen, und die Funktionsstörungen aus der ICF stehen also in enger Beziehung zueinander, wenn auch die verwendete Terminologie nicht in allen Punkten aufeinander abgestimmt ist.

3.3 Aktivitäten und Partizipation

Im Abschnitt „Aktivitäten und Partizipation [Teilhabe]“ wird *Aktivität* definiert als „die Durchführung einer Aufgabe oder Handlung (Aktion) durch einen Menschen“ und *Partizipation* als „Einbezogensein in eine Lebenssituation“. Da Aktivitäten und Partizipation fließend ineinander übergehen und nur bedingt zu trennen sind, stellt die ICF nur eine einzige Liste zur Verfügung, sodass der Anwender nach eigenen Regeln zwischen Aktivität und Partizipation differenzieren muss. Die terminologische Konfundierung in der ICF zwischen Aktivität und Fähigkeit einerseits und Partizipation andererseits erschwert die Steuerung von therapeutischen Interventionen oder auch eine sozialmedizinische Beurteilung, weshalb im klinischen Kontext diese Unterscheidung von zentraler Bedeutung und unververzichtbar ist.

Des Weiteren unterscheidet die ICF bezüglich der „Aktivitäten“ zwischen Leistung (performance) und Leistungsfähigkeit (capacity), wofür allerdings ebenfalls keine unterschiedlichen Kategorien vorgehalten werden. Der Begriff *Leistung* beschreibt, was eine Person in ihrer gegenwärtigen Umwelt tut, womit implizit zugleich auch der Gesichtspunkt des Einbezogenseins der Person in den aktuellen Lebenskontext (= Teilhabe) abgebildet wird. *Leistungsfähigkeit* beschreibt, was eine Person bezüglich einer Aktivität tun könnte, wenn sie wollte und die Situation es zuließe oder fordern würde. Insofern spiegelt die Leistungsfähigkeit ein umwelt- bzw. kontextadjustiertes Leistungsvermögen wider. Dies kann im konkreten Fall eine vordefinierte Lebenssituation sein, (z. B. eine Arbeitsstätte) oder allgemein eine „uniforme Standardumwelt“.

Im klinischen Kontext interessieren Leistungen vor allem zur Beschreibung von Umweltcharakteristika in dem Sinne, dass über geforderte Leistungen Rollenerwartungen oder z. B. Arbeitsanforderungen definiert werden können. Therapeutisch stehen in der Regel aber Fähigkeitsbeeinträchtigungen von Personen im Vordergrund. Therapieziele können definiert werden über die „Reservekapazität oder Leistungsreserve (reserve capacity)“ (Baltes et al., 1992; Baltes et al., 1999), die in der ICF allerdings nicht erwähnt wird. Reservekapazität kann definiert werden als die potenzielle Leistungsfähigkeit, die nach Training oder Therapie erreichbar ist. Die Differenz zwischen aktueller Fähigkeit und Reservefähigkeit bezeichnet die Prognose einer Therapie und ist damit für die Behandlungsplanung von entscheidender Bedeutung.

Die ICF führt im Abschnitt „Aktivitäten und Partizipation" neun Kapitel (d-Ziffern) an:

1. Lernen und Wissensanwendung (z. B. Aufmerksamkeit fokussieren)
2. Allgemeine Aufgaben (z. B. mit Stress umgehen)
3. Kommunikation (z. B. sprechen, kommunizieren)
4. Mobilität (z. B. Gegenstände heben, gehen)
5. Selbstversorgung (z. B. sich waschen, kleiden)
6. Häusliches Leben (z. B. Mahlzeiten bereiten)
7. Interpersonelle Interaktionen und Beziehungen (z. B. mit Fremden umgehen, intime Beziehungen)
8. Bedeutende Lebensbereiche (z. B. Bildung, wirtschaftliche Transaktionen)
9. Gemeinschafts-, soziales und staatsbürgerliches Leben (z. B. Erholung, politisches Leben)

Die einzelnen Kategorien sind eher unscharf definiert. Es finden sich Definitionen, die reine Aktivitäten beschreiben, wie z. B. die Kategorie „d4300 Anheben: Einen Gegenstand anheben, um ihn von einem niedrigen Niveau auf ein höheres zu bewegen, wie ein Glas auf einem Tisch anheben". Es finden sich aber auch Definitionen, die eine Mischung aus Aktivitäten und Anwendung der Aktivität darstellen, also Partizipation. So lautet beispielsweise die Definition der Kategorie „d7601 Kind-Eltern-Beziehung: Mit seinen Eltern Beziehungen aufbauen und aufrechterhalten, wie als junges Kind seinen Eltern gehorchen und sich als erwachsenes Kind um seine alten Eltern kümmern". Gehorchen ist als Aktivität zu verstehen. Mit seinen Eltern eine Beziehung haben ist eine Partizipation. Schließlich finden sich in diesem Abschnitt Definitionen, die nahezu ausschließlich eine Partizipation beschreiben, beispielsweise die Kategorie „d8500 Selbständige Tätigkeit: eine selbständige Erwerbstätigkeit ausüben, die das Individuum selbst gesucht oder geschaffen hat oder von anderen ohne formelles Arbeitsverhältnis vertraglich zugesichert wurde, wie landwirtschaftliche Wanderarbeit, Tätigkeit als freiberuflicher Autor oder Berater, kurzfristige Vertragsarbeit, Tätigkeit als Künstler oder Handwerker, ein Geschäft oder ein Unternehmen besitzen und führen". Hier ist keine Aktivität im engeren Sinne mehr benannt, sondern nur noch ein Lebensbereich beschrieben, der zu bewältigen ist.

Viele Kategorien sind ein Konglomerat aus unterschiedlichen Subaktivitäten und -fähigkeiten. So nennt beispielsweise die Kategorie „d8502 Vollzeitbeschäftigung" in der Definition u. a. Subdimensionen wie „rechtzeitig bei der Arbeit erscheinen" oder „andere Arbeitnehmer überwachen". Die ICF ist hinsichtlich des Detailniveaus, auf dem Aktivitäten und Fähigkeiten kategorisiert werden, sehr unterschiedlich (ein Glas heben versus eine Vollzeitstelle ausfüllen). Bei der Anwendung der ICF müssen also Adjustierungen an das konkrete Anwendungsfeld vorgenommen werden, einschließlich der Entscheidung, welche Aktivitäten relevant sind.

Andererseits werden in der ICF detaillierte Fähigkeiten genannt, die durchaus sinnvollerweise in Oberkategorien zusammengefasst werden könnten. So finden sich beispielsweise in der ICF die Kapitel „Konversation (d350)", „Diskussion (d355)" oder „Elementare interpersonelle Aktivitäten (d710)" mit jeweils noch einer Reihe von detaillierten Untergliederungen wie

d3500 Eine Unterhaltung beginnen
Einen Dialog oder einen Gedankenaustausch eröffnen, wie sich selbst vorstellen, die üblichen Grußformeln auszudrücken und in ein Thema einzuführen oder eine Frage stellen;

d3501 Eine Unterhaltung aufrechterhalten
Einen Dialog oder Gedankenaustausch durch zusätzliche Gedanken, Einführung eines neuen Themas oder Wiederaufnahme eines vorangegangenen Themas sowie durch abwechselndes Sprechen oder Geben von Zeichen fortsetzen und gestalten;

d3502 Eine Unterhaltung beenden
Einen Dialog oder einen Gedankenaustausch mit den üblichen abschließenden Äußerungen oder Bemerkungen und durch Abschluss des gegenwärtigen Themas beenden;

d3503 Sich mit einer Person unterhalten
Mit einer Person einen Dialog oder einen Gedankenaustausch initiieren, aufrechterhalten, gestalten und beenden, wie mit einem Freund über das Wetter sprechen;

d7101 Anerkennung in Beziehungen:
In einer kontextuell und sozial angemessenen Weise Zufriedenheit und Dankbarkeit zeigen und darauf reagieren;

d7102 Toleranz in Beziehungen:
In einer kontextuell und sozial angemessenen Weise Verständnis und Akzeptanz für Verhalten zu zeigen und darauf zu reagieren.

Es ist kaum nachvollziehbar, dass eine derartige Detaildifferenzierung je Sinn machen könnte, weshalb es sich anbietet, alle diese Kategorien zusammenzufassen unter „Interaktions- und Kommunikationsfähigkeit mit anderen Menschen“.

Zusammenfassend bedeutet dies, dass die ICF einen heuristischen Rahmen liefert, die vorliegende Klassifikation und Kategorisierung jedoch für die klinische Praxis wenig tauglich ist und problem- und anwendungsorientierter Ergänzungen bedarf. Welches Abstraktionsniveaus und damit auch welche Kategorien im konkreten klinischen Kontext zu wählen sind, wird letztlich vor allem von den verfügbaren Interventionsmöglichkeiten abhängen müssen. In Kap. 5 wird der Mini-ICF-APP beschrieben. Hier wird – unter Bezug auf die vorgenannte psychologische Forschung zu psychischen Fähigkeiten – ein Extrakt aus den vielfältigen ICF-Kategorien vorgenommen, und zwar mit einer Reduktion auf eine klinisch handhabbare Anzahl und diagnostisch und klinisch relevante Dimensionen.

3.4 Kontextfaktoren

Die ICF unterscheidet unter der Überschrift der Kontextfaktoren zwischen *Umweltfaktoren* (e) und *personbezogenen Faktoren* (i). Für Umweltfaktoren werden als Subkategorien mehrere Globalbereiche unterschieden:

- e1 Produkte und Technologien,
- e2 Natürliche und vom Menschen veränderte Umwelt,
- e3 Unterstützung und Beziehungen,
- e4 Einstellungen,
- e5 Dienste, Systeme und Handlungsgrundsätze.

Darunter gibt es dann wiederum Einzelitems, die aber in der Regel ebenfalls einen hohen Abstraktionsgrad haben. Zur Illustration mag das Item „e1250 Allgemeine Produkte und Technologien für die Kommunikation“ dienen, das definiert wird als „Von Menschen für ihre Aktivitäten des Sendens und Empfangens von Informationen benutzte Ausrüstungsgegenstände, Produkte und Technologien wie optische und akustische Geräte, Tonaufnahme- und Empfangsgeräte, Fernseh- und Videogeräte, Telefongeräte und Zubehör, Tonübertragungssysteme, Verständigungshilfen bei Nahkommunikation, weder angepasst noch speziell entworfen“. Es gibt dann noch die nächste Unterkategorie „e1251 Hilfsprodukte und unterstützende Technologien für die Kommunikation“ mit der Konkretisierung: „Angepasste oder speziell entworfene Ausrüstungsgegenstände, Produkte und Technologien, die Menschen helfen, Informationen zu senden und zu empfangen, wie optische und optisch-elektronische Geräte, Spezialschreib-, -zeichen- oder -handschreibgeräte, Signalsysteme sowie spezielle Computersoftware und -hardware, Cochlear-Implantate, Hörgeräte, FM-Hörtrainer, Stimmprothesen, Kommunikationstafeln, Brillen und Kontaktlinsen". Darunter kann eine Trommel ebenso subsummiert werden wie ein Handy oder Satellit.

Die personbezogenen Faktoren (i) sind definiert als „der spezielle Hintergrund des Lebens und der Lebensführung eines Menschen und Gegebenheiten des Menschen, die nicht Teil des Gesundheitsproblems oder -zustands sind. Diese Faktoren können Geschlecht, ethnische Zugehörigkeit, Alter, andere Gesundheitsprobleme, Fitness, Lebensstil, Gewohnheiten, Erziehung, Bewältigungsstile, sozialer Hintergrund, Bildung und Ausbildung, Beruf sowie vergangene oder gegenwärtige Erfahrungen (vergangene oder gegenwärtige Ereignisse), allgemeine Verhaltensmuster und Charakter, individuelles psychisches Leistungsvermögen und andere Merkmale umfassen, die in ihrer Gesamtheit oder einzeln bei Behinderung auf jeder Ebene eine Rolle spielen können". Zu den personbezogenen Faktoren gibt es in der ICF jedoch keine Kategorien, Klassifikation oder Nummerierung, da dies als zu komplex angesehen wurde.

3.5 Beziehung zwischen Funktionen, Fähigkeiten, Kontext und Partizipation

Es gibt keinen linearen Zusammenhang zwischen Funktionen und Aktivitäten bzw. Fähigkeiten. Unterschiedliche Fähigkeiten haben zum Teil die gleichen Funktionen zur Voraussetzung. Die Fähigkeit, eine Mitteilung machen, ein Auto steuern oder ein Regal einräumen zu können, verlangen alle eine ungestörte Funktion des Gedächtnisses. Gleichermaßen kann eine einzige Funktionsstörung sehr unterschiedliche Fähigkeiten beeinträchtigen: Bei einer Störung der Emotion wie Angst geht dies von der Fähigkeit zum Kontakt mit anderen Menschen über die Fähigkeit, sachgerechte Urteile zu fällen, und die Fähigkeit zur Selbstversorgung bis hin zur Mobilitätseinschränkung.

Mit Blick auf psychische Erkrankungen sind naheliegender Weise nicht alle Aktivitäten von Relevanz. „Sich knien (d41202)" oder „setzen (d41203)" dürfte nur in Extremfällen von psychischen Funktionsstörungen betroffen sein, z. B. bei einer Katatonie. Andere Aktivitäten sind hingegen häufig betroffen, beispielsweise die Kommunikationsfähigkeit. Sie kann beeinträchtigt werden durch eine Störung der Wachheit ebenso wie durch eine Gedächtnisstörung, Aufmerksamkeitsstörung, Denkstörung, Sinnestäuschung, Affektstörung oder Antriebsstörung. Jede Form von Funktionsstörung kann also im Prinzip zu jeder Form von Fähigkeitsbeeinträchtigung führen. Dies ist in **Abbildung 3-2** am Beispiel der Durchhaltefähigkeit exemplarisch dargestellt.

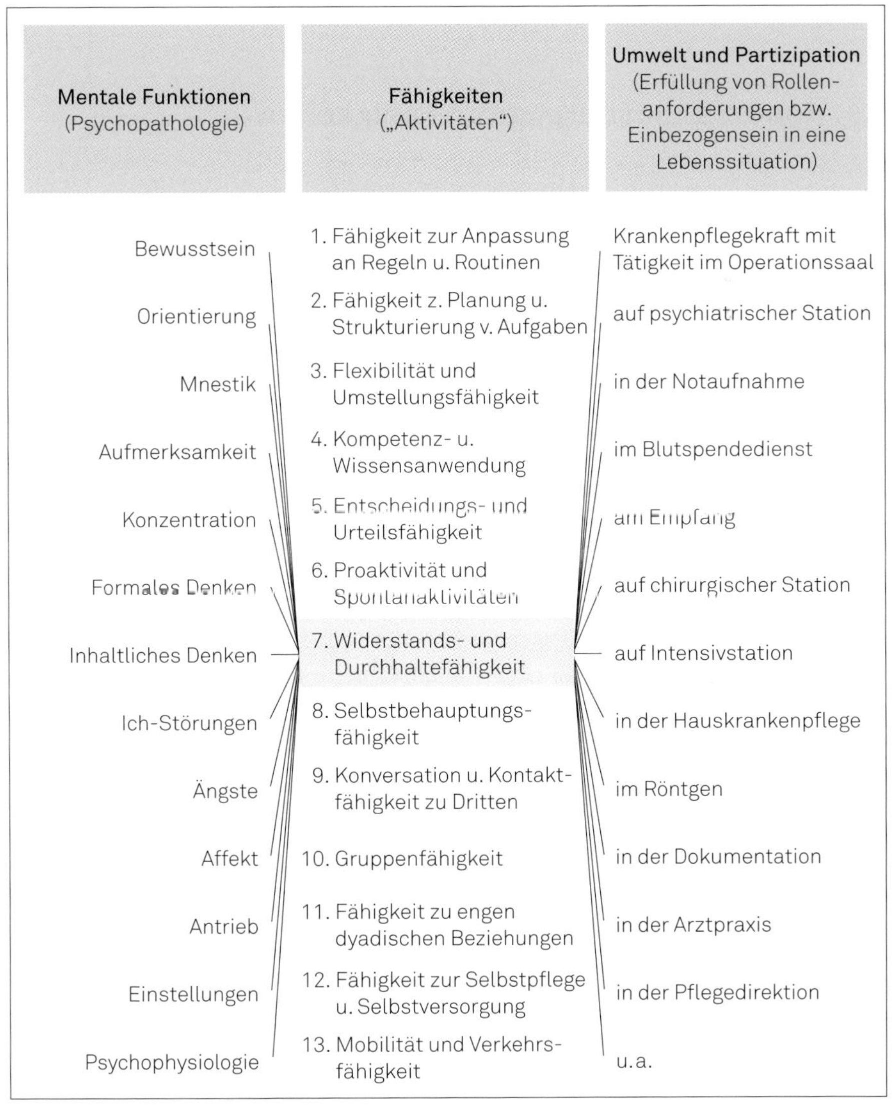

Abbildung 3-2: Beziehung zwischen Funktionen, Fähigkeiten, Kontext und Partizipation. Die Pflegeberufe stehen hier stellvertretend für andere Berufsfelder.

Ebenso gibt es auch keine Eins-zu-eins-Beziehung zwischen Funktion und Partizipation. Am Beispiel der beruflichen Partizipation (d.h. Erfüllung beruflicher Rollenanforderungen) zeigt Abbildung 3-2, dass jede Fähigkeitsbeeinträchtigung zu Beeinträchtigungen in den unterschiedlichsten sozialen Rollen führen kann. Wie bereits angesprochen, gibt es dabei in der ICF – anders als in der ICIDH – keine lineare Beziehung, sondern eine Wechselbeziehung. Dies soll in Kap. 3.6 näher erläutert werden.

3.6 Kontextadjustierung von Fähigkeiten

Wenn es darum geht, die Schwere einer Funktionsstörung zu beschreiben, dann ist dies vergleichsweise einfach. Bei Funktionsstörungen gibt es ein weitgehend universelles Verständnis darüber, was eine ausgeglichene Grundstimmung ist, dass man orientiert sein sollte oder dass man keine Stimmen hören sollte. Gleiches gilt auch für einen erhöhten Blutdruck (b4200) oder Schmerzerleben (b280). Es gibt natürliche und international vergleichbare Schweregradienten. Je höher der systolische Blutdruck von 120 mm/Hg abweicht, desto schwerer ist die Funktionsstörung. Gleiches gilt für die Intensität und Gestalt akustischer Halluzinationen, für den Grad der Vergesslichkeit oder die Intensität einer Verstimmung. Die Lebensumstände, der Beruf, das Alter oder das Geschlecht spielen in der Beurteilung von Funktionen keine Rolle.

Bei der Beurteilung von Fähigkeiten ist dies völlig anders, wie bereits unter dem Stichwort der Person-Umwelt-Pass angesprochen (siehe Kap. 2.2). So enthält die ICF das Item „d4304, Auf dem Kopf tragen: Einen Gegenstand auf dem Kopf von einem Platz an einen anderen zu tragen oder zu transportieren, wie ein Wassergefäß auf dem Kopf tragen". Hat ein Mensch, der in Deutschland lebt, eine Beeinträchtigung, wenn er nicht über diese Fähigkeit verfügt, so wie es sicher der Fall wäre, wenn er gemäß d4300 nicht einen Gegenstand wie etwa ein Glas von einem niedrigen Niveau auf ein höheres anheben könnte? Das Beispiel macht deutlich, dass die Leistungsfähigkeit und insbesondere die Beeinträchtigungen der Leistungsfähigkeit nicht absolut, sondern relativ zum Kontext zu beurteilen sind, d.h. hier zur Umwelt. Auch haben ein junges Mädchen und ein Möbelpacker selbstverständlich ein sehr unterschiedliches absolutes Leistungsniveau, wenn es um die Fähigkeit „Heben (ICF d4300)" geht. Dennoch kann das Mädchen nicht als leistungsgemindert bezeichnet werden, weil es weniger heben kann als der Möbelpacker. Und ein leistungsgeminderter Möbelpacker wird unter Umständen immer noch mehr heben können als das gesunde Mädchen. Hier geht es also um die personbezogenen Faktoren Geschlecht und Konstitution. Aus dieser Überlegung wird ersichtlich, dass es kein objektives Leistungsniveau gibt, sondern jegliche Leistung nach der Terminologie der ICF „kontext-adjustiert" werden muss. Die Notwendigkeit zur Umweltadjustierung ist ein grundsätzliches Problem jeder Leistungsbeurteilung und damit auch jeder Fähigkeitsbestimmung. Dasselbe objektive Fähigkeitsniveau kann abhängig vom Kontext – sei es der Umwelt oder der Person – sehr unterschiedliche Konsequenzen haben und muss damit auch unterschiedlich bewertet werden.

Dies ist in der Leistungsdiagnostik ein seit langem bekanntes Prinzip. Das wohl bekannteste Beispiel für eine „adjustierte" Fähigkeitsdiagnostik ist der Intelligenztest. Ein Intelligenztest ist ein Instrument zur Messung der kognitiven Leistungsfähigkeit. Intelligenztests verlangen eine Reihe von Leistungen, wie z. B. Ziffern merken, Figuren wiedererkennen oder Wege finden. Kann ein Proband sich beispielsweise fünf Items aus einem Warenkorb merken, ein anderer hingegen acht, dann ist noch nicht gesagt, wem von beiden ein höherer Intelligenzquotient (IQ) zugesprochen wird. Sinnvoll interpretiert und in einen IQ übersetzt werden können solche Leistungen erst, wenn sie in einen bestimmten Kontext gestellt bzw. an der Umwelt und der Person adjustiert werden. Das Prinzip der Messung besteht im Vergleich der Leistung zu einer Referenzgruppe, d. h. die objektiven Ergebnisse werden adjustiert an das Alter oder den Bildungsstand. Dieses methodische Prinzip wurde von Stern (1912) mit der Beschreibung des Intelligenzquotienten als Intelligenzalter / Lebensalter *100 eingeführt, und seit Wechsler (1939) werden die Testergebnisse für einen Intelligenztest für jede Altersstufe und im Weiteren auch Bildungsklasse gesondert normiert. Das Verfahren ist so, dass die gemessenen Rohwerte in sogenannte Normtabellen übertragen werden, aus denen dann der IQ entnommen werden kann. Der Intelligenztest ist also ein klassisches Beispiel dafür, wie eine Fähigkeit (hier Intelligenz) am Kontext adjustiert wird, also daran, wie alt der Betreffende ist und über welche Schulbildung er verfügt. Verändert sich der Kontext, dann ändert sich auch die Bewertung der Leistung, d. h. der IQ.

Solche Kontextadjustierungen in der Bewertung (qualifying) von Fähigkeiten sind auch im täglichen Leben die Regel. Dieselbe Rechenleistung wird in der Grundschule anders bewertet als im Abitur, dieselben anatomischen Kenntnisse mögen in der Psychiatrie gut und in der Chirurgie schlecht sein, dieselbe Körperkraft bei einer Sekretärin hinreichend, bei einem Bauarbeiter unzureichend. Dieses Prinzip gilt bei der Messung jeglicher Leistungsfähigkeit, sei es die Fähigkeit zum Heben oder die zur sozialen Kommunikation. Das Problem ist aber, dass es außerhalb der Intelligenztests kaum Instrumente gibt, für die unterschiedliche Normen für verschiedene Populationen und Referenzgruppen vorliegen. Tests für Selbstsicherheit oder soziale Kompetenz geben nur Globalwerte. Es gibt aber keine gesonderten Normtabellen für Arbeiter oder Akademiker. Dies bedeutet, dass in der Fähigkeitsmessung den Untersuchenden eine große Bedeutung als „Normgeber" zukommt. Eine Beurteilung von Fähigkeiten und Fähigkeitseinschränkungen setzt also eine gute Kenntnis der Referenzgruppe voraus.

Für jeden Arbeitsplatz gilt, dass die gestellten Anforderungen zu den Fähigkeiten eines/einer Mitarbeitenden passen müssen bzw. umgekehrt die Fähigkeiten der Mitarbeitenden zur Erfüllung der Arbeitsanforderungen ausreichen müssen. Es gibt Arbeitsplätze, die kognitive Fähigkeiten erfordern, und andere die physische Beweglichkeit oder Kraft verlangen. Es gibt Mitarbeitende, die kräftig sind, und solche, die gut rechnen können. Weder der eine noch die andere ist per se ein geeigneter oder ungeeigneter Mitarbeiter. Dies kann nur im Bezug zum Kontext (Anforderung Kraft oder Rechnen) entschieden werden.

Da ein bio-psycho-soziales Krankheitsverständnis Person und Umwelt gleichermaßen bei Krankheitsbeschreibungen berücksichtigen muss, bedarf es dafür theoretischer Konzepte. Ein aus der Arbeitspsychologie kommendes und gut wissenschaftlich bearbeitetes Konzept ist das Modell des *Person-Environment-Fit* bzw. *Person-Umwelt-Passung* (Caplan et al., 1975; Edwards & van Harrison, 1993; French, 1973; Leon et al., 2008). Es hat aber kaum Einzug gefunden in die klinischen Wissenschaften. Sowohl zu viele als auch zu wenige oder unpassende Anforderungen und Angebote können zu Belastungserleben führen, wenn sie nicht den Fähigkeiten und Bedürfnissen der Person entsprechen.

Dieses Konzept ist für den Bereich der psychischen Anforderungen ebenso bedeutsam wie für körperliche Parameter (Yu, 2009). So kann beispielsweise ein aufgrund einer aggressiv-narzisstischen Persönlichkeitsakzentuierung in einem Team als „schwierig" geltender Mitarbeiter bei der Zuweisung einer Tätigkeit, die vorwiegend verlangt, sich gegenüber anderen Personen durchzusetzen, beste Leistungen erbringen (Cramer & Davidhizar, 2000). Es geht also nicht um die Frage, ob „schlechte" Arbeitsplätze krank machen, sondern ob Menschen mit bestimmten (psychischen) Eigenschaften in bestimmten Berufsfeldern an der richtigen Stelle oder überfordert sind.

Das Prinzip des Person-Job-Fit gleicht im Kern dem Gedanken des bio-psychosozialen Modells: Je nachdem ob die Personenfaktoren (z.B. kommunikative Fähigkeiten) zum Kontext (z.B. Arbeitsplatzanforderung Telefonieren) passen, wird es mehr oder weniger Probleme am Arbeitsplatz geben. Insofern ist auch der Krankheits- bzw. Gesundheitsstatus eines Menschen abhängig von der Person-Umwelt-Passung zu beurteilen. Eine Herzinsuffizienz, mit der die Patientin noch ebenerdig laufen, aber keine Treppe steigen kann, ist in einer Erdgeschosswohnung eine „leichte" Erkrankung, in einer Altbauwohnung im fünften Stock ohne Aufzug eine schwer beeinträchtigende Störung.

3.7 Die Beziehung zwischen ICD und ICF

Es wurde bereits ausgeführt, dass eine ganzheitliche Betrachtung von Krankheiten und Kranken eine mehraxiale bio-psycho-soziale Perspektive erfordert. ICD und ICF sind insofern als komplementär zueinander zu sehen, was in **Abbildung 3-3** schematisch veranschaulicht wird. Beschwerden eines Menschen werden unter Anwendung diagnostischer Algorithmen als Krankheitssymptom erkannt und zu Syndromen zusammengefasst. Unter Berücksichtigung zusätzlicher Kriterien wie Verlauf, aber auch Leistungseinschränkungen oder Behinderung wird auf das Vorliegen einer Krankheit rückgeschlossen, d.h. eine Diagnose gestellt. Diagnosen werden in der ICD kodiert. Wie oben dargelegt, begründet eine Diagnose zunächst einmal nur eine Behandlungserlaubnis, sie ermöglicht jedoch keine Rückschlüsse auf den Krankheitsstatuts, d.h. die Funktionsstörungen, die

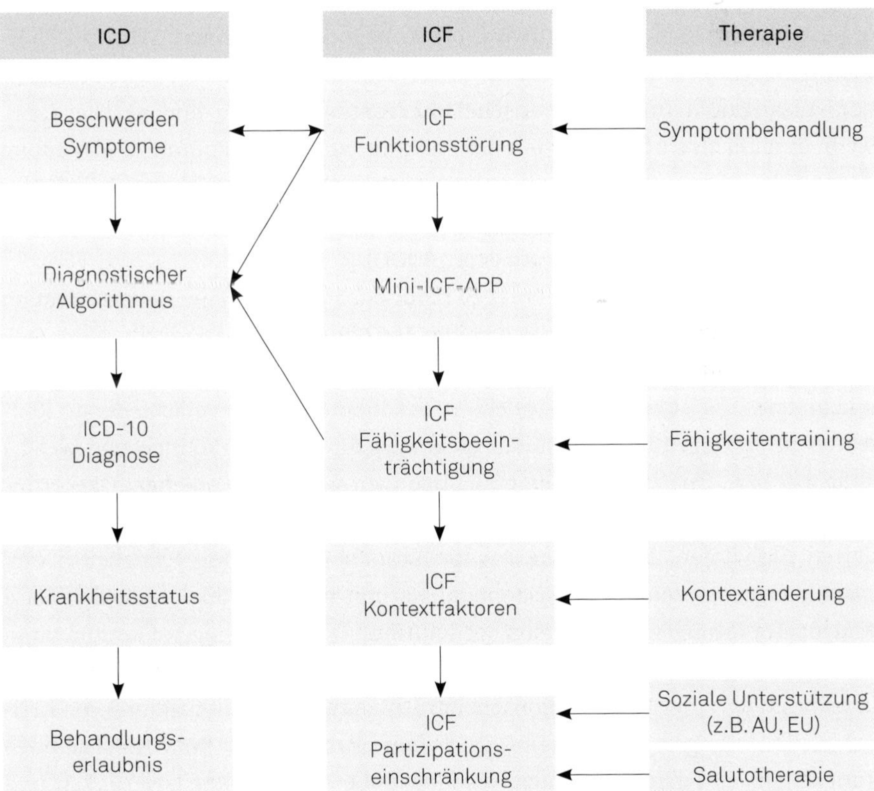

Abbildung 3-3: Beziehung zwischen der ICD und der ICF in der Diagnostik und Behandlungsplanung (AU = Arbeitsunfähigkeit; EU = Erwerbsunfähigkeit)

Fähigkeitsbeeiträchtuungen und die Teilhabeeinschränkungen. Dies wird in der ICF beschrieben.

Im ersten Schritt bedarf es einer Beschreibung der Symptomatik (= Funktionsstörungen nach ICF). Ein Mensch mit der Diagnose einer bipolaren Depression kann aktuell manisch sein, depressiv, hyper- oder dysthym oder völlig beschwerdefrei. Die Therapiewahl hängt dementsprechend im ersten Schritt vom Befund ab.

Nach Erhebung der Funktionsstörungen ist im zweiten Schritt der Fähigkeitsstatus zu erheben. Therapeutisch und sozialmedizinisch sind Fähigkeiten von Relevanz, die aufgrund der vorliegenden Funktionsstörungen bzw. Krankheit beeinträchtigt sind, z. B. Einschränkungen der Kommunikationsfähigkeit wegen einer depressiven Verstimmung. Von Relevanz kann aber auch die Ausprägung solcher Fähigkeiten sein, die zur Kompensation bestehender sonstiger Einschränkungen benötigt werden. Ein Beispiel wäre die Kommunikationsfähigkeit, die bei einer Phobie nicht krankheitsbedingt beeinträchtigt ist, die jedoch in besonderem Maße benötigt wird, um Kollegen zu gewinnen, Wege zu übernehmen, zu denen man selbst nicht in der Lage ist. Fähigkeiten bieten auch einen Ansatzpunkt für therapeutische Interventionen, auch und gerade dann, wenn es nicht zu einer Remission der Funktionsstörungen kommt. Ein Training der sozialen Kompetenz bei schizophrenen Patienten ermöglicht zusätzliche relevante positive Entwicklungen der Patienten – trotz fortbestehender schizophrener Kernsymptomatik (Vauth et al., 2000).

Im dritten Schritt ist der Kontext zu berücksichtigen, d. h. die Lebenssituation der Patienten. Dazu gehören die Familie, der Beruf oder die Freizeit, aber auch materielle Gegebenheiten, das weitere soziale Netz, das Alter, der Bildungsstatus und anderes. Es ist zu prüfen, welche vom Patienten in den verschiedenen Kontexten zu erbringenden Aktivitäten nicht ausgeübt werden können und welche Teilhabe- bzw. Partizipationsbeeinträchtigungen sich daraus ergeben. Dies erfordert einen Abgleich zwischen dem gegebenen Fähigkeitsniveau und den geforderten Aktivitäten. Die genaue Art der krankheitsbedingten Fähigkeitsbeeinträchtigung entscheidet im Zusammenhang mit dem Kontext – beispielsweise Rollenanforderungen einer Person bei der Arbeit (z. B. überwiegend Routinetätigkeiten oder täglich wechselnde Aufgabenbereiche) – über das Ausmaß der Krankheitsfolgen (d. h. der Partizipationsbeeinträchtigung wie Nichterfüllung von Leistungsanforderungen an einem speziellen Arbeitsplatz mit wechselnden Tätigkeiten) und damit u. a. auch wesentlich über die Krankheitswertigkeit und die sozialmedizinische Bedeutung des aktuellen Gesundheitszustandes. Auch der Kontext bietet therapeutische Ansatzpunkte, wenn eine therapeutische Beeinflussung des Fähigkeitsniveaus nicht möglich ist. Ziel ist eine Änderung des Kontextes im Sinne kompensatorischer Maßnahmen und einer Kontextanpassung an die unveränderlichen Leistungseinschränkungen. Es kann beispielsweise für den Kranken ein leidensgerechter Arbeitsplatz oder leidensgerechte Lebensumwelt hergestellt werden, in der die vorliegenden Fähigkeitsbeeinträchtigungen nicht zum Tragen kommen. Je genauer die Art der Fähigkeitsbeeinträchtigung bekannt ist, desto gezielter und erfolgreicher kann vorgegangen werden. Durch die Beschreibung der gegebenen oder geminderten Fähigkeiten und geforderten Aktivitäten kann entschieden werden, welche Tätigkeiten der Betroffene gegebenenfalls trotz fortbestehender Gesundheitsstörungen verrichten kann.

Da „Teilhabe“ bei Behinderung nach § 2 SGB IX das soziale Leben in einem umfassenden Sinne betrifft, ist neben dem beruflichen Kontext das gesamte Lebensumfeld mit zu berücksichtigen, d.h. die Lebensqualität in einem umfassenden Sinn. Auch diesbezüglich gibt es vielfältige Behandlungsansätze, die unter dem Stichwort der „Salutotherapie“ (Linden & Weig, 2009) zusammengefasst werden können. Die erweiterte bio-psycho-soziale Betrachtung eines Krankheitszustands hat also unmittelbar Konsequenzen für die Therapiesteuerung und ermöglicht wirkungsvolle Interventionen weit über die reine Symptombehandlung hinaus.

Diese Gesamtbetrachtung von ICD und ICF ist auch bei sozialmedizinischen Gutachten von Bedeutung, da sie eine Differenzierung und getrennte Beschreibung von Funktion, Fähigkeit und Kontext nahelegt. Dies führt zu einer Befundobjektivierung und damit höheren Reliabilität entsprechender Urteile.

4 Messinstrumente für Fähigkeits-, Aktivitäts- und Partizipationsbeeinträchtigungen

Die Diagnostik nach dem mehraxialen Krankheitsmodell wie auch die Therapieplanung oder sozialmedizinische Beurteilung erfordern Instrumente zur differenzierten Erfassung und Quantifizierung von Funktionen bzw. Krankheitssymptomen einerseits und Fähigkeiten andererseits. Es mag noch relativ einfach sein zu unterscheiden, ob eine Entzündung oder Fraktur eines Arms (Funktions- bzw. Strukturstörung) und eine damit einhergehende Unfähigkeit zum Heben (Aktivitäts- bzw. Fähigkeitsbeeinträchtigung) vorliegt oder ob es sich um eine für die Arbeit als Kellner (Kontext) resultierende Behinderung (Beeinträchtigung der Partizipation) handelt. Bei anderen Dimensionen kann dies jedoch erhebliche konzeptionelle und methodische Probleme aufwerfen. Dies gilt insbesondere bei psychischen Störungen, beispielsweise wenn zu beschreiben ist, worin die Fähigkeitsbeeinträchtigungen bestehen, die durch eine Funktionsstörung der Konzentration im Rahmen einer depressiven Störung bedingt sind.

Es gibt viele Instrumente zur Erfassung von Funktionsstörungen bei psychischen Erkrankungen, d.h. zur Quantifizierung der Psychopathologie. Beispiele sind Selbst- oder Fremdratingskalen

- zu Depressivität (z.B. ADS, Hautzinger & Bailer, 1993; BDI-II, Hautzinger et al., 2009),
- zu Angst (PAS, Bandelow, 1997; STAI, Laux et al., 1981) oder
- zu demenzieller Symptomatik (SIDAM, Zaudig et al., 1996; MMST, Folstein et al., 1975; dt. Fassung: Kessler et al., 1990).

Auch zur Erfassung von Fähigkeitseinschränkungen gibt es eine Reihe von Messinstrumenten. Im Folgenden sollen ausgewählte Beispiele mit Bezug zu psychischen Erkrankungen dargestellt werden. Sie sind im Aufbau sehr unterschiedlich und erfassen je nach Anwendungsgebiet einzelne Fähigkeiten oder ein ganzes

Spektrum von Fähigkeiten, weshalb es große Überschneidungen gibt. Sie beziehen sich teilweise nur auf Fähigkeiten oder bilden Funktionen und Fähigkeiten gleichzeitig ab. Sie ermöglichen mehr oder weniger eine Kontextadjustierung und damit Schwerebeurteilung.

4.1 Aktivitäten des täglichen Lebens (ADL- und IADL-Skalen)

In klinischen Kontexten sind Skalen zur Beurteilung basaler Alltagsfähigkeiten in täglichem Gebrauch. Erfasst werden der Fähigkeitsstatus und damit das Ausmaß an benötigter Hilfe bei basalen selbstbezogenen Aktivitäten wie Waschen, Anziehen, Toilettenbenutzung, aus dem Bett aufstehen, Stuhl- und Harnkontrolle und Nahrungsaufnahme, d.h. alltägliche Aktivitäten der persönlichen Pflege. Weit verbreitet sind der Barthel-Index (BI) von Mahoney und Barthel (1965) und andere ADL-Skalen (Katz et al., 1963). Sie erlauben eine sehr konkrete Quantifizierung der Fähigkeitsbeeinträchtigung. So können beispielsweise für die Aktivität „Essen“ 10 Punkte vergeben werden: der Proband kann selbständig mit Geschirr und Besteck essen (10 Punkte), er benötigt Hilfe beim Schneiden (5 Punkte), er ist total hilfsbedürftig (0 Punkte). Im Barthel-Index fehlen Items zur Kognition und zu basalen kommunikativen und sozialen Kompetenzen, die ebenfalls für die Hilfsbedürftigkeit oder selbständige Lebensführung von Bedeutung sind. Von daher wurde von Prosiegel et al. (1996) der Erweiterte Barthel Index (EBI) publiziert mit ergänzenden Items wie soziale Interaktion, Verstehen, Problemlösen und Orientierung.

Die ADL-Skalen dienen zur Feststellung der Pflegebedürftigkeit. Sie erfassen ausschließlich Fähigkeitseinschränkungen, die unabhängig von der vorliegenden Störung sind, sei es eine Demenz oder eine Multiple Sklerose. Die Anwendung einer ADL-Skala erfordert daher auch kein spezielles medizinisches Krankheitswissen und geschieht im Auftrag der Pflegeversicherung vorwiegend durch Pflegekräfte und nicht durch Ärzte. Eine Umweltadjustierung findet nicht statt, da kulturfreie und universelle Fähigkeiten erfasst werden, die jedem Menschen in gleicher Form zur Verfügung stehen sollten.

Eine Erweiterung der ADL-Skalen fand durch Spector et al. (1987) in Form der „Instrumental Activities of Daily Living” statt. Erfasst werden komplexe instrumentelle Aktivitäten und Fähigkeiten des täglichen Lebens wie die Fähigkeit zur Benutzung des Telefons, zum Einkaufen, zum Kochen, zur Haushaltsführung, zur Wäscheversorgung, zur Nutzung von Verkehrsmitteln, zur Medikamenteneinnahme oder zu Geldgeschäften (Lawton & Brody, 1968). Für die selbständige Ausführung jeder dieser Aktivitäten wird jeweils ein Punkt vergeben (z.B. selbständig einkaufen; führt selbständig kleine Hausarbeiten aus oder wäscht kleine Sachen). Wenn die Aktivitäten nicht mehr oder nur mit intensiver Unterstützung Dritter ausgeübt werden können, gibt es 0 Punkte (z.B. kann das Telefon gar nicht mehr benutzen, benötigt beim Einkaufen Begleitung oder kann nicht mehr mit Geld umgehen).

Auch die IADL-Skalen erfassen unabhängig von Funktionsstörungen grundlegende Komponenten des sozialen Funktionierens, d.h. eine Mischung aus Beeinträchtigungen von Fähigkeiten und Teilhabe. Wenn jemand nicht einkaufen kann, ist dies zunächst einmal eine Beeinträchtigung der Teilhabe und es wäre zu klären, welche Fähigkeitseinschränkung dem zugrunde liegt.

Bezüglich der Umweltadjustierung geben die Messvorschriften der IADL-Skalen vor, dass die Beurteilung unabhängig von der Umwelt ausgeführt werden sollte. Dies ist allerdings nur innerhalb eines bestimmten Kulturkreises möglich, da z.B. die Abwicklung von Geldgeschäften voraussetzt, dass jemand in derartigen Aktivitäten geschult ist. Dies kann für Deutschland weitgehend für jedermann vorausgesetzt werden, nicht jedoch für andere Länder.

4.2 Diagnostik von psychomotorischen Fähigkeiten und Mobilität

Bereits bei der Erfassung der Aktivitäten des täglichen Lebens mittels der ADL-Skalen ist Mobilität ein wichtiges Item als Voraussetzung für die Fähigkeit der Selbstversorgung. Darüber hinaus sind motorische Fähigkeiten und Mobilität auch generell aufgrund ihres Zusammenhangs mit dem körperlichen und psychischen Gesundheitszustand von großer Bedeutung (Knoll, 1997; Woll, 1996). Auch im Rahmen der medizinischen Rehabilitation kommt der Erfassung motorischer Fähigkeiten bzw. der Mobilität entscheidende Bedeutung zu.

Es gibt eine Reihe von Fragebögen speziell zur Erfassung der körperlichen Leistungsfähigkeit:

- Funktionsfragebogen Hannover (FFbH) (Haase et al., 2001; Kohlmann & Raspe, 1994; Lautenschläger et al., 1997)
- Fragebogen zur Erfassung des motorischen Funktionsniveaus (FFB-Mot)(Bös et al., 2002)
- adaptiver, an der ICF orientierter Fragebogen zu Mobilität und Selbstversorgung (MOSES-Fragebogen) (Farin et al., 2007).

Der FFB-Mot versucht mit 28 Selbstbeurteilungsfragen motorische Fähigkeiten wie Ausdauer, Kraft, Beweglichkeit und Koordination zu erfassen. Es existieren Ergänzungen für minimale körperliche Leistungsfähigkeit (ADL-Skala) und die sportliche Leistungsfähigkeit (Sport-Skala). Es wurde gezeigt, dass der FFB-Mot hoch mit Leistungsmessungen zur Fitness korreliert.

Der MOSES-Fragebogen (Farin et al., 2007) ist ein rehabilitationsspezifisches ICF-orientiertes Assessmentinstrument zu Erfassung von Mobilität und Selbstversorgung, das sich des Prinzips des „adaptiven Testens“ bedient (Kubinger, 2003a). Dies ermöglicht, dass Personen miteinander verglichen werden können, auch wenn sie unterschiedliche Aufgaben oder Fragebogen-Items bearbeitet haben (Tesio, 2003). Der MOSES-Fragebogen ist in einer Selbst- und Fremdrating-Version erhältlich. Die 58 Items lassen sich 12 Skalen zuordnen und wurden unter direktem Bezug auf die Inhalte der drei- und vierstelligen ICF-Kategorien aus den Kapiteln Mobilität, Selbstversorgung und Häusliches Leben der Komponente „Aktivitäten und Partizipation“ entwickelt. Der Fragebogen enthält im Wesentlichen ADL-analoge Items („Der Proband ist in der Lage, sich auf ein Bett zu legen und wieder aufzustehen“ oder „ein Hemd an- und auszuziehen“ oder „eine Scheibe Brot zu essen“ oder „alltägliche Lebensmittel einzukaufen“) und darüber hinausgehend noch einige Leistungsitems („Der Proband ist in der Lage, einen 10 kg schweren Gegenstand vom Boden auf einen Tisch zu stellen“ oder „eine kurze Strecke zu rennen“), Items zur Feinmotorik („Der Proband kann Knöpfe an seiner Kleidung zumachen“) und zur allgemeinen Verkehrsfähigkeit („Der Proband kann ein öffentliches Verkehrsmittel wie Bus oder Bahn benutzen“).

Methoden der motorischen Leistungsdiagnostik, die ursprünglich für den Leistungssport entwickelt wurden, finden inzwischen auch im Gesundheits-, Breiten-, Freizeit- und Fitnesssport ihre Anwendung. Sie sind sehr vielfältig und reichen von einfachen Beobachtungen über differenzierte sportmotorische Tests bis hin zu komplexen biomechanischen, biochemischen, neuromuskulären und leistungsphysiologischen Verfahren (Bös, 1996, Hottenrott & Hoos, 2013). Beispiele aus dem Schulsport sind z. B. der Cooper-Test (zwölfminütiger Lauf mit maximaler Anstrengung und möglichst konstanter Laufgeschwindigkeit; zurückgelegte Strecke wird gemessen und beurteilt (Cooper, 1968)). Im Hochleistungssport werden computergesteuerte Messungen benutzt (Krug & Minow, 2002) wie die Kinemetrie und die Dynametrie (Meinel & Schnabel, 2007). Bei den kinemetrischen Verfahren handelt es sich um Bildfolgeverfahren, mit denen zu bestimmten Zeitpunkten Bilder vom Bewegungsverlauf aufgezeichnet werden, die dann durch Zeit und zusätzliche Weginformationen (Kalibrierung) ergänzt werden (z.B. Aufzeichnung eines Kugelstoßes mit zwei Kameras für eine dreidimensionale Bewegungsanalyse). Ein Vertreter der dynamometrischen Verfahren ist die Kraftmessplatte, um Bodenreaktionskräfte und Drehmomente im Stand, beim Gehen oder anderen sportlichen Bewegungen zu bestimmen.

Zur Erfassung komplexer Bewegungsabläufe dienen Bewegungsbeobachtungen (Meinel & Schnabel, 2007). Im Training dienen sie dazu, den motorischen Lernprozess zu begleiten und Fehler zu erkennen, im Wettkampf zur Leistungsbeurteilung, z.B. beim Geräteturnen oder Eiskunstlaufen. Auch im Bereich der Sportmedizin oder des Rehabilitationssportes verwendet man diese Methode, um sich z.B. nach einer Knieverletzung anhand des Gangbildes einen ersten Eindruck zu verschaffen und entsprechende Funktionsdiagnostik anzuschließen.

Ein Verfahren zur Analyse psychisch bedingter motorischer Einschränkungen ist die Spiroergometrie (Hollmann & Strüder, 2009), bei der während körperlicher Belastung die erreichte Wattzahl, die Herzfrequenz und die Atemgase gemessen werden. Dies ergibt einen Aufschluss darüber, ob ein Proband sich ausbelastet oder sich schont und Belastung vermeidet.

Schließlich gibt es auch noch Instrumente zur Erfassung ausgewählter komplexer motorischer Beeinträchtigungen. Ein Beispiel ist der Bruininks-Oseretsky Test of Motor Proficiency (BOTMP-BOT-2), der als Subtest Laufgeschwindigkeit, Arm- und Beinkoordination, Kraft, Reaktionszeit, visuomotorische Kontrolle und Lateralisierung erfasst und ursprünglich zur Erfassung psychomotorischer Entwicklungsstörungen bei Kindern entwickelt wurde (Fine, 1979). Ein anderes allgemein bekanntes Beispiel ist das Deutsche Sportabzeichen. Es wird verliehen für eine Kombination sportlicher Leistungen und enthält Disziplinen aus der Leichtathletik, dem Turnen, dem Schwimmsport und dem Radfahren. Bei der Erfassung und Beurteilung derartiger motorischer Leistungen muss, wie bei allen Leistungstests, eine Adjustierung nach Geschlecht, Alter und Trainingsstand vorgenommen werden. Für den Bruininks-Oseretsky Test gibt es Normen für verschiedene Altersgruppen und beim Deutschen Sportabzeichen sind die geforderten Leistungen gestaffelt nach Altersstufen und Geschlecht.

Auch für komplexe motorische Fähigkeiten gibt es Skalen, beispielsweise zur Erfassung der Verkehrsfähigkeit oder agoraphober Einschränkungen die Agoraphobie-Skala (Öst, 1990) oder das Mobilitätsinventar für Agoraphobie (Chambless et al., 1985). Letzteres enthält 27 Items zur Selbstbeurteilung und gibt 26 Situationen vor, für die jeweils der Grad der Vermeidung mit und ohne Begleitung eingeschätzt wird.

4.3 Diagnostik der Proaktivität und Kreativität

Für die Diagnostik von Selbststeuerungsfähigkeit, Eigeninitiative, Proaktivität und Kreativität wurden Interviews wie auch Selbst- und Fremdbeurteilungsinstrumente entwickelt. In einem strukturierten Interview (Frese & Fay, 2001) werden Personen gefragt, ob sie früher oder aktuell eigeninitiatives Verhalten bei ihrer Arbeit gezeigt haben, z.B. durch die Teilnahme an Weiterbildungen. Die Antworten werden von einem externen Rater hinsichtlich der Ausprägung von Eigeninitiative beurteilt. Weiterhin werden den Probanden verschiedene Problemsituationen vorgelegt, zu denen sie so viele Lösungsideen wie möglich entwickeln sollen. Diese Lösungsideen werden gezählt und ihr Gehalt an Eigeninitiative beurteilt.

Frese et al. (1997) haben auch Selbst- und Fremdbeurteilungsfragebögen entwickelt, in denen entweder der Proband selbst oder Vorgesetzte oder Mitarbeitende eigeninitiatives Verhalten einschätzen können. Items lauten beispielsweise „Ich gehe Probleme aktiv an.“, „Wenn sich Möglichkeiten anbieten, etwas zu gestalten, dann nutze ich sie aus.“, „Ich ergreife sofort die Initiative, wenn andere dies nicht tun.“ oder „Ich bin besonders gut darin, Ideen umzusetzen.“ Eine weitere Fragebogenvariante gibt Situationen vor, für die die Probanden in festgelegten Kategorien angeben sollen, wie sie sich am ehesten in der Situation verhalten würden (Bledow & Frese, 2009).

Eine spezielle Form der Proaktivität ist die Kreativität. Dazu gehören weitere Dimensionen, wie sie auch in Kreativitätstests erfasst werden:

a. Sensitivität gegenüber Problemen,
b. Flüssigkeit,
c. Originalität und
d. Flexibilität des Denkens.

Beispiele sind der Verbale Kreativitätstest (VKT) von Schoppe (1975) oder der Verwendungstest (VWT) von Facaoaru (1985).

Eine wichtige Gruppe proaktiven Verhaltens sind auch RADL und Freizeitverhalten. Dazu gehören die Teilhabe an kulturellen Aktivitäten, Hobbys, sportlichen Aktivitäten, Sozialkontakten usw. Derartige Aktivitäten sind dadurch gekennzeichnet, dass kein *Muss* dahinter steht. Es hängt weitgehend nur von der Initiative des oder der Einzelnen ab, ob und wann er oder sie ins Kino geht. Derartige Aktivitäten können durch Krankheit wesentlich und oft auch als Erstes beeinträchtigt werden. Wenn es einem Menschen schlecht geht, dann wird er gegebenenfalls zuerst Theaterbesuche einstellen und erst in zweiter Linie Arbeitsaktivitäten.

In der Verhaltenstherapie und Gesundheitspsychologie sind derartige rekreative Aktivitäten seit langem wissenschaftlich bearbeitet und beschrieben worden und es gibt eine Reihe von Instrumenten in diesem Bereich. Sie figurieren unter Titeln wie Aktivitätslisten, Lebensqualität, Ressourcen, Gesundheitsverhalten oder explizit RADL. (Aguiar & Hurst, 2007; Faltermaier, 1999; Franke, 1993; Hasenbring, 1994; Horn, 1998; Linden et al. 2009; Linden & Weig, 2009; Marshall et al., 2007; Schneider, 2000; Viehauser, 2000; Zitterbarth, 1995). Ein Aktivitätsaufbau gehört in der Verhaltenstherapie zu den klassischen Interventionen, die in der Behandlung vieler Erkrankungen genutzt werden.

Tabelle 4-1 zeigt als Beispiel eine derartige Skala, die in Anlehnung an die NPI (Neuropsychiatric Institute)-Interessen-Checkliste (Klyczek et al., 1997; Matsutsuyu, 1969; Rogers et al., 1978), die Pleasent Event-Skala von Lewinsohn und Libet (1972) und mit Blick auf einschlägige ICF-Aktivitäten entwickelt wurde (Linden et al., 2009). Die RADL-ICF-Skala (recreational activities of daily living according to ICF) listet eine Reihe von Aktivitätsgruppen auf (z.B. Basteln, Freunde treffen), die den Bereichen kulturelle, handwerklich-produktive, soziale, sportliche, konsumierende und häusliche Aktivitäten zugeordnet werden können. Die Patienten können für jede Aktivität angeben, ob sie sie in den letzten vier Wochen ausgeübt haben, ob sie Interesse daran finden oder ob sie diese Aktivität gerne häufiger ausüben würden. Im Ergebnis kann ein Global- wie Teilscore errechnet werden.

Diese Skala erfasst Aktivitäten in ihrem Spektrum und deren Häufigkeit. Sie können eins zu eins in Kategorien der ICF übersetzt werden. Methodisch sind RADL-Skalen den IADL-Skalen ähnlich. Das Aktivitätsniveau ist zugleich ein Maß der Partizipation. Es werden keine Fähigkeiten (capacities) im engeren Sinne erfasst. Es ist gegebenenfalls in einem eigenen weiteren Schritt zu klären, ob Aktivitäten nicht ausgeübt werden, weil der Proband nicht über die dazu erforderlichen Fähigkeiten verfügt (z.B. Kochen können), der Kontext sie nicht zulässt (z.B. Theaterbesuche) oder schlicht kein Interesse an dieser Aktivität besteht (z.B. Rätseln).

4.4 Intelligenz- und Eignungsdiagnostik

Intelligenztests sind die ältesten standardisierten Messverfahren zur Eignungsdiagnostik und Fähigkeitsbeurteilung (Binet & Simon, 1905). Der Intelligenzbegriff ist eng mit der Entwicklung entsprechender Testverfahren verknüpft im Sinne des Satzes: „Intelligenz ist das, was Intelligenztests messen bzw. die Fä-

Tabelle 4-1: Freizeitcheckliste (Recreational Activities of Daily Living according to International Classification of Functioning, Disability and Health; RADL-ICF-Skale) nach Linden et al., 2009

		Früher einmal		In den letzten 12 Monaten					Habe ich es gerne gemacht		Das möchte ich in Zukunft … machen				
Aktivität	**ICF-Nr**	**Ja**	**Nein**	**0**	**1**	**2**	**3**	**4**	**Ja**	**Nein**	**0**	**1**	**2**	**3**	**4**
Theater/Konzerte	d9202														
Kino	d9202														
Museum	d9202														
Ausflüge/Reisen	d460														
Lernen: VHS, Sprache	d810														
Musizieren	d9202														
Basteln, Handarbeiten	d9203														
Handwerkliche Arbeit	d9203														
Modellbau	d440														
Fotografieren	d160														
Malen/Zeichnen	d9203														
Feiern	d9102														
Freunde treffen	d9205														
Familienaktivitäten	d7609														
Gesellschaftsspiele	d9200														
Vereine, Klubs	d9100														
Ehrenamtliche Tätigkeit	d855														

Tabelle 4-1: *Fortsetzung*

		Früher einmal		In den letzten 12 Monaten					Habe ich es gerne gemacht		Das möchte ich in Zukunft ... machen				
Aktivität	**ICF-Nr**	**Ja**	**Nein**	**0**	**1**	**2**	**3**	**4**	**Ja**	**Nein**	**0**	**1**	**2**	**3**	**4**
Schwimmen	d4554														
Radfahren	d4750														
Laufen/Joggen	d4552														
Tanzen	d7105														
Wandern	d4501														
Spazierengehen	d450														
Fitnessstudio/ Sportkurse	d9201														
Fernsehen/DVD	d110														
Musik hören	d115														
Computer	d160														
Lesen	d166														
Rätseln/Sudoku	d163														
Yoga, PMR, Meditieren	d9208														
Sauna	d510														
Bummeln gehen	d620														
Einkaufen	d620														
Kochen	d630														
Um Tiere kümmern	d6506														
Garten/Balkonpflanzen	d6505														
Putzen, Bügeln	d640														

higkeit, in einem Intelligenztest gute Ergebnisse zu erzielen.“ Es existiert kein Intelligenztest, der alle denkbaren Leistungsbereiche erfasst, sondern es werden – je nach zugrunde liegender Intelligenztheorie und Zweck der Untersuchung – immer nur ausgewählte Aufgaben gestellt. So gibt es Leistungstests, die eher eine globale kulturfreie Fähigkeit zur Lösung neuer Probleme abbilden wollen, und andere, die sehr konkrete berufliche Fähigkeiten erfassen, wie dies bei der Personalauswahl der Fall ist. Intelligenztests folgen einem „eigenschaftsorientierten Ansatz“, indem sie versuchen, stabile Merkmale einer Person zu erfassen, beispielsweise Persönlichkeitseigenschaften wie Gewissenhaftigkeit, aber auch spezifische Fähigkeiten wie verbale oder numerische Intelligenz-Dimensionen (Brickenkamp, 2002; Jäger et al., 1997; Krampen, 1991; Ostendorf & Angleitner, 2004).

Ein Beispiel für einen Test, der kulturübergreifend sprach- und zahlenfrei das logische Denken erfasst, ist der CFT 20-R (Grundintelligenztest Skala 2) (Weiß, 2008). Theoretische Grundlage ist die zwei-Faktoren-Theorie der Intelligenz von Cattell (1963). Erfasst werden soll vor allem die fluide Intelligenz, also die Fähigkeit, figurale Beziehungen und formal-logische Denkprobleme mit unterschiedlichem Komplexitätsgrad zu erkennen und innerhalb einer bestimmten Zeit zu verarbeiten. Andere Tests erfassen zusätzlich auch die kristalline Intelligenz, also gelernte Fähigkeiten wie z.B. der WAIS (Wechsler Adult Intelligence Scale / Wechsler Intelligenztest, Wechsler, 2006).

Das Messprinzip besteht bei diesen Instrumenten darin, dass dem Probanden Aufgaben gestellt werden, die häufig mit Schularbeiten vergleichbar sind. Es werden Problemstellungen vorgegeben, die in einer bestimmten Zeit zu lösen sind. Beispiele sind die Ergänzung von Zahlenreihen nach logischen Prinzipien, Puzzleaufgaben, die Wiedererkennung gedrehter dreidimensionaler Figuren, Rechenaufgaben oder auch allgemeine Wissensfragen, z.B. wie der Bundespräsident heißt.

Zur Gruppe der Intelligenztests gehören auch Verfahren der Personalauswahl in der Arbeitspsychologie, Arbeitsmedizin oder Verkehrspsychologie. Hier geht es im Sinne des Person-Environment-Fit-Modells (Caplan et al., 1975; Edwards & van Harrison, 1993; French, 1973) darum, Mitarbeitende oder Stellenbewerber und -bwerberinnen so auszuwählen, dass ihr Leistungsvermögen und ihre Fähigkeiten den Anforderungen eines bestimmten Arbeitsplatzes entsprechen. Fluglotsen benötigen eine gute Signalerkennung, Manager gute soziale und kommunikative Kompetenzen oder Autofahrer eine hinreichende Sehfähigkeit. Für derartige Personalbeurteilungen wurden in der Arbeitspsychologie verschiedene methodische Zugangswege entwickelt (Schuler, 2006).

Der *Simulationsansatz* hat zum Ziel, mittels Arbeitsproben direkt Verhalten zu beobachten, welches in ähnlicher Weise am Arbeitsplatz gefordert wird. Hierzu werden standardisierte Aufgaben gestellt, die motorische Aktivitäten verlangen, z.B. ein elektronisches Bauteil zusammenbauen. Es wurden auch sogenannte *Trainierbarkeitstests* entwickelt, um das Arbeitsprobenprinzip auch bei Menschen einsetzen zu können, die in einem bestimmten Bereich keine Vorerfahrungen haben (Robertson & Downs, 1989). Im *biografischen* Ansatz wird der Stellenaspirant zu seinem bisherigen Lebenslauf befragt. Dabei werden unmittelbar berufsbezogene Erfahrungen erfasst („Können Sie einen Rechnungsabschluss machen?"), aber auch sonstige Soft Skills wie die Kommunikationsfähigkeit oder Stresstoleranz. Aus diesen Informationen erwartet man Aufschlüsse über die vorhandenen Fähigkeiten und vor allem Prognosen über zukünftiges Verhalten ziehen zu können.

Schließlich gibt es – wie im Sport – auch zu Intelligenz-, Arbeits- und Problemlösefähigkeiten Verhaltensbeobachtungen. Sie werden in der Schule (Chafouleas et al., 2007) ebenso eingesetzt wie zur Personalauswahl oder zur Beurteilung von Mitarbeitenden in Betrieben (Latham & Wexley, 1977; Wiersma & Latham, 1996). Methodisch erfordern Verhaltensbeobachtungen

a. die Konkretisierung eines Verhaltensziels,
b. die Operationalisierung von Ratinginstruktionen,
c. die Eingrenzung einer Beobachtungsperiode,
d. die Festlegung der Bewertung von unterschiedlichen Beobachtungen und
e. ein Ratertraining mit Sicherstellung einer hinreichenden Reliabilität.

Will man Verhaltensbeobachtungen methodisch korrekt durchführen, dann gehören sie zu den aufwendigen Messinstrumenten. Gleichzeitig kommt es immer wieder zu einem Missbrauch dieses Messprinzips, weil Verhaltensbeurteilungen vorgenommen werden, ohne dass die methodischen Voraussetzungen erfüllt sind.

Es gibt in größeren Firmen eigene Assessmentcenter, die entsprechend den relevanten Auswahlkriterien verschiedene diagnostische Ansätze, Tests, Fragebögen und Verhaltensproben kombinieren. Anhand des Anforderungsprofils der Tätigkeit müssen möglichst konkret verhaltensbezogene Beurteilungsdimensionen expliziert und dann geeignete Aufgaben zur Erfassung dieser Verhaltensweisen ausgesucht werden. In einer schweizerischen Kreditanstalt werden beispielsweise in einem „Anforderungsprofil an höhere Führungskräfte" als zu prüfende Dimensionen genannt: das Persönlichkeitsformat, Verhalten in Gruppen, Lenkungsverhalten, Durchsetzungsverhalten, Ausdrucksverhalten, Problemlösungsverhalten, Planungs- und Organisationsverhalten (Wolf et al., 1995). Zu jeder dieser genannten Dimensionen ist verhaltensnah operationalisiert, was genau Gegenstand der Beobachtung sein soll (**Tabelle 4-2**).

Solche Instrumente erbringen pro Dimension jeweils einen Globalwert oder auch Werte für verschiedene Subdimensionen. In der Regel werden Normwerte mitgeliefert, die zeigen, ab wann eine Auffälligkeit vorliegt. Es ist Aufgabe der:des Anwendenden, zu prüfen, ob diese Normierung (d.h. Umweltadjustierung) auf den

Tabelle 4-2: Auszug aus dem Anforderungsprofil an Führungskräfte der Schweizerischen Kreditanstalt (Wolf et al., 1995)

Verhalten in Gruppen
Sich in ein Team integrieren, es gut verstehen, auf andere einzugehen, und sich allgemein kollegial und fair verhalten. Sich für Andere und deren Bedürfnisse interessieren und sich dafür einsetzen. Mit anderen störungsfrei kommunizieren können.
Ausdrucksverhalten
Sich dem Gegenüber mündlich oder schriftlich mit geeigneten Hilfsmitteln gut verständlich machen können. Wirksam präsentieren können.
Problemlösungsverhalten
Komplexe Probleme und Zusammenhänge erkennen und richtige Schlussfolgerungen ziehen. Sich einen Überblick auch über den eigenen Bereich hinaus verschaffen. Sinnvolle Lösungen erarbeiten und neue Ideen entwickeln.
Planungs- und Organisationsverhalten
Die tägliche Arbeit sinnvoll organisieren und eine umfassende realistische Planung vornehmen können. Richtige Prioritäten setzen und Aufgaben sinnvoll delegieren und überwachen.
Delegationsverhalten Delegiert fast alles versus will zu viel selbst erledigen. Delegiert gezielt an bestimmte Personen versus delegiert ohne die Möglichkeiten, Fähigkeiten, Zuständigkeiten oder Zeitbeschränkungen der entsprechenden Person zu berücksichtigen.
Prioritäten setzen Setzt sachliche Prioritäten versus macht keine Unterschiede bezüglich Wichtigkeit einzelner Aufgaben und Tätigkeiten.
Kontrollverhalten Erkennt Kontrollmöglichkeiten versus sieht sie nur mangelhaft oder gar nicht. Arbeitet mit Kontrollsystem versus kein Kontrollsystem erkennbar.
Vorgehensweise/Überblick Geht systematisch, gezielt, planmäßig vor versus lässt sich überraschen. Behält Ganzes im Auge versus verliert sich im Detail.

konkreten Fall anwendbar ist. Oft gibt es keine gesonderten Normen für alte und junge Menschen, Männer und Frauen oder Arbeiter:innen und Akademiker:innen, obwohl offenkundig ist, dass Werte auf einer Skala zur sozialen Kompetenz je nach Gruppe sehr unterschiedlich zu interpretieren sind.

Auch in der Berufswahl wird im Rahmen von Beratungen auf standardisierte Instrumente zur Messung von Fähigkeiten zurückgegriffen, um die Ratsuchenden dann entsprechend ihren Fähigkeiten und den von ihnen bevorzugten Aktivitäten zu vermitteln. Hierbei werden teilweise sehr komplexe Fähigkeiten erfasst (Moser & Schmook, 2006). Ein Beispiel ist die Klassifikation von Holland (1985), in der die Probanden in verschiedene Typen unterteilt werden:

- „realistic" Typ: praktische-technisch orientiert, bevorzugt Tätigkeiten die Kraft, Koordination und Handgeschicklichkeit erfordern und zu konkreten, sichtbaren Ergebnissen führen;
- „investigative" Typ: intellektuell-forschend, bevorzugt Aktivitäten, die eine systematisch forschende und beobachtende Auseinandersetzung mit physikalischen, biologischen oder kulturellen Phänomenen erfordern;
- „artistic"-Typ: sprachlich-künstlerische orientiert, mag eher offene unstrukturierte Aktivitäten, die eine künstlerische Selbstdarstellung und kreatives Schaffen beinhalten;
- „enterprising"-Typ: unternehmerisch orientiert, ihm liegt es auch, andere zu beeinflussen und zu führen;
- „conventional"-Typ: bevorzugt Aktivitäten, die eine strukturierte und regelgeleitete Beschäftigung mit Daten und Dokumentationen vorsehen, wie beispielsweise ordnend verwaltende Tätigkeiten.

4.5 Diagnostik von Stressbewältigungsfähigkeiten

Die Messung der Fähigkeit, wie mit Belastungen und Stress umgegangen wird, hat in der psychologischen Forschung eine lange Tradition. Beispiele für entsprechende Messinstrumente sind der Stressverarbeitungsfragebogen (SVF) (Erdmann & Janke, 2008) oder der Fragebogen zur Erfassung von Ressourcen und Selbstmanagementfähigkeiten (FERUS) (Jack, 2007). Der FERUS ist ein Selbstrating-Fragebogen mit 66 Items und den sieben Subskalen 1) Veränderungsmotivation, 2) Selbstbeobachtung, 3) aktives und passives Coping, 4) Selbstwirksamkeit, 5) Selbstverbalisation, 6) Hoffnungserleben und 7) soziale Unterstützung. Derartige Fragebögen sind zumeist eine Mischung aus personbezogenen Einstellungen und konkreten Aufgabenvorgaben unter Bezug auf etablierte psychologische Theorien. Grundlagen des FERUS bildeten beispielsweise das salutogenetische Modell von Antonovsky (1979, 1987), das Selbstmanagementkonzept nach Kanfer et al. (1996), die Theorie der Selbstwirksamkeit nach Bandura (1977), die Selbstinstruktionstechniken nach Meichenbaum (1977), die Depressionstheorie nach A. T. Beck et al. (1986) und Konzepte der sozialen Unterstützung von Sommer und Fydrich (1989). Bei Betrachtung der Einzelitems wird deutlich, dass einerseits Fähigkeiten im engeren Sinne abgebildet werden wie z. B. „Um etwas Schwieriges zu erreichen, mache ich mir vorher klar, wie ich mich verhalten muss, um zum Ziel zu kommen." Andererseits werden aber auch Wünsche erfasst wie „Ich möchte lernen, mit schwierigen Situationen besser umgehen zu können." oder Attributionen wie „Ich möchte meine jetzige berufliche oder private Situation verändern, weil ich mit vielen Dingen unzufrieden bin."

Ein Instrument, das sehr viel näher an Aktivitäten und Fähigkeiten bleibt, ist das Belastbarkeits-Assessment (BACO) (Ortner et al., 2011). Da Selbstbeurteilungsskalen überwiegend Einstellungen oder Wünsche messen und sich daher von dem tatsächlichen Verhalten wesentlich unterscheiden können, wurden objektive Persönlichkeitstests entwickelt, die Stilmerkmale und Leistungsfähigkeit einer Person aus beobachtbarem Verhalten ableiten (Kubinger, 2003b, 2006). Man spricht auch von „Performance-Tests of Personality" (Cronbach, 1970) oder „Experimentalpsychologischer Verhaltensdiagnostik" (Kubinger, 2006). Im BACO wird entsprechend untersucht, ob es einer Person gelingt, Belastungen standzuhalten im Sinne von Zeitdruck, Anwesenheit anderer, Aufgabenkollision, Verhinderung des planmäßigen Vorgehens, inadäquatem Feedback und ungünstigen Arbeitsbedingungen. Probanden müssen vorgegebene Aufgaben lösen, während sie gleichzeitig bei der Lösung gestört werden. Belastbarkeit wird definiert als die Fähigkeit, derartigen Störfaktoren standzuhalten und ihren Einfluss auf die Leistungsfähigkeit und Befindlichkeit so gering wie möglich zu halten (Schrott, 2003). Ein Fragebogen, mit dem sich die beiden Stressbewältigungsdimensionen Regenerations- und Resistenzorientierung beschreiben lassen, ist der Resistenzorientierung-Regenerationsorientierungs-Fragebogen (ReRe-Fragebogen) (Otto & Linden 2017). Damit ist gemeint, Stress einerseits durch Entspannung und Selbstpflege zu begegnen und andererseits sich abzuhärten und widerstandsfähig gegen Stress zu werden.

4.6 Soziale Kompetenz und interaktionelle Fähigkeiten

Die Messung interaktioneller Fähigkeiten bzw. der sozialen Kompetenz hat eine lange Tradition. Es existieren sehr unterschiedlicher Verfahren, beispielsweise *strukturierte Interviews* (u. a. Huffcutt et al., 2001), *Selbstberichtsverfahren* (Übersicht bei Kanning, 2003), aber auch *Verhaltensbeobachtungen* in Rollenspielsituationen und Realsituationen.

Kanning (2009) hat ein *Inventar Sozialer Kompetenzen* (ISK) entwickelt, das sich vor allem für den Einsatz in der Personalauswahl eignet. Der Fragebogen erfasst grundlegende allgemeine soziale Kompetenzen, welche in einer Vielzahl sozialer Situationen wirksam werden. Erfasst werden

a. Soziale Orientierung (Prosozialität, Perspektivübernahme, Wertepluralismus, Kompromissbereitschaft, Zuhören),
b. Offensivität (Durchsetzungsfähigkeit, Konfliktbereitschaft, Extraversion, Entscheidungsfreudigkeit,
c. Selbststeuerung (Selbstkontrolle, Emotionale Stabilität, Handlungsflexibilität, Internalität) und
d. Reflexibilität (Selbstdarstellung, Direkte Selbstaufmerksamkeit, Indirekte Selbstaufmerksamkeit, Personenwahrnehmung).

Die Beurteilung erfolgt auf einer vierstufigen Skala von 1 = „trifft gar nicht zu“ bis 4 = „trifft sehr zu“. Beispielitems für die vier Skalen sind:

a. Soziale Orientierung: „In den meisten Situationen versuche ich, die Welt auch mit den Augen meines Gesprächspartners zusehen.“
b. Offensivität „Im Allgemeinen fällt es mir leicht, Entscheidungen zu treffen.“
c. Selbststeuerung: „Ich habe meine Gefühle immer gut unter Kontrolle.“ und
d. Reflexivität: „Fast immer, wenn ich mit anderen Menschen zusammenkomme, versuche ich herauszubekommen, ob mein Verhalten beim Gegenüber so ankommt, wie ich es gemeint habe.“

Ein anderes Verfahren ist der *Interpersonal Competence Questionnaire* (ICQ) (Riemann & Allgöwer, 1993). Erfasst wird soziale Kompetenz in fünf Bereichen mit insgesamt 40 Items (8 pro Skala):

1. Initiierung von Interaktionen und Beziehungen;
2. Behauptung persönlicher Rechte und Fähigkeit, andere zu kritisieren;
3. Preisgabe persönlicher Informationen;
4. emotionale Unterstützung anderer Personen und
5. effektive Handhabung interpersonaler Konflikte.

Die Beurteilung erfolgt auf einer fünfstufigen Ratingskala von -2: „Dieses Verhalten auszuführen, gelingt mir gewöhnlich schlecht. Ich fühle mich unwohl in einer solchen Situation“ bis +2: „Dieses Verhalten auszuführen gelingt mir gewöhnlich gut. Ich fühle mich wohl in einer solchen Situation“.

Derartige Fragebögen erfassen zumeist nicht direkt soziale Kompetenz, sondern bilden ab, wie jemand glaubt, dass er sich in einer bestimmten Situation verhält oder sich zu verhalten wünscht. Auch soziale Angst bzw. Unsicherheiten in sozialen Situationen beeinflussen die Ergebnisse, wofür es aber auch gesonderte Instrumente gibt, wie z. B. den Interaktions-Angst-Fragebogen (IAF) (Becker, 1997) oder den Unsicherheitsfragebogen (UF) (Ullrich de Muynck & Ullrich, 1977, 1978). Wie bei den oben genannten Belastungstests gibt es auch hier objektive Tests, bei denen eine Person in vorgegebenen oder realen sozialen Situationen beobachtet wird, was definierte und operationalisierte Ratingkategorien verlangt (Ullrich de Muynck & Ullrich, 1987).

Ein weiterer Ansatz zur Messung der sozialen Kompetenz besteht in der *Erfassung der sozialen Partizipation*, d. h. der Anzahl, Häufigkeit und Qualität der sozialen Kontakte bzw. des sozialen Netzes, wozu Familienangehörige, Freunde, Arbeitskollegen, aber auch Nachbarn und Freizeitkontakte gehören (Linden et al., 2007). Daraus kann auf die soziale Kompetenz rückgeschlossen werden. Je weniger Sozialkontakte eine Person hat, desto eingeschränkter ist ihre Fähigkeit zur Aufnahme oder zum Erhalt von Beziehungen. Ein Interviewverfahren zur Erfassung des sozialen Netzes ist der Multidimensionale Sozialkontakt Kreis (MuSK) von Linden et al. (2007). Dem MuSK liegt das Grundprinzip der Social Network Map (SNM) von Tracy und Whittaker (1990) zugrunde. Zur Abbildung der wichtigsten Parameter des sozialen Netzes dient ein grafisches Verfahren in Form eines Kreisdiagramms. Untersucht werden die Existenz und Quantität sozialer Kontakte in den Lebensbereichen Haushalt, weitere Familie, Arbeit/Bildung, gute Freunde, Freizeit, Nachbarschaft und „andere". Bezugnehmend auf die Theorien zur Rollenakkumulation (Marks, 1977; Sieber, 1974; Thoits, 1983) gründet sich das theoretische Konzept des MuSK auf der Annahme, dass bei einem intakten sozialen Netz möglichst in allen Lebensbereichen soziale Kontakte vorhanden sein sollten. Damit wird verschiedenen Arten von Sozialpartnern Bedeutung eingeräumt: Arbeitskollegen, Nachbarn und Freizeitkontakten wie Familienangehörige und Freunde. Daran anschließend wird für jeden Lebensbereich eingeschätzt, wie groß die dort erhaltene soziale Unterstützung ist bzw. wie stark die Belastung durch die einzelnen Sozialpartner eingeschätzt wird, jeweils getrennt für den emotionalen und praktischen Fokus. Das Instrument gibt damit einen Überblick über die Zusammensetzung und die Lücken des Kontaktnetzes, ermöglicht detaillierte Analysen der Unterstützungs- und Belastungsquellen sowie eine Beurteilung der Patienten zur Zufriedenheit mit der Unterstützung (Linden et al., 2007). Es erlaubt damit eine verhaltensnahe Operationalisierung der gegebenen sozialen Fähigkeiten. Ergänzend zu dem MuSK-Interview liegt auch ein verkürzter Selbstbeurteilungsfragebogen vor (Linden 2014b).

4.7 Groningen Social Disability Schedule

Von Seiten der WHO wurde 1977 eine internationale Studie zur Erfassung sozialer Beeinträchtigungen angestoßen. Als Ergebnis wurde 1987 das Disability Assessment Schedule (DAS) publiziert, woraus im Weiteren das Groningen Social Disability Schedule (GSDS) (WHO, 1987; Wiersma et al., 1988, 1990) entstand, ein halbstandardisiertes Interview zur Messung sozialer Fähigkeitsstörungen mit Bezug auf die ICIDH (WHO, 1980). Das GSDS basiert auf der Theorie sozialer Rollen und auf der Existenz einer Hierarchie sozialer Beeinträchtigungen. Acht soziale Rollen werden zugrunde gelegt, die jeweils in zwei oder mehrere Dimensionen unterteilt werden können (Rolle der Selbstpflege, Teilnahme an Haushaltsaktivitäten, Beziehung zur Herkunftsfamilie, Partnerschaft, Elternrolle, Rolle als Bürger, soziale Rolle und Rolle der Beschäftigung). Das Interview setzt ein Training der Rater voraus und ist zeitaufwendig, weshalb es in der klinischen Praxis nur bedingt anwendbar ist. De Jong et al. (1985) konnten zeigen, dass sich soziale Behinderungen zuerst im gesellschaftlichen Rahmen bemerkbar machen und erst bei Verstärkung das Privatleben beeinflussen.

Das GSDS misst Beeinträchtigungen der Partizipation. Eine Abgrenzung und Beurteilung von Fähigkeitseinschränkungen ist nicht möglich. Das GSDS hat explizit das Prinzip der Umweltadjustierung eingeführt, wie es dann im Weiteren wesentlich unter dem Einfluss dieser Arbeitsgruppe auch in die ICF übernommen wurde. Soziale Beeinträchtigung wird definiert als ein Abweichen der Verhaltensmuster eines Individuums von den sozialen Erwartungen seiner normgebenden Bezugsgruppe. Da sich soziale Beeinträchtigungen überall dort auswirken, wo Kranke Mitglied eines Sozialsystems sind, müssen Bezugssysteme sehr unterschiedlicher Art berücksichtigt werden, z.B. Partnerbeziehungen, Familien, Arbeitsgruppen, Bildungseinrichtungen oder die Gesellschaft allgemein. Der Rater ist im GSDS also gehalten, sich nach klinischem Urteil ein Bild über das für den Patienten geltende soziale Referenzsystem zu machen und dann die Abweichungen von den Erwartungen zu beurteilen.

4.8 Global Assessment Scale und Global Assessment of Functioning Scale

Mit dem Ziel, die Gesamtheit psychischer Beeinträchtigungen eines Menschen in Kurzform abzubilden, veröffentlichten Endicott et al. (1976) die Global Assessment Scale (GAS). Die Skala fand 1980 als separate Achse-V Eingang in das DSM-

III. Die Einschätzung des allgemeinen psychischen Funktionsniveaus erfolgt auf einem 100-Punkte-Kontinuum, das in zehn Einschränkungsklassen aufgeteilt ist. Durch die Vergabe eines Zahlenwertes ist die allgemeine psychische Angepasstheit des Patienten einzuschätzen.

Eine modifizierte Version der GAS wurde im DSM-III-R bzw. DSM-IV publiziert als Global Assessment of Functioning Scale (GAF) (Sass et al., 1998). Auf der GAF-Skala soll nur die psychische, soziale und berufliche Leistungsfähigkeit des Patienten auf einer Skala von 0 bis 100 eingeschätzt werden. Einschränkungen aufgrund von körperlichen oder umgebungsbedingten Problemen sollen nicht einbezogen werden. Ein Skalenwert von 50 wird als Grenzwert angesehen, der auf die Notwendigkeit weiterer professioneller Unterstützung hinweist (Möller, 1994), wobei einige Autoren auch bei höheren Funktionswerten eine Behandlung für notwendig erachten (Köpcke, 1994). Die Skala wird zur Fremdbeurteilung im Erwachsenenbereich sowohl in der klinischen (vor allem der psychiatrischen) Praxis wie in der empirischen Forschung zur Diagnostik, Therapieplanung, Verlaufskontrolle, Prognosestellung und zur Validierung neuer Messinstrumente eingesetzt.

In der GAF werden Funktionsstörungen, Fähigkeits- und Partizipationsbeeinträchtigungen sowie sich negativ auswirkende Kontextbedingungen vermischt. So werden in den Ankerdefinitionen eindeutige Funktionsstörungen wie Affektverflachung, weitschweifige Sprache oder gelegentliche Panikattacken als Ratingkriterium genannt, aber auch eindeutig Kontextbedingungen wie wenige Freunde oder Bezugspersonen und schließlich auch eindeutige Partizipationsbeeinträchtigungen wie Konflikte mit Arbeitskollegen. Letztlich können Fähigkeiten und Fähigkeitseinschränkungen nur implizit erschlossen werden. Aus den genannten Gründen ist die GAF-Skala im DSM-5 (APA, 2013) auch nicht mehr enthalten und wurde durch das World Health Organization Disability Assessment Schedule II (WHO-DAS 2.0) (WHO, 2004; siehe Kap. 4.10) ersetzt.

4.9 Skala zur Erfassung des sozialen und beruflichen Funktionsniveaus (SOFAS) und Personal and Social Performance Scale (PSP)

Wegen der in der GAF unzureichenden Trennung zwischen Funktionsstörungen bzw. Psychopathologie einerseits und Fähigkeits- und Partizipationsbeeinträchtigungen andererseits wurden die Skala zur Erfassung des sozialen und beruflichen Funktionsniveaus (SOFAS) (Sass et al., 1996) und als überarbeitete Version die Personal and Social Performance Scale (PSP) (Morosini et al., 2000) bzw. die persönliche und soziale Leistungs(fähigkeits)-Skala (PSL) (Schaub & Juckel, 2011) entwickelt, die das soziale und berufliche Funktionsniveau einer Person erfassen sollen.

Die PSP wurde mit dem Ziel entwickelt, eine Veränderung im Krankheits- oder Therapieverlauf zu untersuchen. Im Unterschied zur SOFAS erfasst die PSL das persönliche und soziale Funktionsniveau getrennt in vier Bereichen:

a. sozial nützliche Aktivitäten, Arbeit und Studium eingeschlossen,
b. private und soziale Beziehungen,
c. Selbstpflege und
d. störendes und aggressives Verhalten.

Für jeden Bereich wird das Vorhandensein von Schwierigkeiten beurteilt (abwesend, leicht, offensichtlich, ausgeprägt, schwerwiegend oder äußerst schwerwiegend). Die Skalenwerte der einzelnen Kategorien bilden dann einen Gesamtscore auf einer 100-Punkte-Skala, die in 10 Kategorien unterteilt ist (z.B. 60 bis 51: „ausgeprägte Schwierigkeiten in einem der Bereiche a bis c oder offensichtliche Schwierigkeiten in d“ oder 80 bis 71: „leichte Schwierigkeiten in einem oder mehreren Bereichen a bis c“). Mit dem Gesamtscore lassen sich allgemeine Aussagen hinsichtlich Status oder Veränderungen von Behinderungen machen. In der klinischen Anwendung kann allerdings der Vergleich zwischen den einzelnen Funktionsbereichen durchaus von Interesse sein.

Die Ratings auf diesen Skalen erfolgen unabhängig von Funktionsstörungen. Obwohl diese Skalen im Titel die Begriffe Performance bzw. Leistungsfähigkeit tragen, messen sie weder Performance noch Capacity im Sinne der ICF, sondern Rollenperformanz (role performance), d.h. Beeinträchtigungen der Partizipation. Sie ermöglichen also keine Messung von Fähigkeitsniveaus im engeren Sinne. Eine Umweltadjustierung ist nicht explizit geregelt. In den Ratinganweisungen wird von Bezugspersonen ein Urteil über das Ausmaß der Behinderung in den einzelnen Lebensbereichen verlangt. Implizit erfolgt damit eine Kontextadjustierung an den Erwartungen des sozialen Umfelds.

4.10 WHODAS 2.0

Das World Health Organization Disability Assessment Schedule II (WHODAS 2.0) ist ein krankheitsübergreifendes Messinstrument zur Erfassung der funktionalen Gesundheit und Behinderung, das von der WHO veröffentlicht wurde

(WHO, 2004). Beim Vorgänger, dem WHODAS (WHO, 1988), handelte es sich lediglich um ein Instrument zur Beurteilung von Störungen im Sozialverhalten und der sozialen Anpassung bei Patienten mit psychischen Störungen. Mit dem WHODAS 2.0 kann ein erweitertes Spektrum von mit dem Gesundheitszustand assoziierten Beeinträchtigungen der Aktivitäten und Partizipation beurteilt werden, und zwar in den Bereichen

- Verständnis und Kommunikation,
- Mobilität,
- Für sich selbst sorgen,
- Umgang mit anderen Menschen,
- Tätigkeiten im alltäglichen Leben sowie
- Teilnahme am gesellschaftlichen Leben.

Die Beurteilung erfolgt auf einer fünfstufigen Ratingskala in Bezug auf Einschränkungen bei der Durchführung der aufgelisteten Aktivitäten (von 1 „keine Einschränkung vorhanden" bis 5 „sehr starke Einschränkung/nicht möglich") und bezieht sich auf die letzten 30 Tage.

Es existieren drei Versionen, die in mehr als 30 Sprachen verfügbar sind: eine 36-Item-Langform, eine 12-Item-Kurzform und eine 12+24-Item-Version. Für die 36- und die 12-Item-Version gibt es jeweils einen Selbstbeurteilungsfragebogen, eine Interviewversion sowie eine Fragebogenversion für Angehörige (12+24-Item-Version nur im Interviewformat oder computer-adaptive-testing erhältlich). Bei der 36-Item-Version können Scores für die sechs Bereiche sowie ein Gesamtscore gebildet werden. Sobald ein Item größer 1 beurteilt wird, wird zusätzlich gefragt, an wie vielen der letzten 30 Tage das Problem auftrat.

Das WHODAS 2.0 gilt als der bislang einzige international validierte generische Fragebogen, der konzeptionell mit dem Klassifikationssystem der ICF (bzw. ICIDH-Beta-2-Version) vergleichbar ist und kulturübergreifend eingesetzt werden kann. Von Üstün et al. wurde 2010 ein englischsprachiges Manual inklusive Normen veröffentlicht.

Das WHODAS 2.0 gibt zwar vor, Beeinträchtigungen in den Bereichen der Aktivitäten und Partizipation der ICF zu messen, es lassen sich aber auch Überschneidungen mit anderen Komponenten der ICF finden. So kann die Frage „Wie viele Schwierigkeiten hatten Sie in den letzten 30 Tagen, sich für 10 Minuten auf etwas zu konzentrieren?" (D1.1) unter „b1400: Daueraufmerksamkeit" (B-Kapitel, Funktionsstörung) oder „d160: Aufmerksamkeit fokussieren" (D-Kapitel, Aktivitätsbeeinträchtigung) in der ICF kodiert werden. Des Weiteren nehmen einige Items explizit Bezug auf Kontextfaktoren. Während sich das

Item „Wie viele Schwierigkeiten gab es für Sie aufgrund gesellschaftlicher Benachteiligungen?" (D6.2) auf die allgemeine Umwelt bezieht, stellt das Item „Wie viele Schwierigkeiten hatten Sie, aufgrund der Einstellungen und Handlungen Ihrer Mitmenschen in Würde zu leben?" (D6.3) eine Verbindung zu einer spezifischen Domäne der Kontextfaktoren her. Andere Items des WHODAS 2.0 sind in der ICF wiederum nicht klassifiziert, beispielsweise „... einige Tage allein zu bleiben?" (D3.4) oder „Welchen zeitlichen Aufwand hatten Sie aufgrund Ihres Gesundheitszustandes oder durch dessen Konsequenzen?" (D6.4). Eine klare Trennung zwischen Aktivität und Partizipation ist zudem nicht immer möglich. So kann das Item „die Haushaltsaktivitäten so schnell wie möglich erledigen" (D5.5) unter dem Aspekt des Einbezogenseins in die Gesellschaft beurteilt werden, indem versucht wird, den geltenden Normen und Werten zu entsprechen. Es kann aber auch als reine Aktivität „Haushaltsaktivitäten erledigen" verstanden und beurteilt werden.

4.11 ICF Core Sets

Um die Auswahl von Items, die für bestimmte Krankheiten von besonderer Bedeutung sind, aus der umfangreichen Liste der ICF-Kategorien zu erleichtern, sind eine Reihe von Vorschlägen für Kurzlisten bzw. Core Sets entwickelt worden. Sie stellen eine Auswahl von ICF-Kategorien zur Verfügung, die für ein bestimmtes Gesundheitsproblem, eine Gruppe von Gesundheitsstörungen oder einen bestimmten Anwendungsbereich relevant sind (ICF Research Branch, DIMDI, 2012b). Die ICF-Kategorien wurden im Rahmen eines Delphi-Prozesses durch Experten ausgewählt und sollen die Anwendbarkeit der ICF erleichtern.

Es existieren ICF Core Sets für verschiedene Bereiche der Gesundheitsversorgung (akut, post-akut, und Langzeit) sowie für verschiedene Arten von Gesundheitsstörungen (z. B. Depression, generalisiertes Schmerzsyndrom, Schlafstörungen, bipolare Störungen, Schädel-Hirn-Trauma, Multiple Sklerose, rheumatoide Arthritis, Osteoarthrose, Adipositas, chronische ischämische Herzkrankheit, Diabetes mellitus, obstruktive Lungenerkrankung etc.), jeweils in einer umfassenden und einer Kurzform (Cieza et al., 2004). Für den Bereich psychischer Erkrankungen relevante Core Sets sind beispielhaft in der **Tabelle 4-3** aufgeführt.

Die Beurteilung erfolgt für alle Komponenten auf einer fünfstufigen Ratingskala. Für die Körperfunktionen und -strukturen sowie die Aktivitäten- und Partizipations-Items bezieht sich die Beurteilung auf das Vorhandensein eines Problems: 0 „ein Problem ist nicht vorhanden", 1 „ein Problem ist leicht ausgeprägt",

Tabelle 4-3: ICF Core Sets für psychische Störungen (Kurzformen; ICF Research Branch, 2013)

ICF Core Set Depression
Körperfunktionen: b1263 Psychische Stabilität, b1265 Optimismus, b1300 Ausmaß der psychischen Energie, b1301 Motivation, b1302 Appetit, b140 Funktionen der Aufmerksamkeit, b147 Psychomotorische Funktionen, b1521 Affektkontrolle, b1522 Spannweite von Emotionen
Aktivität und Partizipation (Leistung, Leistungsfähigkeit): d163 Denken, d175 Probleme lösen, d177 Entscheidungen treffen, d2301 Die tägliche Routine planen, d2303 Das eigene Aktivitätsniveau handhaben, d240 Mit Stress und anderen psychischen Anforderungen umgehen, d350 Konversation, d510 Sich waschen, d570 Auf seine Gesundheit achten, d760 Familienbeziehungen, d770 Intime Beziehungen, d845 Eine Arbeit erhalten, behalten und beenden, d850 Bezahlte Tätigkeit
Umweltfaktoren (Barrieren, Förderfaktoren): e1101 Medikamente, e310 Engster Familienkreis, e320 Freunde, e325 Bekannte, Seinesgleichen (Peers), Kollegen, Nachbarn und andere Gemeindemitglieder, e355 Fachleute der Gesundheitsberufe, e410 Individuelle Einstellungen der Mitglieder des engsten Familienkreises, e415 Individuelle Einstellungen der Mitglieder des erweiterten Familienkreises, e420 Individuelle Einstellungen von Freunden, e450 Individuelle Einstellungen von Fachleuten der Gesundheitsberufe, e580 Dienste, Systeme und Handlungsgrundsätze des Gesundheitswesens
ICF Core Set Bipolare Störung
Körperfunktionen: b126 Funktionen von Temperament und Persönlichkeit, b130 Funktionen der psychischen Energie und des Antriebs, b134 Funktionen des Schlafes, b140 Funktionen der Aufmerksamkeit, b144 Funktionen des Gedächtnisses, b152 Emotionale Funktionen, b160 Funktionen des Denkens
Aktivität und Partizipation (Leistung, Leistungsfähigkeit): d175 Probleme lösen, d230 Die tägliche Routine durchführen, d240 Mit Stress und anderen psychischen Anforderungen umgehen, d570 Auf seine Gesundheit achten, d760 Familienbeziehungen, d770 Intime Beziehungen, d845 Eine Arbeit erhalten, behalten und beenden
Umweltfaktoren (Barrieren, Förderfaktoren): e1101 Medikamente, e320 Freunde, e355 Fachleute der Gesundheitsberufe, e410 Individuelle Einstellungen der Mitglieder des engsten Familienkreises, e460 Gesellschaftliche Einstellungen
ICF Core Set Schlafstörungen
Körperfunktionen: b110 Funktionen des Bewusstseins, b130 Funktionen der psychischen Energie und des Antriebs, b134 Funktionen des Schlafes, b140 Funktionen der Aufmerksamkeit, b440 Atmungsfunktionen
Körperstrukturen: s110 Struktur des Gehirns, s330 Struktur des Pharynx, s430 Struktur des Atmungssystems

Tabelle 4-3: *Fortsetzung*

Aktivität und Partizipation (Leistung, Leistungsfähigkeit): d160 Aufmerksamkeit fokussieren, d230 Die tägliche Routine durchführen, d240 Mit Stress und anderen psychischen Anforderungen umgehen, d475 Ein Fahrzeug fahren
Umweltfaktoren (Barrieren, Förderfaktoren): e310 Engster Familienkreis, e355 Fachleute der Gesundheitsberufe, e580 Dienste und Handlungsgrundsätze des Gesundheitswesens
ICF Core Generalisiertes Schmerzsyndrom (Kurzform)
Körperfunktionen: b130 Funktionen der psychischen Energie und des Antriebs, b134 Funktionen des Schlafes, b147 Psychomotorische Funktionen, b152 Emotionale Funktionen, b1602 Inhalt des Denkens, b280 Schmerz, b455 Funktionen der kardiorespiratorischen Belastbarkeit, b730 Funktionen der Muskelkraft, b760 Funktionen der Kontrolle von Willkürbewegungen
Aktivität und Partizipation, (Leistung, Leistungsfähigkeit): d175 Probleme lösen, d230 Die tägliche Routine durchführen, d240 Mit Stress und anderen psychischen Anforderungen umgehen, d430 Gegenstände anheben und tragen, d450 Gehen, d640 Hausarbeiten erledigen, d760 Familienbeziehungen, d770 Intime Beziehungen, d850 Bezahlte Tätigkeit, d920 Erholung und Freizeit
Umweltfaktoren (Barrieren, Förderfaktoren): e1101 Medikamente, e355 Fachleute der Gesundheitsberufe, e410 Individuelle Einstellungen der Mitglieder des engsten Familienkreises, e570 Dienste und Handlungsgrundsätze der sozialen Sicherheit

2 „ein Problem ist mäßig ausgeprägt", 3 „ein Problem ist erheblich ausgeprägt", 4 „ein Problem ist voll ausgeprägt". Bezüglich der Aktivitäten- und Partizipations-Items kann noch zwischen Leistung und Leistungsfähigkeit unterschieden werden. Umweltfaktoren werden auf dieser fünfstufigen Skala in Bezug auf das Ausmaß positiver oder negativer Effekte geratet (z.B. 0 „Barriere bzw. Förderfaktor nicht vorhanden"). Förderfaktoren werden dabei mit einem „+" statt des Punktes vor dem Beurteilungsmerkmal kodiert (z.B. e110+2), Barrieren mit einem „-" (z.B. e110-2).

Die Kurzformen der ICF Core Sets sind vor allem für die Forschung entwickelt worden und enthalten eine Mindestmenge der relevanten Bereiche der Funktionsfähigkeit, die in Studien berücksichtigt werden sollten. Die umfassenden Core Sets werden hingegen genutzt, um ausführliche Informationen über den Funktionsstatus eines einzelnen Patienten abzubilden. Dies geschieht beispielsweise im Rahmen der Eingangsdiagnostik für eine Rehabilitationsbehandlung oder einer Patientenbegutachtung. Die Rehabilitationsziele lassen sich dann direkt aus diesem umfassenden Befund ableiten.

Neben diesen störungsspezifischen Core Sets gibt es auch noch ein störungsübergreifendes Generic Core Set. Er wurde auf der Basis einer psychometrischen Studie entwickelt (Cieza et al., 2006; ICF Research Branch, 2012a), in der Patientendaten aus allen bisher durchgeführten ICF Core Set-Studien sowie Daten der Allgemeinbevölkerung Deutschlands (Bundesgesundheitssurvey, 1998) und der USA (National Health and Nutrition Examination Survey, 2007/2008) eingeflossen sind. Es besteht aus sieben ICF-Kategorien, um Funktionsfähigkeit und Behinderung im Rahmen klinischer und wissenschaftlicher Anwendungen in unterschiedlichen Populationen zu beschreiben. Es ist somit für Menschen mit als auch ohne Gesundheitsstörungen und damit auch für die Allgemeinbevölkerung einsetzbar. **Tabelle 4-4** zeigt die darin enthaltenen ICF Kategorien.

Die ICF Core Sets bilden Funktions-, Aktivitäts-, Partizipations- und Kontextfaktoren in einem ab und erlauben damit eine umfassende Fallbeschreibung. Es bestehen jedoch in der konkreten Anwendung nur begrenzt Erfahrungen. Das ungelöste Problem ist, dass es keine Operationalisierung der geforderten vielfältigen Ratings gibt. Wann wäre wie zu beurteilen, ob jemand „Probleme lösen" oder „einer bezahlten Arbeit nachgehen" kann? Was ist damit überhaupt gemeint und wann läge eine Beeinträchtigung vor? Im Manual der ICF wird explizit ausgeführt, dass es sich bei der ICF um ein Klassifikationssystem und kein Messinstrument handelt. Durch Herausnahme einzelner Kategorien und Zusammenstellung in einer Kurzliste wird das Grundproblem der ICF nicht gelöst und aus den einzelnen Kategorien kein Instrument, sondern es wird nur der Umfang der zu berücksichtigenden Punkte reduziert.

Tabelle 4-4: ICF Core Set – Generic Set

Körperfunktionen:
b130 Funktionen der psychischen Energie und des Antriebs
b152 Emotionale Funktionen
b280 Schmerz
Aktivität und Partizipation (Leistung, Leistungsfähigkeit):
d230 Die tägliche Routine durchführen
d450 Gehen
d455 Sich auf andere Weise fortbewegen
d850 Bezahlte Tätigkeit

4.12 ICF-AT-50-Psych

Ein weiterer auf die ICF Bezug nehmender Selbstbeurteilungs-Fragebogen ist der ICF-AT-50-Psych (AT: Aktivitäten und Teilhabe) (Nosper, 2008). Der ICF-AT-50-Psych besteht aus 50 Items, die 6 Subskalen zugeordnet werden können:

1. verbale Kompetenz,
2. Anforderungen erfüllen,
3. soziale Beziehungen und Aktivitäten,
4. Nähe in Beziehungen,
5. soziale Rücksichtnahme,
6. Fitness und Wohlbefinden.

Auf einer fünfstufigen Ratingskala (0 = kein Problem bis 4 = volles Problem) soll der Proband beurteilen, ob es „ein Problem für ihn wäre, zurzeit eine bestimmte Tätigkeit auszuüben, wenn er die Gelegenheit dazu hätte“ (z.B. „Ich kann mich ... sportlich betätigen, ... mit Worten ausdrücken, ... gesund ernähren, ... Beziehungen zu Bekannten pflegen etc.“). Für jede Subskala werden Kennwerte berechnet, die zu einem Index beeinträchtigter Aktivitäten zusammengefasst werden. Items, die mit 3 oder 4 (erhebliches bzw. volles Problem) eingestuft werden, gelten als relevant beeinträchtigte Aktivitäten, deren Summe den „Gesamtwert relevant beeinträchtigter Aktivitäten“ ergibt.

Der ICF-AT-50-Psych erfasst ausschließlich Fähigkeiten. Allerdings gelten hier die getroffenen allgemeinen Einschränkungen für Selbstbeurteilungen. Wenn Betroffene beispielsweise gefragt werden, ob sie in der Lage sind, „mit fremden Menschen umzugehen“, dann werden Angstpatienten selbstverständlich das Ausmaß ihrer Angst vor anderen Menschen zur Beurteilungsgrundlage nehmen, oder wenn Arbeitslose gefragt werden, ob sie „ihren Lebensunterhalt sicherstellen können“, werden sie ein Urteil über den aktuellen Erwerbskontext abgeben. Als Norm zählt ausschließlich das subjektive Erleben. Wenn jemand gefragt wird, ob er „eine bezahlte Beschäftigung bewältigen kann“, dann wird jemand, der meint, eine Rente zu benötigen, dies entsprechend negativ beantworten. Der ICF-AT-50-Psych kann als Instrument zur Erfassung der subjektiven Sicht von Patienten dienen und damit eine Bereicherung für sozialmedizinische Urteile sein. Als Begründung für sozialmedizinische Begutachtungen reicht der ICF-AT-50-Psych nicht aus.

4.13 Index zur Messung von Einschränkungen der Teilhabe

Ein Selbstratinginstrument zur indirekten Abschätzung von Fähigkeitsbeeinträchtigungen ist der Index zur Messung von Einschränkungen der Teilhabe (IMET) (Deck et al., 2007). Der IMET ist ein ICF-orientierter kurzer Selbsteinschätzungsbogen zur Erfassung von Beeinträchtigungen in verschiedenen Lebensbereichen. Nach der vorangestellten Eingangsaussage „Durch meinen derzeitigen Gesundheitszustand bin ich beeinträchtigt in..." werden Alltagsbereiche vorgegeben, zu denen jeweils eine Einschätzung über den Beeinträchtigungsgrad abgegeben werden soll. Die Patienten sollen zu jeder Frage den Grad der Beeinträchtigung angeben auf einer Skala von 0 (keine Beeinträchtigung) bis 10 (vollständige Beeinträchtigung, keine Aktivität mehr möglich). Es werden die folgenden Bereiche erfasst:

1. übliche Aktivitäten des täglichen Lebens (z.B. Waschen, Ankleiden, Essen, sich im Haus bewegen),
2. familiäre und häusliche Verpflichtungen (Tätigkeiten, die das Zuhause oder die Familie betreffen: umfasst Hausarbeit und andere Arbeiten rund um das Haus bzw. die Wohnung, auch Gartenarbeit),
3. Erledigungen außerhalb des Hauses (z.B. Einkäufe, Amtsgänge, Bankgeschäfte auch unter Benutzung üblicher Verkehrsmittel),
4. tägliche Aufgaben und Verpflichtungen (z.B. Arbeit, Schule, Hausarbeit),
5. Erholung und Freizeit (Hobbys, Freizeitaktivitäten und Sport, Urlaub),
6. soziale Aktivitäten (Zusammensein mit Freunden und Bekannten (z.B. Essen gehen, besondere Anlässe, Theater- oder Kinobesuche etc.),
7. enge persönliche Beziehungen (Eingehen und Aufrechterhalten enger Freundschaften, Partnerschaft, Ehe),
8. Sexualleben (dieser Bereich bezieht sich auf die Häufigkeit und die Qualität des Sexuallebens) und
9. Bewältigung von außergewöhnlichen Belastungen (z.B. Bewältigung von familiären Auseinandersetzungen und anderen Konflikten sowie außergewöhnlichen Belastungen im Beruf und am Arbeitsplatz).

In einer modifizierten Version wurde der Bereich „Bewältigung von Arbeit und beruflichen Verpflichtungen (z.B. psychische und körperliche Leistungsfähigkeit am Arbeitsplatz, Erfüllung beruflicher Anforderungen und Tätigkeiten)" ergänzt (Muschalla et al., 2009).

Um nicht nur auf die Selbsteinschätzung angewiesen zu sein, wurde des Weiteren eine parallele Version als Fremdratinginstrument entwickelt. Sie ermöglicht, aus der Bobachterperspektive Einschränkungen der Lebensführung in wichtigen Alltagsbereichen zu beurteilen (Linden, Muschalla, Haverkamp & Keßler, 2013).

Das Rating der Partizipation zielt auf die Erfassung des Partizipationsniveaus unabhängig vom Funktions- oder Fähigkeitsniveau. Es ergibt sich ein Behinderungsprofil wie auch ein Behinderungsgesamtscore. Die Umweltadjustierung erfolgt über den Bezug zu den aufgeführten Lebensbereichen. Die Erfassung der Einschränkungen in den jeweils geforderten bereichsbezogenen Aktivitäten ermöglicht einen Rückschluss auf die benötigten Fähigkeiten, sowie auch in der ICF Aktivitäten und Partizipation in denselben Codes erfasst werden.

5
Das Mini-ICF-APP-Rating für Aktivitäts- und Partizipationsbeeinträchtigungen bei psychischen Erkrankungen

5.1 Zielsetzungen und Konstruktionsprinzipien

Ein weiteres Instrument zur Erfassung von Fähigkeitsbeeinträchtigungen ist das Mini-ICF-APP (Linden et al., 2009, 2012, 2014). Es handelt sich um ein Kurzinstrument (Mini), welches das ICF-Kapitel Aktivitäten (A) und Partizipation (P) im Kontext psychischer Störungen (P) abbilden soll (= APP). Das zugrundeliegende Konstruktionsprinzip folgt mehreren Zielen:

a. Es sollen Fähigkeiten abgebildet werden, die vorrangig bei psychischen Störungen beeinträchtigt sind. Psychische Erkrankungen sind häufig und zudem ihrer Natur nach regelhaft mit Fähigkeitsbeeinträchtigungen verbunden. Gleichzeitig wirft die Abgrenzung zwischen Funktionsstörungen und Fähigkeitsbeeinträchtigungen hier besondere Probleme auf. Aktivitäten, die üblicherweise keinen Bezug zu psychischen Erkrankungen haben (z. B. in der ICF d430 Gegenstände anheben und tragen), werden im Mini-ICF-APP nicht aufgeführt, obwohl diese in Sonderfällen (wie einer Katatonie oder Schmerzstörung) durchaus auch einmal betroffen sein können. Es werden eine Reihe von psychopathologiesensitiven Fähigkeitsdimensionen vorgegeben, die bei Patienten mit psychischen Störungen aller Art relevant sind.
b. Es sollen wesentliche Kategorien des ICF-Kapitels „Aktivitäten und Partizipation" abgedeckt werden.
c. Es sollen Beschreibungen von Leistungsfähigkeit bzw. Capacity gegeben werden in klarer Abgrenzung zu Funktionsstörungen, Umweltfaktoren oder personbezogenen Faktoren.
d. Die Kategorien sollen sehr unterschiedliche Leistungs- und Lebensbereiche abdecken. Die Auswahl erfolgt unter Bezug auf das methodische Konzept des GSDS-II (WHO, 1987; Wiersma et al., 1988, 1990).

e. Es soll Kategorien umfassen, die von klinischer Relevanz sind.
f. Die ausgewählten Kategorien sollen für verschiedene Berufsgruppen zu nutzen sein. Es ist ein Fremdbeurteilungsinstrument. Die Anwendung kann durch Ärzte, Psychologische Psychotherapeuten, Sozialarbeiter, Ergotherapeuten, Gutachter oder andere Personen erfolgen, die an einer Erfassung und Objektivierung der Art von Fähigkeitsbeeinträchtigungen und des Behinderungsgrads von Personen mit psychischen Störungen interessiert sind.
g. Da die in der ICF aufgelisteten Kategorien sehr unterschiedliche Abstraktions- und Komplexitätsgrade haben, soll eine Extraktion von vergleichbaren und gleichzeitig generell bedeutsamen Kategorien erfolgen. Die Fähigkeitsdimensionen des Mini-ICF-APP bündeln jeweils mehrere Detailkategorien aus der ICF zu klinisch sinnvollen und handhabbaren Einheiten. So umfasst die Dimension „Interaktions- und Kommunikationsfähigkeit" (d.h., die Fähigkeit, mit Kollegen, Nachbarn, Bekannten oder Fremden formelle und informelle soziale Kontakte aufzunehmen und mit ihnen zu interagieren) beispielsweise die ICF-Kategorien: eine Unterhaltung beginnen (d3500), eine Unterhaltung aufrechterhalten (d3501), eine Diskussion führen (d355), Kommunizieren als Empfänger (z.B. d310) etc. Andererseits differenziert es ICF-Kategorien, die sehr globaler Art sind, wie einer bezahlten Tätigkeit nachgehen (d850), in Einzelfähigkeiten auf.
h. Es sollte gegebenenfalls auch die Abbildung von Reservekapazitäten möglich sein.
i. Da die ICF kein Messinstrument ist, sollten Operationalisierungen vorgenommen werden, die eine reliable Erfassung ermöglichen. Es werden verhaltensnahe Ankerdefinitionen vorgegeben.
j. Es sollte eine Normierung für unterschiedliche Personen und Kontextbedingungen möglich sein.
k. Es sollte eine Quantifizierung von Partizipation möglich sein. Die Beurteilung des Grades der Teilhabeeinschränkung orientiert sich an dem von der ICF vorgegebenen fünfstufigen Globalrating.
l. Als Beurteilungskriterium bzw. „Qualifier" wird die Partizipationsrelevanz unter Bezug auf definierte Standardumwelten herangezogen.
m. Die Kategorien sollen zur Diagnostik im Einzelfall geeignet sein. Für klinische Anwendungen ist das differenzielle Profil heranzuziehen, da es genügt, nur in einer kontextrelevanten Fähigkeit zu versagen, um gegebenenfalls eine umfassende Beeinträchtigung der Teilhabe zur Folge zu haben.
n. Es soll eine Verlaufsmessung möglich sein. Das Mini-ICF-APP eignet sich sowohl zur Beurteilung eines aktuellen Fähigkeitsniveaus wie zur Veränderungsmessung beispielsweise in Form einer Vorher-Nachher-Messung im Rahmen einer Therapieverlaufskontrolle.

o. Die Kategorien sollen zur Steuerung von Therapien dienen können.
p. Die Kategorien sollen als Grundlage für sozialmedizinische Begutachtungen dienen können.
q. Es wird ein Fremdrating durch Experten gefordert, um valide und gutachtenrelevante Aussagen über die vorliegenden Beeinträchtigugnen abbilden zu können.
r. Die Kategorien sollen als Grundlage für die Auswahl von Maßnahmen zu LTA dienen können.
s. Die Kategorien sollen Arbeitsplatzanalysen und psychische Gefährdungsanalysen ermöglichen.
t. Das Instrument soll in wissenschaftlichen Untersuchungen zur Beschreibung von Populationen oder Therapieverläufen dienen können. Das Instrument erlaubt die Berechnung eines Globalscores der Fähigkeitsbeeinträchtigungen für wissenschaftliche Populationsbeschreibungen.
u. Es soll ein einfach anzuwendendes Instrument sein, das in der klinischen Routine anwendbar ist. Die Bearbeitungs- und Auswertungszeit dauert etwa 10 Minuten.

5.2 Die Übersetzung der ICF-Komponente „Aktivitäten und Partizipation" (d1–d9) in das Mini-ICF-APP

Die Komponente „Aktivitäten und Partizipation " enthält neun Kapitel (d1–d9) mit insgesamt 115 einzelnen Kategorien. Wie bereits dargestellt, sind diese in ihrer Komplexität sehr unterschiedlich. Sie umfassen sowohl sehr einfache und detaillierte Aktivitäten wie „ein Glas anheben (d430)", wie auch mehrdimensionale Aktivitäten wie „eine Unterhaltung beginnen (d3500)" und sehr umfassende und komplexe Kategorien wie „eine Eltern-Kind-Beziehung aufrechthalten (d7600)" oder die Aufgaben einer bezahlten Arbeit erfüllen (d850)". Derartige Dimensionen sind natürlich auch nicht unabhängig voneinander, da die Fähigkeit, eine bezahlte Arbeit zu erfüllen, selbstverständlich die Fähigkeit, eine Unterhaltung zu beginnen, mit einschließt.

Für spezielle Fragestellungen ist es möglicherweise wichtig, die von der ICF vorgegebenen Detailkategorien zu verwenden und beispielsweise zwischen Problemen in der Eröffnung (d3500) und der Beendigung (d3502) einer Unterhaltung zu unterscheiden. Für die klinische und/oder sozialmedizinische Beurteilung ist dies jedoch eine zu detaillierte Beschreibungsebene. Fasst man hingegen diese einzelnen Kategorien oder teilweise auch Oberkategorien in einer Globalkategorie „Interaktions- und Kommunikationsfähigkeit" zusammen, dann ist dies eine Aggregationsebene, die einerseits hinreichend umfassend ist, um sich nicht in Details zu verlieren, und gleichzeitig hinreichend detailliert, um unterschiedliche Problemkonstellationen gegeneinander abgrenzen zu können. Sie erfasst eine wichtige lebenspraktische Dimension, die für die allgemeine Lebensführung von Bedeutung ist. Wenn ein Mensch Probleme hat, jemanden anzusprechen und eine Unterhaltung zu führen, dann ist dies eine in vielen Lebenssituationen schwere Behinderung, und es ist zunächst einmal gleichgültig, ob dies dadurch entsteht, dass er ein Gespräch nicht eröffnen kann, kein Ende findet oder es an Toleranz gegenüber dem Gesprächspartner missen lässt. Auch therapeutisch befindet man sich damit auf der Ebene, die der Differenzierung möglicher Interventionen entspricht. Wenn die Interaktions- und Kommunikationsfähigkeit beeinträchtigt ist, dann kann auf dieser Abstraktionsebene nach Klärung des psychopathologischen Kontextes (z.B. Depression, Manie, Schizophrenie oder Persönlichkeitsstörung) eine funktions- bzw. psychopathologiebezogene Therapie eingeleitet und evaluiert werden, beispielsweise eine Pharmakotherapie. Ebenso kann gegebenenfalls auch direkt eine fähigkeitsorientierte Behandlung erfolgen, z.B. ein Training der sozialen Kompetenz.

Ebenso müssen sehr komplexe Kategorien in die in ihrer Definition eingewobenen Detailfähigkeiten ausdifferenziert werden. So enthält die Beschreibung der Kategorie „d 8501, Teilzeitbeschäftigung" als Definition u.a. „Arbeit suchen und eine Arbeitsstelle erhalten, die geforderten Aufgaben der Arbeitsstelle erfüllen, rechtzeitig bei der Arbeit erscheinen, andere Arbeitnehmer überwachen oder selbst überwacht werden sowie die geforderten Aufgaben allein oder in Gruppen erledigen". Es werden also z.B. Pünktlichkeit und Einordnung in Routinen oder Gruppenfähigkeit explizit als Teilaktivitäten beschrieben und implizit eine Fülle weiterer Kompetenzen mitgedacht, ohne die die Ausübung einer Teilzeittätigkeit nicht vorstellbar ist.

Die letztendliche Itemauswahl, -reduktion, -zusammenfassung und -differenzierung erfolgte theoretisch unter Bezug zu Ergebnissen der Forschung in der Persönlichkeits- und Arbeitspsychologie. Mit Blick auf die Struktur der ICF wurde darauf geachtet, ausschließlich Fähigkeiten abzubilden und eine Verwechslung mit Funktionen und Partizipation auszuschließen. Methodisch sollte auch eine Trennung der einzelnen Fähigkeiten voneinander möglich sein und die einzelnen Fähigkeiten unabhängig voneinander beurteilt werden können. Aus Praktikabilitätsgründen sollte eine handhabbare Anzahl von Fähigkeiten zusammengestellt werden. Aus klinischen Gesichtspunkten sollten nur Fähigkeiten beschrieben werden, die bei psychischen Erkrankungen häufiger beeinträchtigt sind und die für das gesamte Spektrum psychischer Störungen von Relevanz sind, d. h. Persönlichkeitsstörungen ebenso wie Demenzen. Die ausgewählten Fähigkeiten sollten sich für die Steuerung von therapeutischen Interventionen eignen bzw. es sollte möglichst auch bereits etablierte Therapiemaßnahmen geben. Unter sozialmedizinischen Überlegungen sollten Fähigkeiten ausgewählt werden, die bei der sozialmedizinischen Beurteilung der Arbeits- und Erwerbsunfähigkeit von Relevanz sind.

Mithilfe des Mini-ICF-APP-Ratings soll eingeschätzt werden, in welchem Ausmaß ein Patient in seinen Fähigkeiten (Capacity) zur Durchführung von Aktivitäten beeinträchtigt ist. Es ist zu beurteilen, wodurch der Patient an der Erfüllung von Rollenfunktionen bzw. -erwartungen gehindert wird, die er bei voller Gesundheit unter Berücksichtigung seines sozialen und ethnischen Hintergrunds, seines Geschlechts, Alters, beruflichen Ausbildungsstatus oder Lebenserfahrung ausfüllen könnte. Beurteilt werden Aktivitäts- bzw. Fähigkeitsbereiche, die bei psychischen Störungen beeinträchtigt sein können.

Die 13 Dimensionen des Mini-ICF-APP sind:

1. Fähigkeit zur Anpassung an Regeln und Routinen
2. Fähigkeit zur Planung und Strukturierung von Aufgaben
3. Flexibilität und Umstellungsfähigkeit
4. Kompetenz- und Wissensanwendung
5. Entscheidungs- und Urteilsfähigkeit
6. Proaktivität und Spontanaktivitäten
7. Widerstands- und Durchhaltefähigkeit
8. Selbstbehauptungsfähigkeit
9. Konversation und Kontaktfähigkeit zu Dritten
10. Gruppenfähigkeit
11. Fähigkeit zu engen dyadischen Beziehungen
12. Fähigkeit zur Selbstpflege und Selbstversorgung
13. Mobilität und Verkehrsfähigkeit

Im Folgenden soll dargestellt werden, welche ICF-Codes in die einzelnen Fähigkeitsdimensionen des Mini-ICF-APP eingeflossen sind.

1. Fähigkeit zur Anpassung an Regeln und Routinen
In der ICF finden sich Kategorien und Fähigkeitsbeschreibungen wie die „tägliche Routine planen und abschließen (d2301, d2302)“ oder „rechtzeitig bei der Arbeit

zu erscheinen (bezahlte und unbezahlte Tätigkeit) (d8501, d8502, d855)". Pünktlichkeit, die Einfügung in Regeln, Routinen und Organisationsabläufe und die soziale Anpassungsfähigkeit und die Fähigkeit, Aktivitäten nach Vorgabe oder Erfordernis auszuüben, sind übergeordnete allgemeine Fähigkeiten, die in vielen Lebenssituationen gefordert werden.

2. Fähigkeit zur Planung und Strukturierung von Aufgaben
In der ICF finden sich eine Reihe von Kategorien, die die Fähigkeit beschreiben, Handlungen und Aufgaben planen und strukturieren zu können. Beispiele sind „Einzel- und Mehrfachaufgaben übernehmen (d2100–d2103, d2200–d2203)", „tägliche Routine durchführen (d2301, d2302)" und dabei „das eigene Aktivitätsniveau zu handhaben, Zeit- und Energiebedarf mit einzuplanen (d2303)", den Tag und/oder anstehende Aufgaben zu planen und zu strukturieren, d.h. angemessene Zeit für Aktivitäten (Arbeit, Haushaltsführung, Erholung und andere Tages- und Freizeitaktivitäten) aufzuwenden und die Reihenfolge der Arbeitsabläufe sinnvoll zu strukturieren und Aktivitäten in einer effizienten Weise durchzuführen.

3. Flexibilität und Umstellungsfähigkeit
In der ICF finden sich mehrere Kategorien, die die Fähigkeit zur Anpassung an wechselnde Anforderungen oder die Umstellungsfähigkeit beschreiben. Dazu gehören „mit Verantwortung, Druck, Stress und Krisensituationen umzugehen (d2400, d2401, d2402)" oder auch Teile der Kategorie „einfache und komplexe Probleme lösen (d1750, d1751)". Gemeint ist die Fähigkeit, sich im Verhalten, Denken und Erleben wechselnden Situationen anzupassen und je nach Situation unterschiedliche Verhaltensweisen zu zeigen. Dies kann Veränderungen in den Arbeitsanforderungen, kurzfristige Zeitveränderungen, räumliche Veränderungen, neue Sozialpartner oder auch die Übertragung neuer Aufgaben betreffen

4. Kompetenz- und Wissensanwendung
In der ICF wird an verschiedenen Stellen auf Fähigkeiten Bezug genommen, Kompetenzen zur Anwendung zu bringen oder berufs- und arbeitsplatzspezifische Aufgaben erfüllen zu können. Es gibt den Abschnitt „Wissensanwendung (d160–d179)" mit mehreren Unterkategorien wie „Probleme lösen (d175)". Es gibt die Kategorien „Einzel- oder Mehrfachaufgaben übernehmen (d210, d220)", „eine Arbeit erhalten, behalten und beenden (d845)", eine „bezahlte oder unbezahlte Tätigkeit (d850, d855)" ausüben zu können oder am wirtschaftlichen Leben teilnehmen zu können (d860, d865, d870). Wie oben bereits angesprochen, sind diese sehr komplexen Items primär Teilhabekategorien, die unterschied-

lichste Fähigkeitsdimensionen subsummieren. In dieser Dimension verbirgt sich als bereichsübergreifende Kernfähigkeit das Vermögen, fachliche Kompetenzen zur Anwendung bringen und vorhandes Wissen sachgerecht in Aktivitäten übersetzen zu können.

5. Entscheidungs- und Urteilsfähigkeit
In der ICF finden sich explizit die Items „Entscheidungen treffen (d177)“ und „Probleme lösen (d175)“. Diese beschreiben die Fähigkeit, kontextbezogen und nachvollziehbar Entscheidungen zu fällen oder Urteile abzugeben, Sachverhalte differenziert und kontextbezogen aufzufassen, daraus die angemessenen Schlussfolgerungen und Konsequenzen ziehen und dies in erforderliche Entscheidungen umsetzen zu können.

6. Proaktivität und Spontanaktivitäten
Es geht um Aktivitäten, bei denen der Proband selbst aktiv und initiativ werden muss und die nicht beispielsweise durch eine Berufsrolle oder Dritte aufgezwungen werden. Dazu zählen die Ausübung von Freizeitaktivitäten wie auch häusliche Beschäftigungen. Die ICF listet eine Reihe von Aktivitäten auf, die eine Eigeninitiative voraussetzen: von „Erholung und Freizeit (d920)“, über „unbezahlte Tätigkeiten (d855)“, die Teilnahme am „Gemeinschaftsleben (d910)“, an „Religion und Spiritualität (d930)“ oder am „politischen Leben (d950)“. Dazu gehören auch häusliche Aktivitäten, wie „Waren und Dienstleistungen des täglichen Bedarfs beschaffen (d620)“, „Hausarbeiten erledigen (d640)“ oder „Haushaltsgegenstände pflegen (d650)“.

7. Widerstands- und Durchhaltefähigkeit
In der ICF finden sich die Kategorien „Aufmerksamkeit fokussieren, sich absichtsvoll auf einen bestimmten Reiz fokussieren, wie ablenkende Geräusche zu filtern (d160)“, „Einzel- oder Mehrfachaufgaben übernehmen (d210, d220)“ oder „mit Stress und anderen psychischen Anforderungen umgehen (d240)“. Dies beinhaltet die Fähigkeit, über eine angemessene Zeitspanne bei einer Aktivität bleiben zu können, hinreichend ausdauernd und während der üblicherweise erwarteten Zeit an einer Tätigkeit (im Beruf oder bei sonstigen Aufgaben) bleiben und ein durchgehendes Leistungsniveau aufrechterhalten zu können.

8. Selbstbehauptungsfähigkeit
Bezüglich der Selbstbehauptungs- und Durchsetzungsfähigkeit finden sich in der ICF Items wie an „Diskussionen (d355)“ teilnehmen, „elementare (d710)“ wie

auch „komplexe interpersonelle Interaktionen (d720)“ zu gestalten oder „mit Fremden umgehen (d730)“, in denen die Fähigkeit der Selbstbehauptung als unverzichtbare Aktivität enthalten ist. Es geht darum, in sozialen Kontakten oder auch Konfliktsituationen ohne beeinträchtigende Befangenheit bestehen zu können und für seine Überzeugungen einzustehen, ohne dabei sozial verletzend oder feindselig-aggressiv zu sein.

9. Konversation und Kontaktfähigkeit zu Dritten
Es geht darum, formelle und informelle soziale Kontakte aufnehmen zu können. Das geschieht in der Form von Small Talk, freundlichen Begegnungen und unverbindlichen Gesprächen. In der ICF gibt es die Kategorien „Konversation (d350)“, „Diskussion (d355)“ oder die Fähigkeit, mit anderen Menschen (bekannt oder fremd) in formeller (d740) oder informeller (d750) Weise in Kontakt zu kommen oder „elementare“ wie auch „komplexe interpersonelle Interaktionen (d710, d720)“ zu gestalten oder „mit Fremden umzugehen (d730)“.

10. Gruppenfähigkeit
In der ICF finden sich eine Reihe von Items, mit explizitem oder implizitem Bezug zur Fähigkeit, sich in Gruppen einfügen, die Regeln der Gruppe durchschauen, sich darauf einstellen zu können und in der Gruppe den eigenen angemessenen Platz zu finden. Es geht um das Verhalten des Probanden in Gruppensituationen, aber auch um seine Fähigkeit zur öffentlichen Präsentation. Dazu gehören Kleingruppen wie das Arbeitsteam oder der Verein und Großgruppen wie die Firma, eine politische Gruppierung oder die Kirche. In diesen Kontext einzuordnende ICF-Items sind „Einzel- und Mehrfachaufgaben in einer Gruppe bewältigen bzw. übernehmen (d2103, d2203)“, die Teilnahme am „Gemeinschaftsleben (d910)“, an Religionsgemeinschaften (d930), am „politischen Leben (d950)“, oder an „bezahlter oder unbezahlter Tätigkeit (d850, d855)“.

11. Fähigkeit zu engen dyadischen Beziehungen
Von den vorgenannten Fähigkeiten zu sozialen Kontakten ist die Fähigkeit zu engen persönlichen Beziehungen abzugrenzen, da diese eigenen Regeln folgt. Dies beinhaltet, einer vertrauten Person enge emotionale Zuwendung zu geben und zu empfangen und mit der anderen Person Rollenerwartungen im privaten wie beruflichen Umfeld befriedigend abzustimmen. Auch in der ICF werden dieser Fähigkeit eigene Items gewidmet wie „Familienbeziehungen (d760)“, „intime Beziehungen (d770)“ oder „anderen helfen (d660)“.

12. Fähigkeit zur Selbstpflege und Selbstversorgung
In der ICF gibt es eigene Kapitel mit der Überschrift „Selbstversorgung (d510-d599)“ und „Häusliches Leben (d610 - d650)“. Dazu gehören einfache Aktivitäten wie „sich waschen (d510)“, „seine Körperteile pflegen (d520)“, „die Toilette benutzen (d530)“, „sich kleiden (d540)“, „Mahlzeiten vorbereiten (d630)“ „essen (d550)“ oder „trinken (d560)“, aber auch komplexe Items wie die „Wohnung instand halten (d6501)“ und „auf seine Gesundheit achten (d570)“ oder „für seinen physischen Komfort sorgen (d5700)“.

13. Mobilität und Verkehrsfähigkeit
Beurteilt wird, ob der Proband sich ohne Probleme bewegen und fortbewegen kann, d.h. auch jeden verkehrsüblichen Platz aufsuchen und jedes verkehrsübliche Fortbewegungsmittel benutzen kann. In der ICF gibt es ein eigenes Kapitel „Mobilität“ (d410-d499). Darunter fallen einfache motorische Fähigkeiten wie „sich hinlegen (d4100)“, „knien (d4102)“, „sitzen (d4103)“ oder „stehen (d4104)“, fordernde Aktivitäten wie z.B. „auf unterschiedlichen Oberflächen gehen“ und „Hindernisse umgehen (d4502, d4503)“, sich robbend, kletternd, rennend, springend oder schwimmend fortbewegen (d455) und schließlich Items der Verkehrsfähigkeit wie beispielsweise sich in seiner Wohnung, anderen Gebäuden sowie außer Haus zu bewegen (d460) oder Hilfsmittel sowie Transportmittel und selbstgesteuerte Fahrzeuge zur Fortbewegung nutzen (d465, d470, d475).

Zu beachten ist, dass Wegefähigkeit auch sozialrechtlich definiert ist. Der sozialmedizinische Gutachter sollte daher konkrete Aussagen zur krankheitsbedingten Einschränkung der Gehfähigkeit machen.

5.3 Definition und Operationalisierung der Mini-ICF-APP-Dimensionen

Im Folgenden werden die einzelnen Fähigkeitsdimensionen im Detail beschrieben. Die Operationalisierung der Fähigkeiten erfolgt über Beispielaktivitäten, wie sie einem Probanden möglich sein sollten, wenn es die gegebene Situation erfordert oder zulässt. Des Weiteren werden Beispiele für Fragen genannt, wie solche Fähigkeiten im Interview mit Probanden erhoben werden können. Da Fähigkeitsbeeinträchtigungen im Sinne der ICF nur dann von Relevanz sind, wenn sie im Zusammenhang mit Krankheiten stehen, werden zur Illustration einschlägige Verhaltensauffälligkeiten von Patienten mit unterschiedlichen psychischen Störungen geschildert.

1. Fähigkeit zur Anpassung an Regeln und Routinen
Beurteilt wird die Fähigkeit des Probanden, sich an Regeln zu halten, Anweisungen zu folgen, Termine einzuhalten und sich in Organisationsabläufe einzufügen. Dies beinhaltet beispielsweise pünktliches Erscheinen auf der Arbeit, Einhaltung von Verabredungen oder die Erfüllung von täglichen Routineabläufen.

Eine Beeinträchtigung liegt beispielsweise vor, wenn der Proband nicht in der Lage ist, sich verlässlich an Termine oder Absprachen zu halten, regelhaft unpünktlich erscheint, sich eigene Regeln gibt oder Anweisungen ignoriert.

Beispielfragen:
- Passiert es immer wieder, dass der Proband bei Terminen, Verabredungen oder Konferenzen zu spät kommt oder vorzeitig geht? Wie oft und aus welchen Gründen? Kommt er morgens pünktlich zur Arbeit?
- Kennt der Proband die internen Regeln der Firma (Hausordnung) und hält er sich daran?
- Erledigt der Proband übertragene Aufgaben nach Vorschrift oder Gebrauchsanweisung?
- Kommt es vor, dass man dem Probanden beispielsweise bei der Arbeit vorhält, dass er sich nicht an Vorgaben hält? Wie steht er dazu? Ist ihm dies egal?
- Hält sich der Proband nicht an Vorschriften, weil er denkt, dass sie für ihn nicht zutreffen?
- Gerät der Proband immer wieder in Diskussionen mit anderen darüber, wie Dinge abzulaufen haben?

Beispiele für Fähigkeitsbeeinträchtigungen:
- Ein dementer Patient kann Schwierigkeiten haben, sich Termine zu merken oder die Uhrzeit zu wissen und kommt unzuverlässig zu Verabredungen.
- Ein alkoholkranker Patient kann Termine und Verabredungen vergessen. Er kommt unregelmäßig und ist unzuverlässig in der Erfüllung seiner Aufgaben.
- Ein schizophrener Patient kann immer wieder abgelenkt und in seiner Intentionalität gestört sein, was dazu führt, dass er verspätet oder gar nicht eintrifft.
- Ein depressiver Patient kann sich nicht aufraffen, lässt Dinge laufen oder unerledigt liegen, wie die Steuererklärung, kommt morgens nur schwer aus dem Bett und dadurch regelmäßig zu spät zur Arbeit. Er legt Vorgaben für sich neu aus und reagiert verärgert und vorwürflich, wenn andere ihn darauf ansprechen.
- Ein Patient mit Agoraphobie kann zu spät oder gar nicht zu Terminen erscheinen, weil er wegen Angstanfällen abdrehen musste.

- Ein Patient mit generalisierter Angsterkrankung kann sich darum sorgen, ob er alles richtig macht und verliert sich in Details.
- Ein anankastischer Patient kann bemüht sein, vorgegebene Regeln peinlichst genau einzuhalten, weshalb er es am Ende nicht schafft, Dinge wie gefordert zu erledigen.
- Ein narzisstischer Patient kann meinen, dass Vorschriften für ihn nicht zutreffen oder Anweisungen widersprechen, weil er sich nichts sagen lässt und eigene Wege gehen.

2. Fähigkeit zur Planung und Strukturierung von Aufgaben

Beurteilt wird die Fähigkeit des Probanden, den Tag und/oder anstehende Aufgaben zu planen und zu strukturieren, d.h. angemessene Zeit für Aktivitäten (Arbeit, Haushaltsführung, Erholung und andere Tages- und Freizeitaktivitäten) aufzuwenden und die Reihenfolge der Arbeiten sinnvoll zu strukturieren, diese wie geplant durchzuführen und zu beenden.

Der Proband hat eine zweckmäßige Einteilung seines Tagesablaufs. Anstehende Aufgaben werden in zweckmäßiger Folge erledigt und zu Ende geführt. Nach der Aufgabenerfüllung ist der Proband fähig, sich von diesen zu lösen und sich anderen Dingen zuzuwenden.

Beispielfragen:

- Passiert es dem Probanden immer wieder, dass er Aufgaben nicht zeitgerecht erledigt bekommt?
- Hat der Proband morgens einen Plan für den Tag? Macht er Pläne für die Arbeit und/oder die Freizeit? Benötigt der Proband Unterstützung bei der Tagesplanung?
- Wie sieht die morgendliche Routine beim Probanden aus (z.B. Reihenfolge der Körperhygiene, was frühstückt er)?
- Hat der Proband Schwierigkeiten, seinen Tages- oder Wochenplan einzuhalten?
- Gehört der Proband eindeutig zu den Menschen, deren Stärke nicht im Organisieren liegt?
- Kann der Proband Wichtiges von Unwichtigem unterscheiden?
- Hat der Proband das Gefühl, dass ihm alles über den Kopf wächst oder die Arbeit zu viel wird?
- Ist der Proband in der Lage, anstehende Aufgaben sukzessive und zielorientiert zu erledigen?
- Kann der Proband für sich und andere Konzepte erstellen, was wie in welcher Reihenfolge anzugehen ist?

Beispiele für Fähigkeitsbeeinträchtigungen:

- Ein dementer Patient hat Schwierigkeiten, Aufgaben in der richtigen Reihenfolge auszuführen bzw. er vergisst Teilschritte (z. B. startet die Kaffeemaschine ohne Wasser). Er beginnt Aufgaben, vergisst diese dann aber abzuschließen. Von anstehenden Aufgaben fühlt er sich schnell überfordert und kann keine Prioritäten setzen, er weiß nicht, womit er beginnen soll.
- Ein alkoholkranker Patient hat Schwierigkeiten, Prioritäten zu setzen.
- Ein schizophrener Patient hat eine gestörte Intentionalität und ist unfähig, vorausschauend zu denken und Ziele schrittweise umzusetzen. Dies zeigt sich auch in Schwierigkeiten, über die biografische Entwicklung hin Ziele beizubehalten und darauf hinzuarbeiten.
- Ein depressiver Patient fühlt sich von anstehenden Aufgaben überfordert. Alles erscheint ihm wie ein riesiger Berg, sodass er lieber gar nicht damit beginnt, Dinge anzugehen, sondern in Passivität verharrt. Eine sinnvolle Tagesstruktur gelingt ihm nicht.
- Ein agoraphober Patient richtet die Erledigung von Aufgaben entlang seines Vermeidungsverhaltens aus. Treten Panikzustände bei der Erledigung von Aufgaben auf, muss er diese unterbrechen.
- Ein Patient mit generalisierter Angsterkrankung ist mit seinen Gedanken ständig bei potenziellen Problemen, was eine sachgemäße Planung von Unternehmungen kompliziert.
- Ein anankastischer Patient plant Dinge so genau, dass eine Umsetzung Probleme macht.
- Ein narzisstischer Patient überschätzt seine eigene Leistungsfähigkeit, sodass er sich zu viele Aufgaben vornimmt und nichts richtig erledigt.

3. Flexibilität und Umstellungsfähigkeit

Beurteilt wird die Fähigkeit des Probanden, sich im Verhalten, Denken und Erleben wechselnden Situationen anzupassen, d. h. inwieweit er in der Lage ist, je nach Situation unterschiedliche Verhaltensweisen zu zeigen. Dies kann Veränderungen in den Arbeitsanforderungen, kurzfristige Zeitveränderungen, räumliche Veränderungen, neue Sozialpartner oder auch die Übertragung neuer Aufgaben betreffen.

Der Proband kann umdenken, sich in neue Situationen einfügen und an neue Situationen anpassen. Beim Wechsel von Arbeitsaufgaben, Terminen, Mitarbeitenden oder Räumen zeigt der Proband keine negativen emotionalen Reaktionen und/oder eine reduzierte Leistung, sondern geht lösungsorientiert darauf ein.

Eine Beeinträchtigung liegt beispielsweise vor, wenn sich der Proband von neuen oder wechselnden Situationen sofort überfordert fühlt, ohne überhaupt erst zu klären, was wirklich ansteht, wenn sein Verhalten, Denken und Fühlen durch große Rigidität gekennzeichnet sind oder wenn er dekompensiert, wenn von ihm etwas „außer der Reihe" verlangt wird.

Beispielfragen:

- Wie reagiert der Proband, wenn er bei der Arbeit unterbrochen wird? Wird er schnell konfus oder ärgerlich?
- Was schießt dem Probanden durch den Kopf, wenn er neue Aufgaben oder Veränderungen auf sich zukommen sieht?
- Wie reagiert der Proband, wenn mehrere Leute im Raum sind und das Telefon klingelt?
- Wie reagiert der Proband, wenn er mit Umstrukturierungen am Arbeitsplatz konfrontiert wird?
- Wie reagiert der Proband, wenn er einen neuen Kollegen/Chef bekommt?
- Wie reagiert der Proband, wenn die Priorität von Arbeitsaufgaben kurzfristig geändert wird?
- Wie reagiert der Proband bei Schichtwechseln?

Beispiele für Fähigkeitsbeeinträchtigungen:

- Ein dementer Patient wird unruhig und ängstigt sich, wenn er sich in unbekannter Umgebung aufhält.
- Ein alkoholkranker Patient ist schnell überfordert und reagiert unwillig auf neue Anforderungen.
- Ein schizophrener Patient vermutet hinter Änderungen von Aufgabenstellungen eine böse Macht, gerät unter Druck, reagiert mürrisch oder auch ausfallend. Wird er in seinem Handeln unterbrochen, gerät er aus dem Konzept. Neuen Menschen gegenüber tritt er misstrauisch auf.
- Ein depressiver Patient grübelt die ganze Nacht über Neuerungen am Arbeitsplatz nach. Von Änderungen in seinem Umfeld fühlt er sich schnell überfordert.
- Ein agoraphober Patient reagiert mit Angst vor der Angst, verstärkter Selbstbeobachtung, Panik oder vorbeugendem Vermeidungsverhalten, wenn er unter Druck kommt. Ist ein schneller Ortswechsel erforderlich, kann er nicht schnell reagieren.
- Ein Patient mit einer generalisierten Angststörung hat katastrophisierende Erwartungen bei anstehenden Aufgabenänderungen.
- Ein anankastischer Patient ist nicht bereit, neue Arbeitsabläufe zu übernehmen, sondern macht weiterhin alles so „wie immer".

- Ein narizisstischer Patient beharrt bei anstehenden Aufgaben zunächst auf dem Status quo, verbittet sich „Einmischungen“ oder widersetzt sich von außen geforderten Anpassungen.

4. Kompetenz- und Wissensanwendung
Beurteilt wird die Fähigkeit des Probanden zur Anwendung seiner fachlichen Kompetenzen, die körperlich (Kraft, Beweglichkeit) und/oder mental (Produktivität/Kreativität) sein können. Es soll eingeschätzt werden, ob der Proband in der Lage ist, sein Fach- und Lebenswissen oder seine Kompetenzen gemäß den situativen Rollenerwartungen einzusetzen und den an ihn gestellten und ihm – unter Berücksichtigung seines Lebenshintergrunds – zumutbaren inhaltlichen und fachlichen Anforderungen nachzukommen.

Der Proband kann die den Rollenerwartungen entsprechenden fachlichen Kompetenzen bzw. Fähigkeiten realisieren und erbringt eine den Erwartungen entsprechende Leistung.

Eine Beeinträchtigung liegt beispielsweise vor, wenn man den Probanden nicht um Rat fragen kann, ihm Dinge, die er eigentlich wissen müsste, nicht abrufbar sind oder der Proband nicht fähig ist, seine Erfahrung, sein Wissen oder eigentlich vorhandene Kompetenzen zur Anwendung zu bringen.

Beispielfragen:

- Wirft man dem Probanden häufiger einmal vor, dass er Fehler bei der Arbeit oder anderen Beschäftigungen macht?
- Hält man den Probanden für fachlich „up to date“?
- Können sich andere auf den fachlichen Rat des Probanden verlassen?
- Wird der Proband von Kollegen oder Vorgesetzten häufiger wegen fachlicher Fehler korrigiert?
- Bringt der Proband zur Anwendung, was er eigentlich können sollte?
- Sind andere (Kollegen, Vorgesetzte, Kunden) mit der Leistung des Probanden zufrieden oder gibt es Kritik?
- Ist der Proband selbst mit seiner Leistung zufrieden?
- Fühlt sich der Proband von seiner Arbeit überfordert?
- Gibt es Versagensängste?

Beispiele für Fähigkeitsbeeinträchtigungen:

- Ein dementer Patient hat Schwierigkeiten, sich an konkrete Fakten oder Details zu erinnern.

- Ein alkoholkranker Patient vergisst Arbeitsschritte und macht immer wieder Fehler.
- Ein schizophrener Patient bringt Dinge durcheinander.
- Ein depressiver Patient grübelt, ob Dinge so richtig sind, wie er sie macht, und unterlässt sie deshalb. Er sieht Probleme, wo keine sind.
- Ein agoraphober Patient ist trotz Führerschein nicht in der Lage, ein Auto zu fahren.
- Ein Patient mit generalisierter Angsterkrankung aggraviert mögliche Probleme, sieht überall Gefahren und traut sich nicht zu, was er eigentlich können sollte.
- Ein anankastischer Patient macht Dinge komplizierter, als sie sind.
- Ein narzisstischer Patient meint, verkürzte Problemlösungen zu kennen, ignoriert Gefahren und traut sich mehr zu, als er kann.

5. Entscheidungs- und Urteilsfähigkeit

Beurteilt wird die Fähigkeit des Probanden, kontextbezogen und angemessen Entscheidungen zu fällen oder Urteile abzugeben. Hierbei ist einzuschätzen, zu welchem Grad der Proband Schlussfolgerungen und Konsequenzen zu ziehen und dies in erforderliche Entscheidungen umzusetzen vermag.

Der Proband ist in der Lage, Zusammenhänge zu erfassen, sachbezogene Schlüsse daraus zu ziehen und in erforderliche Entscheidungen umzusetzen.

Eine Beeinträchtigung liegt beispielsweise vor, wenn der Proband Schwierigkeiten hat, die gegebenen Fakten zur Kenntnis zu nehmen und daraus die sachgerechten Schlussfolgerungen zu ziehen und Ableitungen zu treffen, sich von äußeren Bedingungen beeinflussen oder durch innere Zustände ablenken lässt, Schlussfolgerungen und Konsequenzen zieht, die nicht aus der Sache zu erklären sind, sondern von Augenblickseinfällen oder sachfremden Eingebungen abhängen oder durch innerpsychische Faktoren bestimmt werden. Dies führt dazu, dass z. B. Vorgesetzte oder Kollegen immer wieder Entscheidungen überprüfen, infrage stellen oder korrigieren müssen.

Beispielfragen:

- Kommt es häufiger einmal dazu, dass andere der Meinung oder Einschätzung des Probanden widersprechen?
- Gerät der Proband immer wieder einmal in Auseinandersetzungen wegen unterschiedlicher Auffassungen oder Urteile?
- Werden Einschätzungen oder Beurteilungen des Probanden zu Situationen oder Personen immer wieder von Vorgesetzten korrigiert?

- Fällt der Proband immer wieder Entscheidungen, ohne nachzudenken?
- Ist der Patient bei Entscheidungen „beratungsresistent"?
- Nimmt der Patient leichtfertig Risiken in Kauf?
- Vermeidet der Proband anstehende Entcheidungen, weil er sich vor der Verantwortung fürchtet?

Beispiele für Fähigkeitsbeeinträchtigungen:

- Ein dementer Patient verkennt Situationen und Sachverhalte, was zu Fehleinschätzungen führt.
- Ein alkoholkranker Patient überschätzt sich und seine Kompetenzen. Er tritt großspurig auf.
- Ein schizophrener Patient ist in seinem Wahnsystem gefangen und lässt sich auch durch eindeutige Fakten nicht von seiner Fehlüberzeugung abbringen. Er deutet Aktionen Dritter als gegen ihn gerichtet oder mutet dahinter Motive, die nicht aus der Situation ableitbar sind und kommt zu Fehlschlüssen.
- Ein depressiver Patient kann sich nicht entscheiden, was er tun soll. Er beurteilt Personen, Sachverhalte und Situationen emotional zu negativ und lässt Entscheidungen liegen.
- Ein agoraphober Patient schätzt Personen, Situationen und Sachverhalte ohne Anlass als bedrohlich ein und fällt Entscheidungen unter dem Einfluss seiner Vermeidungstendenz.
- Ein Patient mit generalisierter Angsterkrankung sieht hinter allem und jedem Gefahren und vermeidet Entscheidungen, weil sie zu viel Verantwortung bedeuten oder ist bei Entscheidungen übervorsichtig.
- Ein anankastischer Patient beurteilt Aufgaben komplexer und schwieriger, als sie sind, und verzettelt sich in Detailaspekten von Entscheidungen.
- Ein narzisstischer Patient überschätzt sich und unterschätzt andere und fällt Entscheidungen überheblich und rechthaberisch.

6. Proaktivität und Spontanaktivitäten

Beurteilt wird die Fähigkeit des Probanden, Spontanverhalten zu initiieren, selbständig tätig zu werden und ohne Anweisung oder Antrieb durch Dritte zu handeln. Es wird beurteilt, ob der Proband von sich aus Dinge sieht, die anstehen und getan werden müssen, und ob er sich für das, was um ihn herum vorgeht, verantwortlich fühlt und sich mit eigenen Vorschlägen einbringt. Dazu gehört, dass der Proband bei der Arbeit selbst sieht, was zu tun ist, und keine Aufforderung von außen braucht, um Notwendiges zu erledigen. Proaktivität wird auch bei Aktivitäten des täglichen Lebens verlangt, wie bei der Beschaffung von Waren- und Dienstleistungen des täglichen Bedarfs, der Pflege von Wohnung, Haus und Haushaltsgegenständen, der Versorgung von Pflanzen oder Haustieren. Dazu gehören des Weiteren kreative oder rekreative Aktivitäten, z.B. Hobbys, der Besuch von kulturellen Veranstaltungen, Erholungsaktivitäten, Sport oder künstlerische Aktivitäten.

Der Proband ergreift selbst die Initiative für Aktivitäten, die nicht von außen oder durch Dritte erzwungen sind. Er kümmert sich eigeninitiativ um berufliche oder häusliche Tätigkeiten, beteiligt sich aktiv und von sich aus an Freizeit- und Erholungsaktivitäten und bringt sich den Erwartungen seiner Sozial- und Bezugsgruppe entsprechend aktiv ein.

Eine Beeinträchtigung liegt beispielsweise vor, wenn der Proband ständig Anweisungen oder Motivation von außen benötigt, um Aufgaben anzugehen, sei es durch Vorgesetzte, Kollegen oder Familienangehörige. Dazu gehört, dass er beruflich keine Initiative zeigt oder seinen Haushalt vernachlässigt, sodass dadurch Probleme entstehen oder andere Kritik äußern oder ihn dazu antreiben müssen. Der Proband beteiligt sich nur selten oder in begrenztem Umfang an Spiel, Sport, Kunst und Kultur bzw. muss von Dritten dazu angewiesen werden. Wenn der Proband nicht durch äußeren Druck zu Aktivitäten gezwungen ist, dann verfällt er in Lethargie und Passivität und verbringt seine Zeit ohne Plan z.B. vor dem Fernseher.

Beispielfragen:

- Fühlt sich der Proband verantwortlich für Dinge, die um ihn herum geschehen, z.B. Mitgestaltung an Firmenfeiern, Organisation von Ausflügen, Benachrichtigung der Hausverwaltung, wenn das Hausflurlicht defekt ist?
- Ergreift er im Beruf Initiativen (z.B. Verschönerung des Arbeitsplatzes durch Grünpflanzen, Auffüllen von Druckerpapier bei Gemeinschaftsdrucker) oder macht er nur, was er unbedingt muss?
- Zeigt der Proband im Beruf oder anderen Lebensbereichen Kreativität?
- Wie oft kommt es vor, dass der Proband nur herumsitzt oder nicht weiß, was er tun soll?
- Wie oft geht der Proband ins Kino, Theater o.Ä.?
- Reinigt der Proband erwartungsgemäß seine Wohnung oder lässt er die Dinge schleifen? Gibt es Kritik von Dritten?
- Erledigt der Proband Arbeiten zu Hause oder im Garten oder kann er sich dazu nicht aufraffen?
- Hat der Proband häufig Langeweile?
- Mit welchen Aktivitäten verbringt der Proband seine Freizeit? Spielt, singt oder tanzt er beispielsweise gern und tut er dies in einer Gruppe?

Beispiele für Fähigkeitsbeeinträchtigungen:

- Ein dementer Patient verliert jegliche Eigeninitiative.
- Ein alkoholkranker Patient vernachlässigt frühere Interessen, er zieht sich immer mehr zurück. Er konzentriert sich hauptsächlich auf die Beschaffung und den Konsum von Alkohol.
- Ein schizophrener Patient vernachlässigt den Haushalt. Er verbringt den Tag wesentlich ohne Aktivitäten und unternimmt von sich aus wenig.
- Ein depressiver Patient hat keinen Antrieb und keine Initiative, etwas zu unternehmen bzw. rekreativen oder sozialen Unternehmungen oder Hobbys nachzugehen. Er verhält sich weitgehend passiv.
- Ein agoraphober Patient vermeidet aufgrund seiner Angstbereitschaft und -erwartung nichtverpflichtende Aktivitäten.
- Ein Patient mit generalisierter Angsterkrankung ist voll ausgelastet mit der Erfüllung von Pflichtaufgaben. Andere Aktivitäten werden als überflüssig, zu teuer oder zu gefährlich abgetan.
- Ein anankastischer Patient bringt keine Kreativität auf.
- Ein narzisstischer Patient findet vieles schlecht (z. B. Kino) oder unter seiner Würde (z. B. in einen Verein eintreten) oder nicht adäquat gewürdigt (z. B. in der Arbeit), sodass er derartige Aktivitäten gleich lässt.

7. Widerstands- und Durchhaltefähigkeit

Beurteilt wird die Fähigkeit des Probanden, hinreichend ausdauernd und während der üblicherweise erwarteten Zeit an einer Tätigkeit (in seinem Beruf oder sonstigen Aufgabenbereichen) zu bleiben und ein durchgehendes Leistungsniveau aufrechterhalten zu können. Die Beurteilung der Durchhaltefähigkeit kann sich sowohl auf die körperliche und/oder auf die mentale Durchhaltefähigkeit des Probanden beziehen. Es ist also die Frage zu beantworten, ob der Proband im jeweiligen Referenzkontext über die erforderliche Zeit hinweg seinen Aufgaben und Pflichten nachgehen und ein durchgehendes Leistungsniveau aufrechterhalten kann. Er kann sich Anforderungen stellen und trotz Widrigkeiten durchhalten.

Eine Beeinträchtigung liegt beispielsweise vor, wenn der Proband (trotz gegebener Kompetenz) nicht in der Lage ist, durchgehend bei einer Sache zu bleiben oder seinen Aufgaben nachzugehen, er sich durch Augenblickseinfälle oder äußere Stimulation unterbrechen lässt oder wegen Erschöpfung oder Lustlosigkeit daran gehindert wird. Bei Anforderungen kommt es schnell zum Abbruch. Es fehlt an der erforderlichen Selbstüberwindung.

Beispielfragen:

- Kann der Proband so lange durcharbeiten, wie es von ihm erwartet wird?
- Braucht der Proband viele Pausen beim Arbeiten bzw. mehr als die Kollegen?
- Braucht der Proband bei schwierigen Aufgaben Pausen und wenn ja, mehr als sonst?
- Lässt die Leistung des Probanden schneller nach als die der Kollegen?
- Fühlt sich der Proband schneller erschöpft und überlastet als andere?
- Erwarten andere vom Probanden, dass er länger durchhält, als er kann?
- Wirft der Proband sofort alles hin, wenn es nicht erwartungsgemäß läuft?
- Gibt der Proband schnell auf?
- Kann der Proband trotz Lustlosigkeit oder Beschwerden bei einer Aufgabe bleiben?

Beispiele für Fähigkeitsbeeinträchtigungen:

- Ein dementer Patient kann nicht bei der Stange bleiben.
- Ein alkoholkranker Patient bricht bei Widerstand Aufgaben sofort ab.
- Ein schizophrener Patient wird immer wieder durch innere oder äußere Stimuli aus dem Takt gebracht. Er lässt sich ablenken oder übernommene Aufgaben liegen.
- Ein depressiver Patient tut sich schwer, einen ganzen Arbeitstag hindurch frisch durchzuhalten. Er fühlt sich erschöpft und kann seine Tätigkeit nur unter besonderer Kraftanstrengung fortführen.
- Ein agoraphober Patient kann auf Stress mit Panik reagieren.
- Ein Patient mit generalisierter Angsterkrankung ist wegen seiner Angespanntheit schneller erschöpft.
- Ein anankastischer Patient verfängt sich in Details und bricht Arbeiten unerledigt ab.
- Ein narzisstischer Patient reagiert bei Problemen mit einer Aufgabe gekränkt und wirft sic hin.

8. Selbstbehauptungsfähigkeit

Beurteilt wird die Fähigkeit des Probanden, in sozialen Kontakten oder auch Konfliktsituationen ohne beeinträchtigende Befangenheit bestehen zu können und für seine Überzeugungen einzustehen, ohne dabei sozial verletztend oder feindselig-aggressiv zu sein. Kriterium ist, inwieweit der Proband im Kontakt mit anderen Personen seine Meinung sagt, sich in Entscheidungen einbringt, seine eigene Position deutlich, nachvollziehbar und verständlich macht, seine Position erforderlichenfalls wahrt, aber sie auch mit anderen abstimmen und Kompromisse suchen kann, wobei er gleichzeitig bei der Wahrung der eigenen Position nicht sozial verletzend oder feindselig-aggressiv wird.

Der Proband kann sich in sozialen Situationen gut behaupten, d.h. er ist in angemessener Weise selbstsicher, verfügt über Selbstvertrauen und kann sich dementsprechend gegenüber anderen durchsetzen. Dabei verletzt er keine Regeln der Rücksichtnahme gegenüber Dritten.

Eine Beeinträchtigung liegt beispielsweise vor, wenn der Proband Schwierigkeiten hat, sich in sozialen Situationen durchzusetzen und sich schnell einschüchtern lässt, unsicher ist und nur wenig überzeugend für seine Interessen einstehen kan oder aber unangemessen, grenzverletzend oder rücksichtslos vorgeht, was beim Gegenüber dazu führt, dass man den Probanden nicht ernst nimmt oder sich von ihm zurückzieht. In sozialen Situationen wird er entweder nicht wahrgenommen oder aufgrund überschießender und inadäquater Reaktionen zurückgewiesen. Dies ist unabhängig von der unmittelbaren Kontaktfähigkeit, d.h. der Proband kann dennoch gegebenenfalls im unmittelbaren Kontakt freundlich und gewinnend auftreten.

Beispielfragen:

- Kann der Proband anderen widersprechen, ohne dass der andere sich vor den Kopf gestoßen fühlt?
- Kann der Proband seine eigene Meinung und Sicht der Dinge gegenüber Dritten vertreten?
- Kann der Proband andere Personen dazu bringen, sich nach seinen Wünschen zu richten?
- Kann der Proband andere Menschen dazu bringen, das zu tun, was er will?
- Kann der Proband um Hilfe bitten?
- Kann der Proband Wünsche äußern?
- Kann sich der Proband gegen Ungerechtigkeiten zur Wehr setzen?

Beispiele für Fähigkeitsbeeinträchtigungen:

- Ein dementer Patient reagiert auf Ansprache eruptiv aggressiv oder uneinsichtig und starrsinnig.
- Ein alkoholkranker Patient reagiert bei Konflikten aufbrausend oder überfreundlich submissiv.
- Ein schizophrener Patient reagiert bei Konflikten unangemessen abwehrend oder misstrauisch.
- Ein depressiver Patient reagiert bei Konflikten selbstunsicher und steckt schnell zurück.

- Ein agoraphober Patient weiß um seine Einschränkung und hält sich deswegen mit Forderungen zurück.
- Ein Patient mit generalisierter Angsterkrankung sieht Probleme kommen, wenn er seine eigene Meinung sagt und nimmt sich zurück.
- Ein anankastischer Patient verhakt sich in Diskussionen oder Rechthaberei.
- Ein narzisstischer Patient sagt rücksichtslos und verletzend seine Meinung.

9. Konversation und Kontaktfähigkeit zu Dritten

Beurteilt wird die Fähigkeit des Probanden, formelle und informelle soziale Kontakte mit anderen Menschen aufzunehmen und mit diesen zu interagieren, wozu auch Rücksichtnahme, Wertschätzung des Gegenübers und die Fähigkeit zum Small Talk gehören. Dies bezieht sich gleichermaßen auf private wie berufliche Kontakte und Begegnungen mit Bekannten, Kollegen, Nachbarn u.a. Beurteilt wird, ob der Proband die Fähigkeit hat, mit anderen Menschen freundlich Kontakt aufzunehmen und zu kommunizieren, auch ohne dabei bestimmte Ziele oder Interessen zu verfolgen. Dies schließt die Fähigkeit ein, sich Bekannten oder Fremden zuzuwenden, zuzuhören, von sich selbst zu berichten, auf Äußerungen anderer einzugehen oder selbst Fakten zu einem Gespräch beizutragen. Der Proband nimmt regelmäßig Kontakt zu verschiedenen Kollegen, Freunden oder Bekannten auf. Es findet ein gegenseitiger Austausch und für beide Seiten zufriedenstellender Dialog statt.

Eine Beeinträchtigung liegt beispielsweise vor, wenn der Proband Schwierigkeiten hat, sich mit Kollegen, Freunden oder Bekannten zu unterhalten. Entweder zieht er sich zurück, redet nicht und wirkt abweisend oder er bringt sich zu dominant ein und erschwert so die Interaktion. Dies führt zu einer Einschränkung im sozialen Umfeld aus Freunden und Bekannten. Der Proband hat Schwierigkeiten beim Aufbau neuer Beziehungen. Entsprechend ist er isoliert und hat keinen Kontakt zu anderen Menschen.

Beispielfragen:

- Fällt es dem Probanden leicht, mit anderen Menschen Small Talk zu führen oder zu plaudern? Mit wem redet er viel?
- Wie gut kann der Proband mit fremden Menschen reden?
- Unterhalten sich andere gerne mit dem Probanden?
- Gelingt es dem Probanden, ein Gespräch mit anderen flüssig zu halten?
- Wenden sich andere häufiger einmal ab, wenn der Proband mit ihnen ein Gespräch beginnen will?
- Steht der Proband auf einer Party, Feier oder Konferenzpause allein am Rand oder spricht er mit anderen?

- Wie kommt der Proband mit neuen Kollegen in Kontakt? Macht er den ersten Schritt? Geht er im Aufenthaltsraum auf andere zu?
- Kommt der Proband mit seinen Nachbarn aus?
- Gibt es einen Freundeskreis?
- Ist der Proband gern allein oder lieber mit anderen zusammen?

Beispiele für Fähigkeitsbeeinträchtigungen:

- Ein dementer Patient schweigt zumeist und beteiligt sich auch nicht an laufenden Gesprächen.
- Ein alkoholkranker Patient beginnt distanzlos zu reden, sodass andere sich indigniert zurückziehen.
- Ein schizophrener Patient reagiert abweisend oder verschroben. Er wird mit anderen nicht „warm".
- Ein depressiver Patient ist einsilbig, geht auf andere nicht zu, weiß nicht, was er sagen, weil er sich für uninteressant und langweilig hält.
- Ein Patient mit Agoraphobie fühlt sich unter anderen Menschen unwohl und hält sich zurück.
- Ein Patient mit generalisierter Angsterkrankung sieht Missverständnisse auf sich zukommen oder befürchtet, etwas Falsches zu sagen, und hält sich zurück.
- Ein anankastischer Patient ist sich unsicher, was die Regeln der Kontaktaufnahme sind, die er einhalten muss, sodass es erst gar nicht zum Kontakt kommt.
- Ein narzisstischer Patient bringt sich ungefragt ein, reißt die Diskussion an sich und geht seinen Mitmenschen auf die Nerven.

10. Gruppenfähigkeit

Beurteilt wird die Fähigkeit des Probanden, sich in Gruppen einzufügen und die expliziten oder informellen Regeln der Gruppe zu durchschauen und sich darauf einzustellen. Er kann sich öffentlich präsentieren, sei es im Arbeitsteam oder andernorts.

Beurteilt wird, wie sich der Proband in Gruppensituationen verhält. Dazu gehören Kleingruppen wie das Arbeitsteam und der Verein oder Großgruppen wie die Firma, die Kirche, politische Gruppierungen oder andernorts. Zu beurteilen ist, ob der Proband in die für ihn relevanten Gruppen gut integriert ist und sich öffentlich präsentieren kann, ob er sich eher von Gruppen fernhält oder ausgeschlossen wird. Kann er sich an die Gruppenregeln halten oder fällt er ständig auf, weil er sich „quer" verhält. Beurteilt wird, inwieweit er sich in das soziale Leben integrieren kann.

Der Proband fügt sich in Gruppen, in das Arbeitsteam oder berufliche und gesellschaftliche Organisationen oder Gruppen problemlos ein. Er ist über die Gruppenstrukturen, in denen er sich bewegt, und/oder betriebsinterne Abläufe gut informiert.

Eine Beeinträchtigung liegt beispielsweise vor, wenn der Proband sich nur sehr eingeschränkt an sozialen, firmeninternen oder gesellschaftlichen Aktivitäten beteiligt. Er ist über die bestehenden Gruppenstrukturen und Gruppenprozesse nur eingeschränkt informiert. Er zieht sich häufig von der Teilnahme an Gruppen oder Organisationen zurück oder gerät in Konflikte mit anderen Mitgliedern, Nachbarn u.a., weil er unsensibel für gruppendynamische Prozesse ist und dadurch Interessen anderer verletzt. Er wird übergangen oder ist ein Störfaktor.

Beispielfragen:

- Kann man den Probanden als Teamplayer ansehen?
- Ist der Proband ein volles Mitglied in seiner Arbeitsgruppe oder im Verein oder eher ein Außenseiter?
- Kann der Proband auch in Gruppen seine Meinung sagen oder sich einbringen?
- Nimmt der Proband an Betriebsausflügen oder -feiern teil? Was stört ihn gegebenenfalls daran?
- Verhält sich der Proband bei Konferenzen regelkonform?
- Gehört der Proband aktiv einem Verein, einer Gruppe, einer Kirchengemeinde o.Ä. an?
- Geht der Proband in seiner Freizeit Gruppenaktivitäten nach (z.B. Fußball, Tanzgruppe, Chor etc.)?
- Fällt es auf, wenn der Proband bei Gruppenaktivitäten fehlt?
- Sind andere dankbar, wenn der Proband an Gruppenaktivitäten nicht teilnimmt?
- Kann der Proband eine Gruppensitzung leiten?

Beispiele für Fähigkeitsbeeinträchtigungen:

- Ein dementer Patient verliert sich in größeren Gruppen. Er fällt durch inadäquate Einlassungen auf oder sagt gar nichts.
- Ein alkoholkranker Patient hat kein Gespür für Gruppensituationen oder ist ein unzuverlässiger Teamplayer.
- Ein schizophrener Patient hat in der Gruppe schnell das Gefühl, dass alles zu dicht wird oder etwas gegen ihn läuft. Er hat eine Außenseiterrolle. Er ist entweder zurückgenommen oder fällt durch situationsunangemessene Bemerkungen auf.

- Ein depressiver Patient kann sich in der Gruppe nicht aktiv einbringen, er überlässt anderen das Reden.
- Ein agoraphober Patient fühlt sich in Gruppensituationen beengt und meidet diese, wann immer möglich.
- Ein Patient mit generalisierter Angsterkrankung hat Sorge, dass er seine Funktion in der Gruppe nicht korrekt ausübt, und drückt sich vor Verantwortungsübernahme.
- Ein anankastischer Patient besteht darauf, dass andere Gruppenmitglieder sich an die Regeln halten, und kommt dadurch in Konflikte.
- Ein narzisstischer Patient spielt sich in Gruppensituationen in den Vordergrund und beansprucht Führungsrollen, die ihm nicht zustehen.

11. Fähigkeit zu engen dyadischen Beziehungen
Beurteilt wird die Fähigkeit des Probanden, enge persönliche Beziehungen zu einem anderen Menschen aufzunehmen und aufrechtzuerhalten. Dies schließt auch die Fähigkeit ein, einer vertrauten Person emotionale Zuwendung zu geben und zu empfangen und mit der anderen Person Rollenerwartungen – im privaten wie beruflichen Umfeld – befriedigend abzustimmen. Der Proband kann enge emotionale Beziehungen zu vertrauten Menschen, zum Partner/zur Partnerin, zu Kindern oder dem erweiterten Familienkreis zu Freunden und auch ausgewählten Kolleginnen und Kollegen herstellen und aufrechterhalten. Es finden gemeinsame Aktivitäten und Kontakte statt. Er gibt und erhält Unterstützung in täglichen oder wichtigen Lebensangelegenheiten.

Eine Beeinträchtigung liegt beispielsweise vor, wenn deutliche Probleme in den Beziehungen zu vertrauten Menschen bestehen. Es gibt wenig emotionale Zuwendung sowie Interesse füreinander, es kommt häufig zu Rücksichtslosigkeiten. Der Proband zieht sich emotional zurück. Als Konsequenz werden entsprechende Kontakte vernachlässigt, gemeinsame Aktivitäten deutlich vermieden oder passiv wahrgenommen. Der Proband hat keine engeren emotionalen Beziehungen und verhält sich vertrauten Menschen und/oder Familienmitgliedern gegenüber distanziert. Die Beziehung ist gegebenenfalls durch Gleichgültigkeit oder Rücksichtslosigkeit gekennzeichnet. Der Proband ist nicht an Familienangelegenheiten beteiligt. Sein Verhalten stößt auf Kritik seitens der Familienmitglieder oder wird von ihnen mit Resignation oder Ablehnung beantwortet.

Beispielfragen:
- Gibt es im Leben des Probanden einen Menschen, mit dem er vertrauensvoll verbunden ist?

- Hat der Proband im Beruf Menschen, denen er vertraut und mit denen er enger verbunden ist?
- Wie oft ist der Proband mit Familienmitgliedern zusammen?
- Wie beschreibt der Proband die Atmosphäre in engen Beziehungen oder in seiner Familie? Wen sieht er am meisten und wie oft?
- Kann der Proband mit eng vertrauten Menschen bzw. Familienmitgliedern offen über alltägliche Dinge, aber auch Gefühle und Probleme sprechen?
- Welche Rolle nimmt der Proband in der Familie ein?
- Wie geht der Proband mit Konflikten in engen Beziehungen oder der Familie um?
- Finden gemeinsame Aktivitäten mit vertrauten Menschen oder in der Familie statt? Ist das angenehm für den Probanden? Wer übernimmt normalerweise die Initiative dafür?
- Ist der Proband ein Mensch, der mitbekommt, wenn vertraute Menschen im Beruf oder andernorts, sein Partner oder jemand in der Familie seine emotionale Unterstützung brauchen?
- Ist der Proband in wichtige Entscheidungen in engen Beziehungen oder in der Familie einbezogen?

Beispiele für Fähigkeitsbeeinträchtigungen:

- Ein dementer Patient nimmt von sich aus keine Beziehung zu anderen Menschen bzw. Familienmitgliedern auf.
- Ein alkoholkranker Patient nimmt vertrauliche Beziehungen zu Zufallsbekanntschaften auf, übernimmt aber in der Familie nicht die ihm zukommende Rolle.
- Ein schizophrener Patient ist von den emotionalen Beziehungen in engen Beziehungen bzw. der Familie schnell überfordert. Es kann zu aggressiven Reaktionen kommen. Er lebt eher für sich zurückgezogen. Von Intimität fühlt er sich schnell überfordert.
- Ein depressiver Patient ist im Kontakt inaktiv und zurückgenommen, seine depressive Stimmung belastet enge Vertraute bzw. die Familienmitglieder. Er hat kein Interesse an Sexualkontakten.
- Ein agoraphober Patient belastet seine engen bzw. familiären Beziehungen durch sein Vermeidungsverhalten. Eng Vertraute oder Familienmitglieder müssen Alltagsaufgaben übernehmen, was zu Rollenveränderungen in den Beziehungen bzw. der Familie führt.
- Ein Patient mit generalisierter Angsterkrankung bevormundet vertraute Menschen, um sie vor vermeintlichen Gefahren zu bewahren. Dies führt zu Konflikten in engen Beziehungen oder zur Übertragung von Pflichten an den Patienten.

- Ein anankastischer Patient verlangt auch in engen Beziehungen bzw. der Familie die Einhaltung strikter Regeln oder extremer Ordnung im Haushalt.
- Ein narzisstischer Patient verlangt von engen Vertrauten oder Partnern ständige Bewunderung und Unterordnung. Dauerhafte Beziehungen sind nur mit komplementären Persönlichkeiten möglich.

12. Fähigkeit zur Selbstpflege und Selbstversorgung
Beurteilt wird die Fähigkeit des Probanden zur Selbstfürsorge und -pflege, also die Fähigkeit, sich zu waschen, zu pflegen, sich sauber und der Situation, dem Anlass oder der Jahreszeit entsprechend anzukleiden, Mahlzeiten zuzubereiten und einzunehmen, Gesundheitsbedürfnisse des Körpers wahrzunehmen und darauf angemessen zu reagieren.

Die Selbstpflege und das äußere Erscheinungsbild des Probanden entsprechen den Erwartungen der Bezugsgruppe. Die Kleidung und Sauberkeit ist den Gegebenheiten angemessen.

Eine Beeinträchtigung liegt beispielsweise vor, wenn der Proband einen unsauberen und ungepflegten Eindruck macht oder sich nicht sozial- und situationsangemessen kleidet, sich ungesund ernährt, seine körperliche Fitness vernachlässigt und die eigene Gesundheit ignoriert oder nicht auf die notwendige Erholung oder die Rücksichtnahme auf selbstverständliche psychische Bedürfnisse achtet.

Beispielfragen:

- Ist die Kleidung der Situation, dem Anlass, der Jahres- und Tageszeit angemessen?
- Müsste sich der Proband besser oder anders ernähren?
- Kocht er für sich selbst oder ernährt er sich überwiegend von Fastfood?
- Wie oft kommt der Proband dazu, sich zu duschen oder zu baden?
- Wann wechselt er seine Kleidung?
- Sieht es so aus, als ob der Proband Raubbau mit seinem Körper treibt?
- Betreibt der Proband mit seiner Ernährung zu viel oder zu wenig Aufwand?
- Hält er Erholungs- oder Schlafphasen ein?
- Tut der Proband genug für seine Fitness?

Beispiele für Fähigkeitsbeeinträchtigungen:

- Ein dementer Patient vernachlässigt die Körperpflege. Seine Kleidung ist verschmutzt. Er trägt keine temperatur- oder situationsangemessene Kleidung. Es kann vorkommen, dass er verdorbene Lebensmittel verzehrt.

- Ein alkoholkranker Patient vernachlässigt Körperpflege und -hygiene und ernährt sich einseitig. Durch den Alkohol schadet er seinem Körper.
- Ein schizophrener Patient wirkt ungewaschen und verwahrlost. Sein Kleidungsstil wirkt nicht stimmig und hat punktuell einen bizarren Stil.
- Ein depressiver Patient isst nicht regelmäßig oder bewegt sich ungenügend.
- Ein Patient mit Agoraphobie vermeidet die Teilnahme an Sport und verbringt die meiste Zeit in der Wohnung.
- Ein Patient mit generalisierter Angsterkrankung sorgt sich verstärkt um seine Gesundheit, übertreibt mit der Vermeidung potenziell ungesunder Nahrungsmittel oder kleidet sich übervorsichtig gegen Witterungseinflüsse.
- Ein anankastischer Patient besteht auf der Einhaltung fester Zeiten für Mahlzeiten oder strenger Diätvorschriften.
- Ein narzisstischer Patient isst und trinkt, was ihm unterkommt, oder unternimmt gewagte Klettertouren, da ihm nichts schaden kann.

13. Mobilität und Verkehrsfähigkeit

Beurteilt wird die Fähigkeit des Probanden, räumliche Distanzen zu Fuß zu bewältigen oder dazu geeignete Transportmittel wie Auto, Bus oder Flugzeug zu benutzen. Mobilität umfasst auch die Fähigkeit eines Individuums, sich selbständig in einer vertrauten oder auch neuen und unbekannten Umwelt zu bewegen. Sie kann z.B. durch Orientierungsstörungen oder durch Ängste eingeschränkt sein. Im Extremfall kann Mobilität vollständig aufgehoben sein, z.B. bei einem Angstpatienten, der seine Wohnung nicht mehr verlassen kann.

Beurteilt wird, ob der Proband ohne Probleme jeden verkehrsüblichen Platz aufsuchen und jedes verkehrsübliche Fortbewegungsmittel benutzen kann, und ob er sich an der Arbeitsstätte frei überallhin bewegen bzw. sich unbefangen in vertrauten und unbekannten Umgebungen bewegen kann.

Der Proband ist in der Lage, sich in privaten wie öffentlichen Gebäuden sowie außerhalb der eigenen Wohnung und anderer Gebäude aufzuhalten und zu bewegen.

Eine Beeinträchtigung liegt beispielsweise vor, wenn der Proband aus psychischen Gründen Probleme hat, zu laufen, sich zu bücken, Schnürsenkel zu binden, eine Unterschrift zu leisten oder Dinge in ein Regal zu heben, wenn er Schwierigkeiten hat, sich außerhalb der eigenen Wohnung oder anderer Gebäude zu bewegen. Die Benutzung bestimmter privater und/oder öffentlicher Transportmittel wird vermieden, ist mit starkem Unbehagen und Angst verbunden oder seine Fähigkeit zur Benutzung entsprechender Verkehrsmittel ist beeinträchtigt, sodass Hilfe benötigt wird.

Beispielfragen:

- Kann der Proband laufen, sich bücken, Schnürsenkel binden oder Dinge in ein Regal heben?
- Kommt es zu Blockaden, wenn der Patient eine Unterschrift leisten oder sonstige feinmotorische Aktivitäten ausüben soll?
- Reagiert der Patient auf motorische Anforderungen mit Schonung und Anstrengungsvermeidung?
- Kann der Proband sich frei in der Öffentlichkeit bewegen?
- Kann der Proband Busse, Bahnen und andere öffentliche Verkehrsmittel ohne Beklemmungsgefühle benutzen?
- Macht dem Probanden der Besuch von Kaufhäusern, Kinos o. Ä. Probleme oder kann er ganz unbeschwert einkaufen gehen?
- Wenn der Proband sich in fremden Stadtteilen oder im Wald befindet, besteht dann die Gefahr, dass er sich verläuft oder den Weg nicht findet?
- Wie kommt der Proband zur Arbeit, ins Kino, zum Einkaufen etc.?

Beispiele für Fähigkeitsbeeinträchtigungen:

- Ein dementer Patient verirrt sich in ihm unbekannter Umgebung.
- Ein alkoholkranker Patient kann unter Alkoholeinfluss Fahrzeuge nicht führen bzw. verursacht Verkehrsunfälle. Er findet nicht nach Hause, er geht unsicher, torkelt oder fällt.
- Ein schizophrener Patient meidet aufgrund paranoider Vorstellungen öffentliche Verkehrsmittel.
- Ein depressiver Patient sitzt antriebslos da und reagiert kaum auf Ansprache.
- Ein agoraphober Patient ist nicht in der Lage, Bus zu fahren.
- Ein Patient mit generalisierter Angsterkrankung vermeidet körperliche Aktivität, z. B. weil er Probleme mit der Bandscheibe befürchtet.
- Ein narzisstischer Patient überschätzt seine körperliche Leistungsfähigkeit und holt sich Zerrungen, weil er mehr auf einmal trägt, als er schafft.

5.4 Quantifizierung der Schwere einer Fähigkeitsbeeinträchtigung

Ob der vorliegende Grad der Pünktlichkeit, Sauberkeit oder Selbstbehauptung unzureichend, adäquat oder zu viel des Guten ist, kann nicht aus dem absoluten Ausmaß der vorliegenden Fähigkeit abgeleitet werden. Für eine qualifizierende Beurteilung (Qualifying gemäß ICF) benötigt man Referenznormen, so wie in

Kap. 3.6 am Beispiel der Intelligenztests ausgeführt worden ist. Eine Bürokraft, die eine Viertelstunde früher oder später am Schreibtisch sitzt, mag angemessen pünktlich sein. Ein Lokomotivführer, der seinen Kollegen ablösen soll, darf keine Minute zu spät kommen. Wenn also zwei Personen gleichermaßen nicht auf die Minute pünktlich sein können, mit einer Varianz von fünfzehn Minuten, dann ist die Bürokraft unbeeinträchtigt, der Lokomotivführer möglicherweise dienstunfähig. Bei der Qualifizierung einer Leistungsfähigkeit geht es also nicht um ein „Mehr oder Weniger", sondern ein „Hinreichend oder Unzureichend" mit Blick auf eine vorgegebene Norm. Die Unterscheidung zwischen Bürokraft und Lokomotivführer bezieht sich auf den Kontextfaktor „Umwelt". Ebenso bedeutsam sind personbezogene Kontextfaktoren. An den Grad der Selbstbehauptung oder der Wissensanwendung eines Lehrlings oder Meisters werden selbstverständlich auch unterschiedliche Maße angelegt.

Welche Normen im Einzelfall angelegt werden, hängt vom Ziel der Beurteilung ab. Die bei den Definitionen der einzelnen Dimensionen des Mini-ICF-APP genannten Beispiele beziehen sich auf einen allgemeinen Lebenskontext und eine Person ohne besondere Qualifikation. In diesem Fall hat sich der Rater für den konkreten Probanden – unter Bezug auf alle verfügbaren Informationen zu personbezogenen Faktoren und der Lebenssituation des Probanden – ein Bild zu machen über die für ihn geltende „uniforme Standardumwelt" bzw. soziale Referenzgruppe. Das heißt: Aus welcher sozialen oder ethnischen Gruppe stammt der Proband? Handelt es sich um einen Mann oder eine Frau, einen Arbeiter oder Akademiker? Welcher berufliche Bildungsgrad liegt vor usw.? Konstitutionelle oder ausbildungsbedingte Leistungsgrenzen werden bei der Urteilsbildung dem Kontext zugerechnet und nicht als Leistungsfähigkeit im Sinne der ICF gewertet. Der jeweilige Kontext gibt also vor, welche Fähigkeiten gebraucht werden bzw. welcher Art die Rollenerwartungen sind. Es wird ein Urteil darüber gebildet, welche der im Mini-ICF-APP aufgeführten Fähigkeiten in welchem Umfang mit Bezug auf die Standard- bzw. Referenzumwelt benötigt werden, um die Rollenerwartungen zu erfüllen.

Neben der individualtypischen Standardumwelt gibt es auch vordefinierte Standardumwelten. Dies ist beispielsweise der vorhandene oder ein angestrebter Arbeitsplatz. Hier wird vorgegeben, welche Aktivitäten zu erbringen und welche Leistungsanforderungen zu erfüllen sind. Dies gilt auch für das Berufsfeld. Im Vergleich zu einem konkreten Arbeitsplatz werden hierfür weniger spezialisierte Leistungen, dafür aber ein breiteres Spektrum an potenziell zu erbringenden Aktivitäten verlangt. Wenn es schließlich um eine soziale Teilhabe oder gar die Pflegebedürftigkeit geht, dann werden alltägliche Aktivitäten der Bewertung zugrunde gelegt.

Tabelle 5-1: ICF-Rating

Stufe	Bezeichnung	alternative Bezeichnungen	Ausmaß des Problems
0	Problem ist nicht vorhanden	ohne, kein, unerheb- lich ...	0–4 %
1	Problem ist leicht ausgeprägt	schwach, gering ...	5–24 %
2	Problem ist mäßig ausgeprägt	mittel, ziemlich ...)	25–49 %
3	Problem ist erheblich ausgeprägt	hoch, äußerst ...	50–95 %
4	Problem ist voll ausgeprägt	komplett, total ...	96–100 %

Für die Graduierung einer Funktionsstörung wie auch Aktivitäts- oder Leistungsbeeinträchtigung empfiehlt die ICF ein fünfstufiges Rating:

Zur Operationalisierung werden von der ICF Prozentränge bezüglich der Grundpopulation angegeben. Dies hat jedoch das Problem, dass bezüglich der Leistungsfähigkeit automatisch z. B. 96 % einer Population als leistungsgemindert und sogar mindestens 50 % als erheblich oder äußerst eingeschränkt zu bezeichnen wären.

Da das Mini-ICF-APP für eine klinische und sozialmedizinische Anwendung entwickelt wurde, muss eine inhaltlich begründete Norm für das Qualifying zugrunde gelegt werden. Als Beurteilungskriterium für den Grad der Beeinträchtigung der Leistungsfähigkeit empfiehlt es sich, den Umfang der Hilfsbedürftigkeit mit Blick auf den Referenzkontext zugrunde zu legen. Das Qualifying leitet sich also aus dem Grad der Teilhabeeinschränkung ab. Daraus ergibt sich folgende Schwere-Graduierung: „0“ bedeutet, dass keine Beeinträchtigung vorliegt, „1“ es liegt eine leichte Beeinträchtigung vor, die subjektiv Leiden verursacht, „2“ es liegt eine mittelgradige Beeinträchtigung vor, die zu Negativreaktionen der Umwelt führt, „3“ es liegt eine schwere Beeinträchtigung vor, die ein Eingreifen durch Dritte erforderlich macht, und „4“ es liegt eine „vollständige“ Beeinträchtigung vor, die es unvermeidlich macht, dass der Betroffene von entsprechenden Aufgaben entpflichtet wird (siehe Tabelle 5-2). Diese Kriterien lassen sich in einem Interview mit dem Probanden weitgehend objektiv und genau bestimmen und sie geben zugleich auch Schwellen wieder, die unmittelbar diagnostische, therapeutische und sozialmedizinische Relevanz haben.

Tabelle 5-2: Beurteilungsstufen von Beeinträchtigung

0 – keine Beeinträchtigung: Der Proband entspricht den Normerwartungen an seine Referenzgruppe.
1 – leichte Beeinträchtigung: Es bestehen einige leichtere Schwierigkeiten oder Probleme, die geforderten Fähigkeiten/Aktivitäten auszuüben. Es resultieren daraus keine wesentlichen negativen Konsequenzen.
2 – mittelgradige Beeinträchtigung: Im Vergleich zur Referenzgruppe bestehen deutliche Probleme, die geforderten Fähigkeiten/Aktivitäten auszuüben. Dies hat negative Auswirkungen bzw. negative Konsequenzen für den Probanden oder andere. Konkret bedeutet dies, dass der Proband z. B. Ärger mit Kollegen, Vorgesetzten, Freunden oder Familienmitgliedern bekommt. Der Hintergrund bzw. die Ursache des Ärgers ist hier konkret zu benennen.
3 – schwere Beeinträchtigung: Der Proband kann Rollenerwartungen in wesentlichen Teilen nicht mehr gerecht werden. Er benötigt teilweise Unterstützung von Dritten. Konkret bedeutet dies, dass jemand anderes (Kollegen, Vorgesetzte, Freunde, Nachbarn, Familienmitglieder) einschreiten muss, der zu benennen ist.
4 – vollständige Beeinträchtigung: Der Proband ist nicht in der Lage, die geforderten Fähigkeiten/Aktivitäten auszuüben. Der Proband muss weitgehend entpflichtet werden und die Aktivitäten müssen durch Dritte übernommen werden.

5.5 Das Mini-ICF-APP-Interview

Bei der Erhebung von Funktionsstörungen bzw. des psychopathologischen Befundes beginnt die Untersuchung mit der Frage nach den vorliegenden Beschwerden. Es wird die Art der Symptomatik und damit zugleich auch ihre Schwere erfragt. Bei der Erhebung von Fähigkeitsbeeinträchtigungen hingegen beginnt das Interview nicht mit der Frage nach den gegebenen Fähigkeiten, sondern mit

1. der Klärung des Beurteilungskontextes,
2. der Erhebung der vorliegenden Aktivitätsprobleme,
3. der Analyse der dafür verantwortlichen Fähigkeitseinschränkungen und
4. den daraus resultierenden Teilhabebeeinträchtigungen.

1. Festlegung der Standardumwelt und Beurteilungsreferenz

Vor Beginn der Befragung muss durch den Beurteilenden festgelegt werden, welcher Referenzkontext bzw. welche Standardumwelt nach ICF im vorliegenden Fall zugrunde zu legen ist. Hierfür gibt es je nach Anwendungsbereich und Untersuchungsziel unterschiedliche Möglichkeiten. Zu empfehlende Referenzstandards sind der Arbeitsplatz, das Berufsfeld, ein Hotel, die Wohnung und das individuelle Lebensumfeld oder eine therapeutische Situation. Diese werden im Kapitel 10 zur sozialmedizinischen Fähigkeitsbeurteilung und -begutachtung noch näher beschrieben werden.

a. *Der Arbeitsplatz:* Wenn es um die Beurteilung der Arbeitsfähigkeit oder um eine Personalauswahl geht, dann ist der konkrete Arbeitsplatz mit seinen jeweiligen Besonderheiten zugrunde zu legen. Es geht darum, welche Aktivitäten eine Person während der Arbeitszeit konkret ausführen muss.
b. *Das Berufsfeld:* Wenn es um die Beurteilung der Berufsfähigkeit im Allgemeinen oder um LTA geht, d.h. ob sich jemand beispielsweise außerhalb seines bisherigen Arbeitsplatzes mit seinem beruflichen Hintergrund auf eine andere Stelle bewerben könnte und wie diese gegebenenfalls aussehen sollte, dann ist das Berufsfeld zugrunde zu legen. Die geforderten Aktivitäten sind beispielsweise in der jeweiligen Ausbildungsverordnung zu finden.
c. *Ein Hotel:* Wenn es um die Beurteilung der Erwerbsfähigkeit geht, dann bietet sich ein Hotel als Referenz an. Dort werden Menschen mit unterschiedlichsten Qualifikationen beschäftigt, womit im Grundsatz der gesamte allgemeine Arbeitsmarkt abgebildet wird, einschließlich der Adjustierung auf unterschiedliche personbezogene Voraussetzungen.
d. *Die Wohnung:* Wenn es um die Fähigkeit der Teilhabe am sozialen Leben und die Frage der Hilfs- und Pflegebedürftigkeit geht, dann bietet sich das Wohnumfeld als Referenz an. Jeder Mensch sollte in der Lage sein, sich selbst Nahrung zuzuführen, sich anzukleiden, die Wohnung sauber zu halten, mit Mitbewohnern und Nachbarn zu kommunizieren, Einkäufe zu tätigen oder die Miete zu zahlen. Wer dies kann, braucht keine pflegerische Unterstützung, wer nicht, ist pflegebedürftig.
e. *Die therapeutische Situation:* Wenn es um die Therapieplanung oder die Beurteilung des Therapieverlaufs beispielsweise während einer stationären Rehabilitationsmaßnahme geht, dann kann eine definierte Therapiesituation als Referenz genommen werden, beispielsweise die Teilnahme an der Ergotherapie. Hier werden allgemeine Anforderungen an Patienten hinsichtlich Flexibilität, Durchhaltefähigkeit, fachlichem Können, Sozialverhalten usw. gestellt. Wer diese in relevantem Ausmaß nicht erfüllen kann, vermag an dieser Behandlung nicht teilnehmen und wäre dann gegebenenfalls nicht rehafähig. Des Weiteren lassen sich Fähigkeitseinschränkungen in diesem Kontext aufgrund einer direkten Beobachtung durch die Therapeuten bewerten und dann in eine sozialmedizinische Beurteilung übertragen, die damit nicht nur auf theoretischen Annahmen basieren muss.

2. Erhebung der Aktivitätsanforderungen in der Standardumwelt
Im nächsten Schritt muss die ausgewählte Standardumwelt operationalisiert werden. Ob es um den allgemeinen Lebenskontext des Probanden geht oder den derzeitigen Arbeitsplatz, sagt für sich genommen noch nicht, welche Aktivitäten dort konkret verlangt werden. So kann die eigene Wohnung groß oder klein sein, mit oder ohne Mitbewohner, mit freundlichen oder unfreundlichen Nachbarn, mit oder ohne Aufzug, in der Nähe oder weit entfernt von Einkaufsmöglichkeiten. Die Vielfalt und Unterschiedlichkeit der Arbeitsplätze und der jeweils geforderten Aktivitäten ist unendlich. Es bedarf also einer spezifischen Erhebung der Kontextcharakteristika.

Die bei der Definition der einzelnen Dimensionen des Mini-ICF-APP aufgeführten Fragen sind als Interviewanregung zu verstehen. Es handelt sich um halbstandardisierte Fragen, die dem Interviewer Raum geben, Zusatzfragen zu stellen oder Ergänzungen oder Umformulierungen vorzunehmen und dem Probanden ermöglichen, mit eigenen Formulierungen zu antworten. Ziel dieses Teils des Interviews ist, eine möglichst genaue Auflistung und Schilderung des Aktivitätsspektrums zu bekommen, das den ausgewählten Kontext beschreibt.

Methodisch ist verhaltensbeschreibend vorzugehen. Statt zu fragen „Benötigen Sie die Fähigkeit zur Selbstbehauptung?“, sollte gefragt werden: „Kommt es gelegentlich zu Konflikten mit anderen Personen, mit wem und wie oft?“ Wenn es um den Arbeitsplatz geht, ist beispielsweise mit der Frage zu beginnen: „Können Sie bitte erzählen, wie ein üblicher Tag bei Ihrer Arbeit aussieht?“ „Was müssen Sie konkret tun, wenn Sie morgens um 8 Uhr zur Arbeit kommen?“ Die Aktivitätsschilderung sollte möglichst konkret sein, z. B. „Ich schalte den Computer an, lese E-Mails, habe eine Besprechung mit Kollegen und schreibe Rechnungen.“

3. Analyse von Aktivitäts- und Fähigkeitsbeeinträchtigungen
Bezogen auf die konkreten Aktivitätsanforderungen der ausgewählten Standardumwelt ist dann zu klären, welche geforderten Aktivitäten der Proband nicht ausüben kann, d.h. welche Fähigkeiten beeinträchtigt sind. Dazu wird geprüft, ob vom Probanden die zu erbringenden Aktivitäten potenziell ausführbar sind oder ob aufgrund von krankheitsassoziierten Fähigkeitsbeeinträchtigungen eine Minderung der Leistungsfähigkeit vorliegt. Konkret ist die Frage zu klären, ob der Proband die Aktivitäten ausüben kann, die beispielsweise in seiner zuletzt ausgeübten Tätigkeit gefordert wurden (konkreter Arbeitsplatz). Es wird nicht beurteilt, ob diese Fähigkeiten tatsächlich ausgeführt werden (performance),

sondern ob sie ausgeführt werden könnten (capacity), wenn der Proband es wollte oder die Situation dies erlaubt oder erfordert. Kann der Proband angemessen an der Teambesprechung teilnehmen, die Rechnungen in der gebotenen Zeit korrekt erstellen usw.? Wenn festgestellt wird, dass eine Leistungsminderung bezüglich einer bestimmten Aktivität besteht, dann ist durch den Untersuchenden zu klären, welche Fähigkeit fehlt und inwieweit dadurch eine Beeinträchtigung der Teilhabe begründet ist.

Die Dimensionen des Mini-ICF-APP sind bei der Analyse der Fähigkeitsbeeinträchtigungen als heuristische Leitlinie zu verstehen. Die Zahl potenzieller Aktivitäten, die in den unterschiedlichsten Berufsgruppen gefordert werden, ist unendlich und geht auch weit über die in der ICF aufgelisteten Einzelaktivitäten hinaus. Die Zahl der benötigten Fähigkeiten (capacities) ist jedoch begrenzt und im Wesentlichen in den Mini-ICF-APP-Dimensionen abgebildet. Durchhaltevermögen und Widerstandskraft werden beim Bettenbeziehen von einer Hotelangestellten ebenso benötigt wie von einem Verwaltungsangestellten, der Rechnungen prüfen und bezahlen muss, oder vom Küchenchef, wenn er 200 Mahlzeiten vorbereiten muss.

Bei der Analyse können alle verfügbaren Informationen berücksichtigt werden, d.h. anamnestische und gegebenenfalls fremdanamnestische Angaben ebenso wie Beobachtungen in der Untersuchungssituation. Beobachtungen haben die größere Bedeutung. Die Feststellungen sollten nicht subjektive qualitative Selbsteinschätzungen der Probanden wiedergeben, sondern Urteile des Raters sein, die er aus möglichst detaillierten Verhaltensschilderungen ableitet. Die Selbsteinschätzung des Probanden und Fremdeinschätzungen durch Dritte bzw. den Rater können sich voneinander unterscheiden: Zum Beispiel meint der Proband, insuffizient oder leistungsgemindert zu sein, während sein Vorgesetzter oder der Rater das anders sehen. Entscheidend ist das Urteil des Untersuchenden (Kann der Proband eine bestimmte Aktivität ausführen oder nicht? Und wenn nicht, aufgrund welcher Fähigkeitseinschränkung?). Gefragt wird nach geleisteten Aktivitäten und Abweichungen zum Soll:

- „Was wird von Ihnen erwartet, was sollen Sie tun, was haben Sie genau getan?“
- „Gab es Diskrepanzen zwischen dem, was von Ihnen erwartet wurde, und dem, was Sie geleistet haben? Können Sie das einmal näher schildern?“
- „Welche Fähigkeiten fehlen Ihnen Ihrer Meinung nach, damit Sie die Aktivitäten entsprechend den Anforderungen ausführen können?“
- „Welche Fähigkeit bzw. wie viel davon fehlt Ihnen, um die Anforderungen voll erfüllen zu können? Woran machen Sie dies fest?“

Tabelle 5-3: Beurteilung der Schwere der Fähigkeitsbeeinträchtigungen

Stufe	Das Problem ist ...	Folgen
0	... nicht vorhanden.	Das Problem verursacht subjektives Leiden, fällt nach außen hin aber nicht weiter auf.
1	... leicht/schwach/gering ausgeprägt.	Das Problem fällt nicht weiter auf.
2	... mittelgradig/mäßig/ ziemlich ausgeprägt.	Das Problem fällt auf, hat negative Konsequenzen oder führt zu Negativreaktionen bei der Umwelt.
3	... schwer/erheblich/hoch/ äußerst ausgeprägt.	Der Proband benötigt Unterstützung durch Dritte, er kann alleine die geforderten Aktivitäten nicht ausüben.
4	... vollständig/komplett/total ausgeprägt.	Der Proband muss von diesen Aktivitäten entpflichtet werden.

4. Beurteilung der Schwere der Fähigkeitsbeeinträchtigungen
Im nächsten Schritt ist der Grad bzw. die Schwere der Fähigkeitsbeeinträchtigungen zu beurteilen. Wie bereits ausgeführt, ist eine Abstufung von 0 bis 4 vorgegeben (siehe Tabelle 5-1 und Tabelle 5-2).

Die Schwere der Fähigkeitsbeeinträchtigung wird also operationalisiert an der Bedeutung für den Referenzkontext („standard environment" nach ICF). Die Unfähigkeit, pünktlich sein zu können, die zu einer Verspätung von einer Viertelstunde führt, könnte an der einen Arbeitsstelle nicht einmal auffallen und wäre daher als geringgradig einzustufen. An einer anderen Arbeitsstelle könnte es zu Vorwürfen von Vorgesetzten oder Kollegen kommen, und wieder an einer anderen würde es zur beruflichen Entpflichtung oder Kündigung führen und wäre damit ein schwerwiegendes Problem.

Beziehung zwischen Fähigkeitsbeeinträchtigungen und Funktionsstörungen (Psychopathologie)
Wenn eine Fähigkeitsbeeinträchtigung vorliegt (Mini-ICF-APP-Wert > 0) ist des Weiteren noch zu klären, ob die Erfüllung der Rollenerwartungen durch eine krankheitsbedingte Minderung der Leistungsfähigkeit verursacht wird oder ob die Abweichungen von der Norm und den Erwartungen durch mangelnde Ausbildung, geringe Willensanstrengung oder andere nicht krankheitsrelevante Gründe bedingt sind. Ein Mitarbeiter, der nicht in der Lage ist, eine bestimmte

Aufgabe auszuführen, weil er nicht hinreichend qualifiziert ist, würde keine Fähigkeitsbeeinträchtigung nach der ICF attestiert bekommen. Die ICF ist ein System zur Beschreibung krankheitsbezogener Beeinträchtigungen oder Behinderungen.

Diese Frage ist insbesondere dann von Bedeutung, wenn die Leistungseinschränkung erst im Zusammenhang mit einer Kontextänderung auftritt, also beispielsweise mit Änderungen in den beruflichen Anforderungen. Differenzialdiagnostisch ist an eine eingeschränkte Willensanstrengung zu denken („Ich habe keine Lust, neue Aufgaben zu übernehmen") oder an mangelnde Qualifikation („Ich habe nicht gelernt, eine Maschine zu bedienen"). Die Feststellung einer krankheitsbedingten Fähigkeitseinschränkung berücksichtigt zum einen die Selbstauskunft des Patienten („Hat das etwas mit Ihrer Erkrankung zu tun?"). Entscheidend ist aber das Urteil des Untersuchenden, der aufgrund seines Fachwissens beurteilen muss, ob eine Krankheit vorliegt, die zu Symptomen bzw. Funktionsstörungen führt, die die vorliegende Fähigkeitsbeeinträchtigung bedingt. Von Bedeutung ist auch der Verlauf, d.h. die Frage, ob der Proband vor der Erkrankung über die geforderte Fähigkeit verfügte und ob eine Einschränkung erst mit der Erkrankung aufgetreten ist.

Reservekapazität

Für die Planung eventueller therapeutischer Interventionen kann über die Feststellung und Beurteilung der unmittelbaren Fähigkeitsbeeinträchtigungen hinaus auch die Abschätzung der Reservekapazitäten nach einer Therapie, einem Training oder einer Kontextanpassung erfolgen. Mit Reservekapazität (Baltes et al., 1992) ist der Funktionszustand gemeint, der nach Training oder Therapie erreichbar ist. Wenn eine Fähigkeitsbeeinträchtigung durch eine Krankheit bedingt ist und diese behandelbar ist, dann sollte die Reservekapazität dem ursprünglichen Leistungsniveau entsprechen. Andererseits ist es möglich, Fähigkeiten auch direkt therapeutisch anzugehen (siehe Kap. 11). Wenn also für eine bestimmte Tätigkeit mehr an Selbstbehauptung gefordert ist, als dem Patienten aktuell zur Verfügung steht, dann kann versucht werden, diese in einem Training der sozialen Kompetenz (Ullrich de Muynck, 1998a–d) zu verbessern. In manchen Fällen ist auch an ein Training kompensatorischer Fähigkeiten zu denken. Wenn es einem Patienten an Durchhaltevermögen mangelt, kann dies unter bestimmten Umständen durch eine höhere soziale Kompetenz kompensiert werden, indem der Patient lernt, Mitarbeitende so für sich einzunehmen, dass sie ihm Minderleistungen durchgehen lassen.

Unter Reservekapazität ist auch eine hinreichende Leistungsfähigkeit nach Anpassung des Kontextes an das gegebene Leistungniveau zu verstehen. In diesem

Fall bleibt der absolute Grad der Leistungsfähigkeit unverändert, die kontextbezogene relative Leistungsfähigkeit kann sich jedoch bessern.

5.6 Auswertungs- und Interpretationshinweise

Pro Dimension wird ein Wert von 0 bis 4 vergeben. Dies ermöglicht die Angabe eines Globalwerts über alle Fähigkeitsdimensionen hinweg, der zwischen 0 und 52 variieren kann. Dieser Gesamtscore ist für wissenschaftliche Zwecke und Populationsbeschreibungen sinnvoll zu interpretieren als Maß der Gesamtbeeinträchtigung.

Im klinischen Kontext sind jedoch eher Ergebnisse für einzelne Dimensionen von Interesse. Es genügt eine Dimension, beispielsweise die vollständige Beeinträchtigung der Mobilität, um eine Arbeitsunfähigkeit nach sich zu ziehen, wenn der Betreffende in einem ambulanten Pflegedienst arbeitet. Für die sozialmedizinische Beurteilung wie auch für die Therapie kann ein Einzelwert interessanter sein als der Globalwert.

Da die Schwerebeurteilung in Relation zum Referenzkontext erfolgt, kann ein Wert von 3 oder 4 immer als Ausdruck einer Beeinträchtigung der Teilhabe oder Behinderung interpretiert werden.

Je nach Art der Erkrankung und abhängig vom individuellen Fall kann es zu Überschneidungen zwischen den Fähigkeiten bzw. Fähigkeitsbeeinträchtigungen kommen (z. B. Urteilsfähigkeit und Anwendung fachlicher Kompetenzen). So kann ein Patient mit einer ausgeprägten generalisierten Angststörung bei einem alltäglichen Arbeitsanliegen unter Ungewissheitsbedingungen (z. B. man weiß nicht, wie viele Personen in ein Seminar kommen werden) nicht schnell eine Entscheidung treffen (z. B. ob 15 oder 50 Handouts gedruckt werden sollen) und kommt gleichzeitig in die Situation, Arbeitswissen (für eine große Seminargruppe benötigt man 50 Handouts, für eine kleine nur 15) nicht anwenden zu können.

Die mögliche Gleichzeitigkeit von Fähigkeitsbeeinträchtigungen in verschiedenen Bereichen ist ähnlich wie im psychopathologischen Befund. Auch hier können beispielsweise Inkohärenz im Denken und Konzentrationsstörungen gemeinsam vorkommen. Es gibt jedoch auch Fälle, in denen diese Dimensionen unterschiedlich ausfallen. Der Patient mit der generalisierten Angststörung kann beispielsweise trotz Beeinträchtigung in seiner Urteilsfähigkeit unbeeinträchtigt sein in seiner Kommunikationsfähigkeit, d. h. er geht auf seine Kollegen zu und bittet sie um Rat und Informationen.

5.7 Raterqualifikation und Gütekriterien

Wie die vorgenannten Beurteilungsaspekte und Anforderungen an das Interview zeigen, bedarf es einer sachgerechten Qualifikation des:der Untersuchenden. Er:sie muss mit psychischen Erkrankungen und den daraus folgenden Fähigkeitsbeeinträchtigungen vertraut sein, mit den Definitionen der Mini-ICF-APP-Dimensionen und der Standardumwelt. Es muss eine adäquate Interviewtechnik angewendet werden, um die benötigten Details valide erfragen zu können. Fähigkeiten und speziell Fähigkeitseinschränkungen sind wegen ihrer Vielfalt und Kontextabhängigkeit nicht über ein einfaches Selbstrating oder sonstiges Globalrating zu erheben. Dies gilt insbesondere, wenn es um die Differenzierung von Leistungsfähigkeit und Leistungsbereitschaft geht. Entsprechendes Fachpersonal mit Erfahrung in der Diagnostik psychischer Erkrankungen können Ärzte, Psychologische Psychotherapeuten oder Angehörige anderer einschlägiger Berufsgruppen sein wie in der Sozialarbeit, Ergotherapie oder Bewegungstherapeie Tätige.

Wichtig ist ein methodisch korrektes Interviewvorgehen. Die im Mini-ICF-APP abgebildeten Dimensionen beschreiben allgemeinverständliche Konstrukte. Die deskriptive und verhaltensorientierte Sachklärung ermöglicht bereits eine Beurteilerübereinstimmung von $r = .70$, selbst wenn kein spezifisches Training stattgefunden hat. Wenn die Rater geschult sind, sich präzise an die Vorgaben zu halten, keine Eindrucksurteile abzugeben und detailgenau Fakten zu erheben und auf deren Basis dann Urteile abzugeben, dann können Übereinstimmungswerte von bis zu $r = .92$ erreicht werden. Von daher sollte vor der Anwendung nach Möglichkeit eine Schulung stattgefunden haben.

Für die Validität der Mini-ICF-APP-Dimensionen und -Ratings sprechen mittlere bis hohe Korrelationen mit dem GSDS-II. Es sind Zusammenhänge zwischen dem Ausmaß der Fähigkeitsbeeinträchtigungen und psychopathologischen Maßen (Anzahl der F-Diagnosen, SCL-90-R) einerseits und den Merkmalen andererseits, die den Arbeitsfähigkeitsstatus bzw. die Dauer von Arbeitsunfähigkeit betreffen, ermittelt worden. Das Rating ist änderungssensitiv, es lassen sich also Abnahmen im Ausmaß der Fähigkeitsbeeinträchtigungen im Verlauf einer psychosomatischen Rehabilitationsbehandlung abbilden (Linden et al., 2009).

Für die Beurteilten ist die Anwendung des Mini-ICF-APP keine besondere Belastung, da nur relativ konkrete und bewertungsfreie anamnestische Informationen erfragt werden. Es schützt vor willkürlichen oder emotional gefärbten Beurteilungen dar, weil es die Beurteilenden zwingt, Einschätzungen in Bezug auf mögliche Fähigkeitseinschränkungen begründet und in strukturierter Form abzugeben.

Das Mini-ICF-APP kann international angewendet werden, da es keine landesspezifischen Inhalte enthält. Allerdings kann die als Referenz heranzuziehende Standard-Umwelt je nach kulturellem oder nationalem Hintergrund variieren. Es liegen Übersetzungen in Englisch, Französisch und Italienisch vor.

6 Fähigkeitsprofile in unterschiedlichen Populationen

Grundsätzlich gilt, dass es keine Eins-zu-eins-Beziehung zwischen Krankheit, Funktionsstörung und Fähigkeitseinschränkung gibt, sondern dass jede Krankheit sich sehr unterschiedlich hinsichtlich der aktuellen Symptomatik äußern kann und dass jegliche Funktionsstörung sehr unterschiedliche Fähigkeitseinschränkungen nach sich ziehen kann und diese je nach Kontext unterschiedlich zu bewerten sind. Dennoch gibt es durchaus auch regelhafte Zusammenhänge. So führt eine Depression (im Gegensatz zu einem Beinbruch) nicht zu einer Störung der Beinbeweglichkeit und damit Gehfähigkeit. Die Arbeiten zu den ICF-Core-Sets bauen auf dieser Erkenntnis auf, indem versucht wird, für unterschiedliche Krankheiten eine unterschiedliche Auswahl an Fähigkeiten vorzugeben. Dies erfolgt in der Annahme, dass bestimmte Fähigkeiten bei bestimmten Krankheiten von besonderer Relevanz sind und andere eher nicht. Auch die Entwicklung des Mini-ICF-APP folgt diesem Gedanken, indem solche Fähigkeitsdimensionen zur Beurteilung vorgegeben werden, die regelhaft bei psychischen Störungen betroffen sind. Darüber hinaus stellt sich die Frage, inwieweit auch bei verschiedenen psychischen Störungen regelhaft mit unterschiedlichen Fähigkeitsbeeinträchtigungen zu rechnen ist. So ist zu erwarten, dass eine Phobie vorrangig die Mobilität oder Flexibilität beeinträchtigt, während eine Persönlichkeitsstörung sich eher im Kontakt zu anderen niederschlägt. Die Frage nach differenziellen Fähigkeitsprofilen ist noch zu erweitern, wenn man berücksichtigt, dass die Beurteilung der Schwere von Fähigkeitsbeeinträchtigungen kontextabhängig zu erfolgen hat. Von daher ist auch zu fragen, ob es Unterschiede in den Fähigkeitsprofilen zwischen Menschen an unterschiedlichen Arbeitsplätzen oder unterschiedlichen Geschlechts oder Alters gibt.

Hinweise darauf geben Daten, die an einer Stichprobe von Patienten erhoben wurden, die in Wartezimmern von Hausärzten angetroffen wurden und die in der

Selbstauskunft angaben, unter chronischen psychischen Störungen zu leiden (Muschalla et al., 2013). **Abbildung 6-1** zeigt einen Vergleich von Männern und Frauen. Es zeigt sich, dass Männer in der Tendenz durchgehend höhere Fähigkeitsbeeinträchtigungen zeigten als Frauen bzw. auch statistisch signifikant als stärker beeinträchtigt eingeschätzt wurden in den Dimensionen: Anpassung an Regeln und Routinen, Planung und Strukturierung von Aufgaben, Kompetenz- und Wissensanwendung, Proaktivität und Spontanaktivitäten, Gruppenfähigkeit, enge dyadische Beziehungen sowie Mobilität und Verkehrsfähigkeit.

Grundsätzlich findet sich aber ein analoges Profil über die verschiedenen Dimensionen hin. Bei der untersuchten Gruppe von Hausarztpatienten fanden sich die höchsten Einschränkungen in der Dimension „Proaktivität und Spontanaktivitäten", was darauf hindeutet, dass selbstinitiiertes Verhalten oder Freizeitverhalten bei psychischen Störungen als Erstes beeinträchtigt ist. Als Nächstes sind die Fähigkeit zu engen dyadischen Beziehungen, Selbstbehauptungsfähigkeit, Widerstands- und Durchhaltefähigkeit, Flexibilität und Umstellungsfähigkeit sowie Entscheidungs- und Urteilsfähigkeit betroffen. Am wenigsten leiden die Kompetenz- und Wissensanwendung und die Fähigkeit zur Selbstpflege und Selbstversorgung.

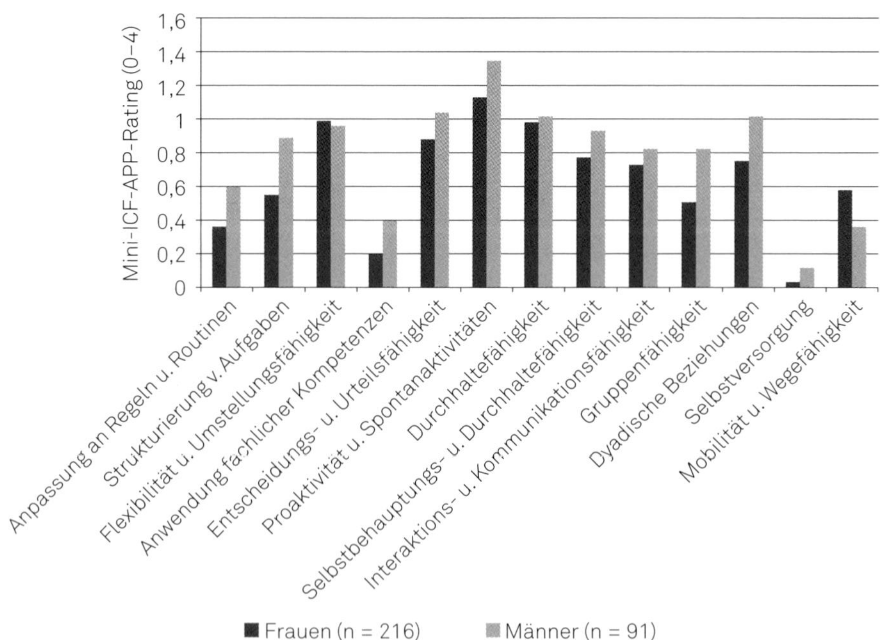

Abbildung 6-1: Fähigkeitsbeeinträchtigungen bei chronisch psychisch kranken Hausarztpatienten in Abhängigkeit vom Geschlecht (N = 307)

Mit dem Lebensalter bestanden nur für die Dimensionen „Widerstands- und Durchhaltefähigkeit“ (r = .151**) und „Kompetenz- und Wissensanwendung“ (r = .151**) bedeutsame Zusammenhänge. Beeinträchtigungen in den anderen Fähigkeitsdimensionen waren altersunabhängig.

Abbildung 6-2 zeigt auf der Basis der Erhebung in Hausarztpraxen vergleichende Beeinträchtigungsprofile für Patienten mit ausgewählten psychischen Störungen. Die Diagnosen wurden im Rahmen eines standardisierten Interviews mit dem International Neuropsychiatric Interview gestellt (Sheehan et al., 1994). Patienten mit depressiver Episode haben insbesondere in der Planungs- und Strukturierungsfähigkeit sowie bei den Spontanaktivitäten stärkere Beeinträchtigungen als Patienten mit sonstigen Erkrankungen ohne Depression. Patienten mit Panik und oder Agoraphobie haben erwartungsgemäß stärkere Beeinträchtigungen in der Mobilität und Verkehrsfähigkeit. Patienten mit sozialer Phobie zeigen vergleichsweise häufig in den interaktionellen Fähigkeiten (Selbstbehauptungs-, Gruppen-, und Kontaktfähigkeit) stärkere Beeinträchtigungen. Patienten mit generalisierten Angsterkrankungen sind vor allem hinsichtlich der Flexibilität und

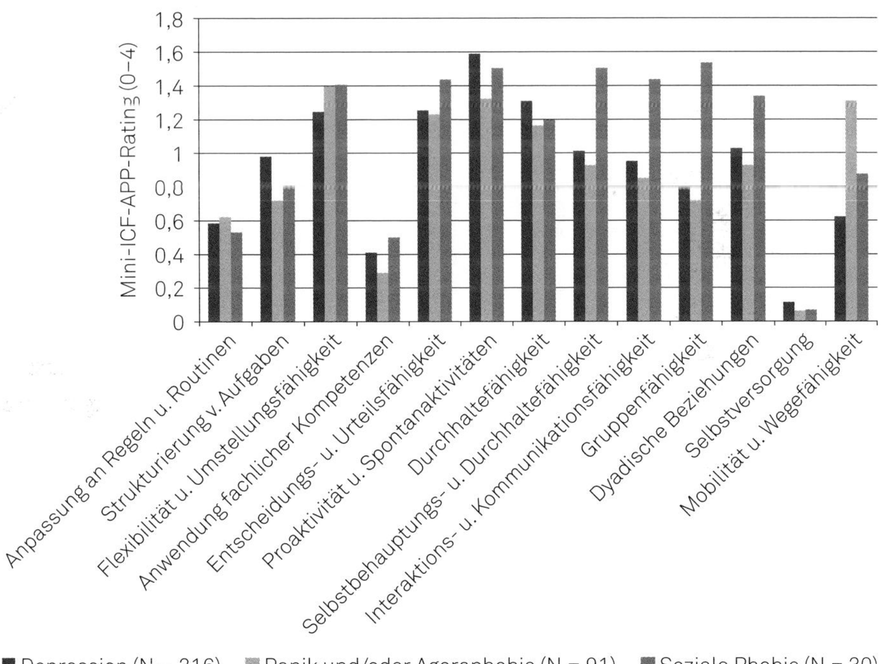

Abbildung 6-2: Fähigkeitsbeeinträchtigungen chronisch psychisch kranker Hausarztpatienten bei unterschiedlichen Diagnosen

Umstellungsfähigkeit sowie der Entscheidungs- und Urteilsfähigkeit betroffen. Diese Verteilungen entsprechen im Wesentlichen dem, was man vorab an störungsspezifischen Beeinträchtigungen erwarten konnte und sprechen für die Validität der Urteile.

Gleiches gilt auch für den Vergleich von arbeitsfähigen und arbeitsunfähigen Patienten. Patienten, bei denen die Hausärzte aktuell eine Arbeitsunfähigkeit attestiert hatten, zeigten erwartungsgemäß signifikant stärkere Fähigkeitsbeeinträchtigungen als die Vergleichsgruppe (**Abbildung 6-3**). Es finden sich signifikante Unterschiede hinsichtlich Flexibilität und Umstellungsfähigkeit, in der Kompetenz- und Wissensanwendung, in der Entscheidungs- und Urteilsfähigkeit, in der Widerstands- und Durchhaltefähigkeit sowie in der Konversations- und Kontaktfähigkeit zu Dritten. Bei 26,7% gab es mindestens in einem Bereich eine erhebliche Beeinträchtigung, die das Eingreifen Dritter erforderlich machen würde. Bei der Interpretation der Daten zu psychisch bedingten Leistungsminderungen ist zu berücksichtigen, dass zusätzlich somatische Krankheiten zu Arbeitsunfähigkeitsattesten führen können. Auch diese Ergebnisse stützen die Validität der Beurteilungen mit dem Mini-ICF-APP.

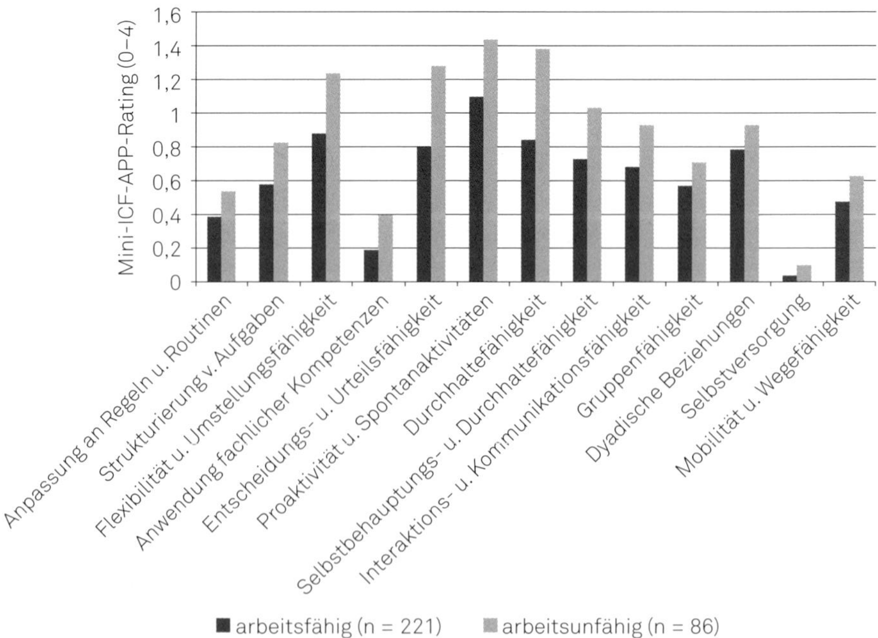

Abbildung 6-3: Fähigkeitsbeeinträchtigungen bei arbeitsfähigen und arbeitsunfähigen chronisch psychisch kranken Hausarztpatienten (N = 307)

7 Selbstbeurteilung von Fähigkeiten mit dem Mini-ICF-APP-Selbstbeurteilung (Mini-ICF-APP-S)

Neben Fremdratinginstrumenten können auch Selbstbeurteilungsverfahren wichtige Informationen liefern. Dies gilt insbesondere für Skalen zur Erfasssung von Funktionsstörungen. So gibt es neben der Hamilton-Skala zur Fremdbeurteilung des Schweregrads einer Depression (HDRS; Hamilton, 1960; Collegium Internationale Psychiatriae Scalarum [CIPS], 2015) auch vielfältige Selbstbeurteilungsskalen wie z.B. das Beck-Depressions-Inventar als Selbstrating (BDI-II, Hautzinger et al., 2009). Anhand von Selbsteinschätzungen können Informationen über subjektiv erlebte Beschwerden erfasst werden. Im klinischen Alltag kommt Selbstbeurteilungsinstrumenten daher eine Bedeutung im Sinne von Zusatzbefunden zu. Sie lassen sich ökonomisch einsetzen, um Patienten zu screenen, Veränderungsprozesse abzubilden und Therapieentscheidungen zu unterstützen (Laireiter, 2005).

Auch im Bereich der Fähigkeitsdiagnostik kommen Selbstbeurteilungen zum Einsatz, wie die bereits angesprochene ICF-AT-50-Psych-Skala (Nosper, 2008), das Selbstrating zum WHO-DAS-2.0 (WHO, 2004) oder das ICFPsych A&P (Brütt et al., 2015). Ein weiteres Selbstratingsinstrument, das parallel zum Mini-ICF-APP entwickelt wurde, ist das Mini-ICF-APP-S (Linden et al., 2018). Es umfasst dieselben 13 Fähigkeiten (Soft Skills) wie das Mini-ICF-APP. Es unterscheidet sich jedoch insofern, als es bipolar aufgebaut ist, d.h. dem Probanden ermöglicht, sowohl seine Schwächen als auch seine Stärken anzugeben. Der Proband kann seine Fähigkeit auf einer achtstufigen Skala einschätzen zwischen den beiden Polen 0 „das ist eindeutig eine Stärke von mir“ über 3 „das geht schon irgendwie“ und 4 „das klappt nicht immer“ bis hin zu 7 „das kann ich gar nicht“ (**Tabelle 7-1**).

Ein Validitätshinweis für das Fähigkeiten-Selbstrating (Mini-ICF-APP-S, Linden et al., 2018) ist, dass sich Patienten, die nach ärztlichem Urteil bei Entlassung arbeitsfähig sind, hinsichtlich ihres subjektiv eingeschätzten Fähigkeitsniveaus

Tabelle 7-1: Mini-ICF-APP-Selbstbeurteilung (Mini-ICF-APP-S) (in Anlehnung an Linden et al., 2018)

Bitte beurteilen Sie im Folgenden, wie Sie mit den jeweiligen Anforderungen zurechtkommen. Bitte kreuzen Sie die Aussage an, die am ehesten auf Sie zutrifft.

1. Anpassung an Regeln und Routinen
Wie gut können Sie sich an Regeln halten, z. B. vorgeschriebene Arbeitsabläufe und Dienstwege einhalten, pünktlich zu Terminen erscheinen, Vereinbarungen einhalten?

Das ist eindeutig eine Stärke von mir	Da bin ich besser als die meisten	Das kann ich ganz gut	Das geht schon irgendwie	Das klappt nicht immer	Deswegen gibt es schon mal Probleme	Da müssen mir andere helfen	Das kann ich gar nicht

2. Planung und Strukturierung von Aufgaben
Wie gut sind Sie darin, Dinge zu planen? Also Ihren Tagesablauf zu organisieren oder festzulegen, was Sie in einer Woche wann erledigen müssen, welche Erledigungen oder Arbeiten vorrangig sind? Können Sie die Zeit für die Dinge richtig bemessen?

Das ist eindeutig eine Stärke von mir	Da bin ich besser als die meisten	Das kann ich ganz gut	Das geht schon irgendwie	Das klappt nicht immer	Deswegen gibt es schon mal Probleme	Da müssen mir andere helfen	Das kann ich gar nicht

3. Flexibilität und Umstellungsfähigkeit
Wie gut gelingt es Ihnen, mit Veränderungen zurechtzukommen, z. B. Änderung von Arbeitsabläufen, neues Büro, neuer Kollege/neue Kollegin, neue Computerprogramme oder Techniken? Wie geht es Ihnen mit kurzfristigen Terminveränderungen? Oder wenn Sie plötzlich irgendwo anders hinmüssen? Wie geht es Ihnen, wenn Sie bei einer Sache unterbrochen werden (z. B. das Telefon klingelt) und wenn Sie spontan etwas anderes erledigen sollen?

Das ist eindeutig eine Stärke von mir	Da bin ich besser als die meisten	Das kann ich ganz gut	Das geht schon irgendwie	Das klappt nicht immer	Deswegen gibt es schon mal Probleme	Da müssen mir andere helfen	Das kann ich gar nicht

4. Kompetenz- und Wissensanwendung
Können Sie Ihr Wissen und Ihre Erfahrung anwenden, wenn es gefragt ist, beispielsweise bei der Arbeit die Dinge so erledigen, wie es Ihrer Ausbildung oder Ihrem Fachwissen entspricht?

Das ist eindeutig eine Stärke von mir	Da bin ich besser als die meisten	Das kann ich ganz gut	Das geht schon irgendwie	Das klappt nicht immer	Deswegen gibt es schon mal Probleme	Da müssen mir andere helfen	Das kann ich gar nicht

5. Entscheidungs- und Urteilsfähigkeit
Wie gut kann man sich auf Ihre Einschätzungen, Ihren Rat oder Ihre Entscheidungen verlassen? Kommen Sie üblicherweise auf der Basis vorliegender Informationen zu Schlussfolgerungen, die andere auch für sinnvoll und überzeugend halten?

Das ist eindeutig eine Stärke von mir	Da bin ich besser als die meisten	Das kann ich ganz gut	Das geht schon irgendwie	Das klappt nicht immer	Deswegen gibt es schon mal Probleme	Da müssen mir andere helfen	Das kann ich gar nicht

Tabelle 7-1: *Fortsetzung*

6. Proaktivität und Spontanaktivitäten
Wie gut gelingt es Ihnen in die Gänge zu kommen, eigene Initiativen zu ergreifen, von sich aus etwas anzuregen und anzufangen, beispielsweise spontane Verabredungen, Freizeitaktivitäten, Tätigkeiten im Haushalt oder auch bei der Arbeit?

Das ist eindeutig eine Stärke von mir	Da bin ich besser als die meisten	Das kann ich ganz gut	Das geht schon irgendwie	Das klappt nicht immer	Deswegen gibt es schon mal Probleme	Da müssen mir andere helfen	Das kann ich gar nicht

7. Widerstands- und Durchhaltefähigkeit
Wie gut können Sie konsequent bei einer Sache bleiben oder Stress widerstehen, beispielsweise einen Arbeitstag durchzuhalten, sich von Widrigkeiten nicht beeindrucken zu lassen oder begonnene Aktivitäten auch dann fortzusetzen, wenn es schwerfällt?

Das ist eindeutig eine Stärke von mir	Da bin ich besser als die meisten	Das kann ich ganz gut	Das geht schon irgendwie	Das klappt nicht immer	Deswegen gibt es schon mal Probleme	Da müssen mir andere helfen	Das kann ich gar nicht

8. Selbstbehauptungsfähigkeit
Wie gut können Sie anderen Menschen gegenüber Ihre Meinung vertreten, ohne dass Sie anderen unangemessen auf die Füße treten oder sich selbst zu klein machen? Können Sie andere manchmal dazu bringen, dass sie tun, was Sie selbst möchten, andere für sich einnehmen? Können Sie sich durchsetzen, wenn Sie in einer Position sind, die das erfordert?

Das ist eindeutig eine Stärke von mir	Da bin ich besser als die meisten	Das kann ich ganz gut	Das geht schon irgendwie	Das klappt nicht immer	Deswegen gibt es schon mal Probleme	Da müssen mir andere helfen	Das kann ich gar nicht

9. Konversation und Kontaktfähigkeit zu Dritten
Wie gut gelingt es Ihnen, auf andere Menschen zuzugehen, mit anderen ins Gespräch zu kommen, sich unbefangen auf Small Talk einzulassen und bei anderen den Eindruck zu erwecken, dass Sie ein guter Gesprächspartner sind?

Das ist eindeutig eine Stärke von mir	Da bin ich besser als die meisten	Das kann ich ganz gut	Das geht schon irgendwie	Das klappt nicht immer	Deswegen gibt es schon mal Probleme	Da müssen mir andere helfen	Das kann ich gar nicht

10. Gruppenfähigkeit
Wie gut kommen Sie in Gruppen zurecht, also in Arbeitsteams, in privaten Cliquen oder im Freundeskreis? Können Sie sich in Gruppengespräche einbringen, sich aber auch angemessen zurückhalten und den Gruppenzusammenhalt fördern?

Das ist eindeutig eine Stärke von mir	Da bin ich besser als die meisten	Das kann ich ganz gut	Das geht schon irgendwie	Das klappt nicht immer	Deswegen gibt es schon mal Probleme	Da müssen mir andere helfen	Das kann ich gar nicht

Tabelle 7-1: *Fortsetzung*

11. Fähigkeit zu engen dyadischen Beziehungen
Wie gut gelingt es Ihnen, enge vertrauliche Beziehungen mit nahestehenden Menschen aufzubauen und zu halten? Wie geht es Ihnen in einer Partnerschaft oder wenn Sie im engeren Familienkreis zusammen sind? Sind Sie ein Familienmensch, jemand, dem sich enge Freunde und Angehörige anvertrauen und auf den man sich verlassen kann?

Das ist eindeutig eine Stärke von mir	Da bin ich besser als die meisten	Das kann ich ganz gut	Das geht schon irgendwie	Das klappt nicht immer	Deswegen gibt es schon mal Probleme	Da müssen mir andere helfen	Das kann ich gar nicht

12. Fähigkeit zur Selbstpflege und Selbstversorgung
Wie gut sind Sie darin, auf sich und Ihr Äußeres zu achten, sich der Jahreszeit und dem Anlass entsprechen zu kleiden oder sich ausgewogen zu ernähren? Wie gut gelingt es Ihnen für Erholung zu sorgen und die gesundheitlichen Bedürfnisse Ihres Körpers wahrzunehmen? Treiben Sie regelmäßig Sport bzw. achten Sie auf ausreichend Bewegung?

Das ist eindeutig eine Stärke von mir	Da bin ich besser als die meisten	Das kann ich ganz gut	Das geht schon irgendwie	Das klappt nicht immer	Deswegen gibt es schon mal Probleme	Da müssen mir andere helfen	Das kann ich gar nicht

13. Mobilität und Verkehrsfähigkeit
Können Sie sich angemessen bewegen, bücken, Treppen steigen, spazieren gehen? Können Sie hingehen, wohin sie müssen, ohne Probleme einkaufen, und übliche Verkehrsmittel wie Auto, Bus oder Bahn benutzen?

Das ist eindeutig eine Stärke von mir	Da bin ich besser als die meisten	Das kann ich ganz gut	Das geht schon irgendwie	Das klappt nicht immer	Deswegen gibt es schon mal Probleme	Da müssen mir andere helfen	Das kann ich gar nicht

deutlich besser einschätzen als Patienten, die arbeitsunfähig entlassen werden. Ältere Arbeitnehmer schätzen ihr Fähigkeitsniveau als besser ein als jüngere, z.B. in der Proaktivität, Planungsfähigkeit, Selbstbehauptungsfähigkeit und Durchhaltefähigkeit. Dies bestätigt landläufige Erfahrungen, wonach reifere Personen mehr Übersicht zeigen als jüngere Menschen sowie mehr Durchhaltevermögen oder auch eine höhere Sozialkompetenz.

Vergleicht man die Vor- und Nachteile von Fremd- und Selbsteinschätzung, dann spricht für das Selbstrating, dass es ökonomisch einsetzbar ist. Es gibt die subjektive Sicht der Probanden wieder, was bei der Diagnostik und Therapieplanung sowie im Rahmen sozialmedizinischer Beurteilungen zwingend mitberücksichtigt werden muss (Muschalla, 2014). Bei Selbsteinschätzungen liegt der gesamte Beurteilungsprozess auf der Seite der Patienten (Stieglitz, 2012). Allgemeine Einschränkungen sind, dass der Proband über ein ausreichendes Intelligenzniveau (IQ > 80) und ein intaktes Sprachverständnis sowie die Fähigkeit zur Selbstreflexion und Selbstbeschreibung verfügen muss (Fisseni, 2004). Nachteile sind, dass der Kontextbezug bei der Selbstbeurteilung im Gegensatz zum Fremdrating unklar bleibt. Vergleicht sich der Proband bei der Einschätzung seiner Selbstbehauptungsfähigkeit mit anderen Menschen in seinem Umfeld? Wenn ja mit welchen? Oder bezieht er sich auf sein Fähigkeitsniveau zu einem früheren Zeitpunkt (beispielsweise vor der Erkrankung)? Warum meint er besser oder schlechter zu sein? Das Rating kann also wesentlich die Einschätzung der Zufriedenheit mit den eigenen Fähigkeiten wiedergeben, was nicht mit dem faktischen Leistungsniveau gleichgesetzt werden darf (Linden et al., 2018). Selbst wenn der Patient sein potenzielles Fähigkeitsniveau beschreiben kann, muss bedacht werden, ob er dazu auch bereit ist. Bei der Interpretation der Ergebnisse im Rahmen sozialmedizinischer Beurteilungen muss berücksichtigt werden, dass es einen Motivationsbias (z.B. Rentenwunsch) geben kann oder Verfälschungen im Rahmen von Verdeutlichung, Aggravation oder gar Simulation von Einschränkungen vorkommen. Ebenso können Beeinträchtigungen im Rahmen sozialer Erwünschtheit bagatellisiert werden. Sich nur auf die Selbstauskunft des Patienten zu verlassen, ist demnach für die sozialmedizinische Beurteilung nicht zulässig. Die Selbstauskunft des Patienten liefert jedoch ergänzende Informationen zur Fremdbeurteilung. Allerdings haben auch Fremdbeurteilungen ihre Nachteile. Rater benötigen ein Training (Balestrieri et al., 2013; Linden et al., 2009; Molodynski et al., 2013), sie müssen Selbstaussagen des Patienten mit Verhaltensbeobachtung, explorierten Daten und fachlicher Bewertung abgleichen können. Fehler- und Varianzquellen sind unterschiedliche Fragetechniken, begriffliche Benennungen, subjektive Schwellenwerte oder ein Halo-Effekt, d.h. die Tendenz, einer Person weiterhin negative (positive) Eigenschaft zuzuschreiben, wenn erst einmal ein entsprechender initialer Eindruck entstanden ist.

Selbst- und Fremdeinschätzung liefern unterschiedliche Perspektiven und sollten daher ergänzend zum Einsatz kommen. Mögliche Diskrepanzen zwischen der Selbst- und Fremdbeurteilung können therapeutisch genutzt werden.

8 Fähigkeitsbezogene Arbeitsanforderungsbeschreibung mit dem Mini-ICF-APP-Work (Mini-ICF-APP-W)

Anforderungsbeschreibungen von Arbeitsplätzen sind erforderlich bei der psychischen Gefährdungsbeurteilung (ArbSchG § 5; BMJ, 2021a) sowie für Fragestellungen bezüglich der Arbeits- und Erwerbsfähigkeit. Bei der Gefährdungsbeurteilung wird die Frage behandelt, ob ein Arbeitsplatz mit seinen Anforderungen die Fähigkeiten eines/einer Mitarbeitenden überfordert (Beck, Richter, Ertel & Morschhäuser, 2012). Bei der sozialmedizinischen Frage der Arbeits- und Erwerbsfähigkeit geht es um die Einschätzung, ob jemand krankheitsbedingt in einer Tätigkeit oder einem Berufsfeld (noch) verantwortbar eingesetzt werden kann. Für die Beurteilung ist auf der einen Seite die Erkrankung und das Fähigkeitsniveau des Patienten relevant, auf der anderen Seite aber auch eine genaue Vorstellung über die Arbeitsanforderungen (Gemeinsamer Bundesausschuss [G-BA], 2021; DRV, 2018; Balestrieri et al., 2013, Molodynski et al., 2013; Tuomi et al., 2001). Die Beschreibung von Arbeitsanforderungen ist nicht unbedingt eine Kernkompetenz von Klinikern. Im Rahmen einer Untersuchung sozialmedizinischer Epikrisen aus Entlassungsberichten wurde herausgefunden, dass nichtarbeitsbezogen formulierte Aussagen der häufigste Grund sind für eine mangelnde Nachvollziehbarkeit sozialmedizinischer Einschätzungen, was Arbeits- bzw. Leistungsunfähigkeit betrifft (Hütte & Muschalla, 2019). Es fehlt also häufig der konkrete explizite Abgleich der Beeinträchtigungen mit den Arbeitsanforderungen, ob nun den bestehenden (z. B. am Arbeitsplatz) oder den zu erwartenden (z. B. im allgemeinen Arbeitsmarkt).

In der wissenschaftlichen Literatur werden als Arbeitsanforderungen, die bei psychischen Erkrankungen zur Arbeitsunfähigkeit führen können, eine Reihe von Faktoren genannt. Dazu gehören

- hohe Leistungsanforderungen,
- geringe Kontrollierbarkeit der Arbeit,
- spezielle Anforderungen im interaktionellen Bereich (beispielsweise der Umgang mit Vorgesetzten mit ausgeprägtem Kontroll- und Sanktionsverhalten),

- Interaktionsanforderungen im Umgang mit Kollegen und kollegialen Konflikten,
- Umgang mit Bedrohung durch Dritte am Arbeitsplatz (Schüler, Kunden, Patienten) sowie
- Sicherheitsanforderungen und Unfallgefahren in Technikberufen (Bundesanstalt für Arbeitsschutz und Arbeitsmedizin [BAuA], 2012; Dunckel, 1999; Muschalla & Linden, 2013; Parker et al., 2017; Parker & Bindl, 2017).

Auch im Rahmen einer Therapie ist die Förderung von Bewältigungsfähigkeiten der Patienten nicht denkbar ohne eine differenzierte Kenntnis der individuellen Anforderungen am Arbeitsplatz (Muschalla & Linden, 2013).

Für die Einschätzung der Arbeits- und Erwerbsfähigkeit ist die Kenntnis der Arbeits(fähigkeits)anforderungen unverzichtbar, da sich die Beurteilung immer auf eine konkrete Arbeitssituation beziehen muss. Empirische Untersuchungen haben gezeigt, dass Menschen mit psychischen Erkrankungen ihre Arbeitsplätze in vergleichbarer Weise valide beschreiben können wie Menschen ohne psychische Erkrankungen. Dies gilt jedoch nur, wenn die Anforderungen strikt fähigkeitsorientiert exploriert werden, im Sinne von „Was müssen Sie an Ihrem Arbeitsplatz tun?“ statt „Wie geht es oder gefällt es Ihnen an Ihrem Arbeitsplatz?“ (Muschalla, 2018a, 2018b). Übliche Arbeitsbeschreibungsinstrumente enthalten häufig eine Vermischung von Anforderungen und affektivem Erleben der Arbeitssituation. Diese Vermischung mit Affekteindrücken (z. B. „Ich habe zu viel Teamarbeit“) schmälert die Objektivierbarkeit von Anforderungsbeschreibungen durch den Patienten.

Die Erhebung einer fähigkeitsorientierten Arbeitsanforderungen kann unterstützt werden mit dem Mini-ICF-APP-W (Mini-ICF-APP-Work), welches in Selbst- und Fremdbeurteilungsassessments vorliegt (Selbstrating-Fragebogen und Interview, Muschalla, 2018a, 2018b). Zu wissen, dass jemand in der Krankenpflege tätig ist, sagt noch nicht, welche Aktivitäten am Arbeitsplatz konkret verlangt werden. Je nachdem ob er/sie im Blutspendedienst, in der Notaufnahme eines Akutkrankenhauses, im Operationssaal oder auf einer psychiatrischen Station arbeitet, können sehr verschiedene Aufgaben gefordert sein. Diese müssen konkret für einen typischen Arbeitstag erfragt werden, z. B. „Können Sie bitte erzählen, wie ein üblicher Tag bei Ihrer Arbeit aussieht? Was müssen Sie konkret tun, wenn Sie morgens um 8 Uhr zu Arbeit kommen?“. Ziel ist es, eine möglichst genaue Auflistung des geforderten Aktivitätsspektrums zu bekommen.

Das Mini-ICF-APP-W Interview liefert ein Profil der Aktivitäts- und Fähigkeitsanforderungen an einem bestimmten Arbeitsplatz, unabhängig von bestimmten Personen oder davon, wer dort arbeitet. **Tabelle 8-1** zeigt das Ratingformular, es folgt in **Tabelle 8-2** das halbstandardisierte Interview, das der Beurteilung zugrunde liegen sollte (Muschalla, 2018a, 2018b).

Tabelle 8-1: Mini-ICF-APP-W: Fremdrating-Bogen (Muschalla, 2018a, 2018b)

Leistungs- und Fähigkeitsanforderungen des Arbeitsplatzes	Grad des Zutreffens
Bei dieser Arbeit muss man sich genau an vorgegebene Vorschriften, Regeln und Routinen halten (pünktlich sein, Termine und Arbeitsabläufe einhalten).	
Bei dieser Arbeit muss man seine Arbeit größtenteils selbst strukturieren und planen.	
Bei dieser Arbeit muss man damit umgehen können, ständig unterbrochen/gestört zu werden oder sich an Veränderungen anpassen zu müssen.	
Bei dieser Arbeit muss man ständig viel wissen und fachlich ständig auf dem Laufenden sein.	
Bei dieser Arbeit muss man selbst Entscheidungen treffen, die Auswirkungen haben auf Dritte oder Sachwerte (z. B. Kunden, Betriebsangehörige, Material, Geld).	
Bei dieser Arbeit muss man selbst wissen, was zu tun ist, und selbst die Initiative ergreifen.	
Bei dieser Arbeit muss man durchhalten können und trotz Problemen bei der Sache bleiben.	
Bei dieser Arbeit muss man seine Meinung oder eine vorgegebene Position gegenüber anderen vertreten können.	
Bei dieser Arbeit muss man sympathiewerbend und gewinnbringend mit Menschen reden können (z. B. Patienten- oder Kundengespräche).	
Bei dieser Arbeit muss man gut mit anderen Menschen im Team zusammenarbeiten können.	
Bei dieser Arbeit muss man eine vertrauensvolle Beziehung zu einzelnen Menschen aufbauen können.	
Bei dieser Arbeit muss man sehr stark auf ein gepflegtes Äußeres und eigene Gesundheit Wert legen.	
Bei dieser Arbeit muss man viele Wege machen, sei es im Haus oder draußen.	
Bei dieser Arbeit muss man körperlich äußerst fit sein (Muskelkraft, körperliche Ausdauer, Beweglichkeit).	
Bei dieser Arbeit muss man psychisch äußerst belastbar sein (Konzentration, Durchhaltevermögen, Flexibilität).	
Bei dieser Arbeit hat man einen häufig wechselnden Arbeitsrhythmus (wechselnde Schichten, Tag- und Nachtschicht).	

Tabelle 8-2: Mini-ICF-APP-W Fremdrating Interviewleitfaden (Muschalla et al., 2018a, 2018b)

Mini-ICF-APP-W: Fremdrating-Interviewleitfaden
Allgemeine Ratingstufen: 0: die Fähigkeit wird nicht benötigt 1: die Fähigkeit wird erwartet, aber Fähigkeitseinschränkungen haben keine Auswirkungen 2: die Fähigkeit wird erwartet, Fähigkeitseinschränkungen führen zu Negativreaktionen Dritter 3: die Fähigkeit ist zwingend erforderlich, bei Fähigkeitseinschränkungen müssen Dritte einspringen 4: die Fähigkeit ist zwingend erforderlich, es kann niemand Fähigkeitseinschränkungen kompensieren
ICF1: Anpassung an Regeln und Routinen 0: Die Arbeit verlangt keine fristgerechte Erledigung von Aufgaben, die Arbeitszeiten sind frei wählbar, es gibt keine strikten Arbeitsnormen (z. B. Chefstelle eines Onlineblogs). 1: Es besteht eine Erwartung, Arbeitszeiten, -normen und -vorgaben einzuhalten, ohne dass dies kontrolliert wird. 2: Arbeitszeiten und -normen sind einzuhalten. Bei Abweichungen entstehen Probleme, z. B. eine Negativreaktion Dritter (z. B. Krankenpfleger:in im Schichtdienst). 3: Arbeitszeiten und -normen sind unbedingt einzuhalten. Falls der Mitarbeiter ausfällt oder seine Aufgabe nicht erfüllt, muss jemand anderes einspringen (z. B. ambulanter Pflegedienst). 4: Arbeitszeiten, -normen und -vorgaben sind unbedingt einzuhalten. Eine Unterstützung oder Vertretung durch Dritte ist in der aktuellen Leistungssituation nicht möglich.
Interview-Fragen: • Gibt es am Arbeitsplatz definierte Arbeitszeiten oder Arbeitsvorgaben? • Fällt es auf, wenn sich ein Mitarbeiter nicht an Arbeitszeiten, -normen und -vorgaben hält? • Drohen dem Arbeitnehmer negative Konsequenzen durch Dritte, wie z. B. Kolleg:innen oder dem Arbeitgeber:innen, wenn Zeiten, Normen und Vorgaben nicht eingehalten werden? • Ist der Beruf ausführbar, wenn ein:e Mitarbeiter:in sich nicht an die Betriebsregeln halten kann? • Können andere Mitarbeiter:innen temporär einspringen, wenn man nicht zur Arbeit erscheint? • Muss der/die Arbeitnehmer:in bei dieser Arbeit tun, was externe (unter Umständen auch ungeschriebene) Vorgaben verlangen (i. S. von „Folgsamkeit“)?

Tabelle 8-2: *Fortsetzung*

- Welche Regeln und Vorschriften müssen bei Ihrer Arbeit unbedingt eingehalten werden?
- Gibt es bestimmte, immer wiederkehrende Arbeitsroutinen, an die sich die Arbeitnehmer:innen halten muss?
- Zu welchem Anteil spielen Regeln und Routinen währende der Arbeitszeit eine Rolle?
- Ist es hinsichtlich des Arbeitsergebnisses von Vorteil, sich in die Organisationsabläufe der Arbeitsstelle einfügen zu können?
- Spielt die Fähigkeit zur sozialen Unterordnung am Arbeitsplatz eine Rolle?
- Ist der Beruf für eine Arbeitskraft, die sich nicht nach Richtlinien und soziale Strukturen des Arbeitsplatzes richten kann, ausführbar? Wenn ja, können Kolleg:innen jene Einschränkung ausgleichen?

ICF2: Strukturierung von Aufgaben

0: Die Arbeitsaufgaben bestehen in fest vorgeschriebenen Handlungsabläufen, Überlegungen hinsichtlich der Aufgabenpriorität und -abfolge sind nicht nötig (z.B. Fabrikarbeiter:in).

1: Überlegungen über die Aufgabenpriorität der anstehenden Arbeit anzustellen, kann einen günstigen Effekt auf die Effizienz der Handlungen haben (z.B. Bauarbeiter:in, Reinigungskraft).

2: Bei der Arbeit wird die Koordination von Teilaufgaben zur Erfüllung eines Arbeitspensums erwartet (z.B. Sekretär:in).

3: Als Vorgesetzte:r einer wissenschaftlichen Forschungsgruppe sind das Delegieren von Aufgaben sowie die Abschätzung des Zeitumfangs enorm wichtig, um die Abgabefrist eines Projekts einzuhalten.

4: Die Arbeit setzt sich ausschließlich aus der Einhaltung von Terminen und der Erstellung einer Übersicht über die Aufgaben zusammen (z.B. Manager:in).

Interview-Fragen:

- Inwieweit muss der/die Arbeitnehmer:in seine Arbeit selbständig planen und strukturieren?
- Muss der/die Arbeitnehmer:in die Arbeit selbst ordnen, Arbeitsschritte sortieren und entscheiden, was er/sie wann macht und dazu braucht?
- Benötigt es kurzfristige Planung (z.B. Planung des eigenen Arbeitstags nach Sichtung des Arbeitsanfalls bei Dienstbeginn) oder mittel- und längerfristige Planung (z.B. Projektmanagement: Planung von Terminen, Deadline innerhalb mehrerer Wochen und Monaten)?
- Obliegt dem/der Arbeitnehmer:in die Planung größerer Veranstaltungen (z.B. eine eintägige Konferenz zu organisieren mit eingeladenen Gästen, Programmkoordinierung, Catering)?
- Erfordert der Beruf die Planung und Strukturierung von Teilaufgaben?
- Ist es von Bedeutung, ob der/die Arbeitnehmer:in Aufgaben zielgerichtet planen und strukturieren kann?

Tabelle 8-2: *Fortsetzung*

- Ist es notwendig, dass andere Mitarbeiter:innen aushelfen, wenn die eigenen Aufgaben nicht sinnvoll geplant und strukturiert wurden?
- Führt ein mangelhaftes Organisationsvermögen von Arbeitsaufträgen zu negativen Konsequenzen für den/die Arbeitnehmer:in?
- Fällt es auf, wenn die Arbeitsaufträge nicht im Vorfeld eigenverantwortlich durchplant und strukturiert werden?
- Ist es für die Tätigkeit von Bedeutung, anstehende Aufträge nach Priorität zu ordnen und planmäßig abzuarbeiten?
- Sticht ein:e Mitarbeiter:in, der/die eine angemessene Zeit für Aktivitäten einplant und benötigt, positiv oder negativ hervor?
- Zu welchem Ausmaß verlangt der Arbeitsplatz die Handhabung des subjektiven Aktivitätsniveaus, sprich wie wichtig ist die Einteilung des eigenen Zeit- und Energiebedarfs?

ICF3: Flexibilität und Umstellungsfähigkeit

0: Die Arbeitsstelle bietet konstante Bedingungen hinsichtlich der Aufgaben, Handlungen und Erwartungen. Während der Aufgabenausführung kommt es zu keinerlei Störung, im Sinne neuer, zusätzlicher Aufgaben.

1: Während der Arbeit können spontan neue Aufgaben anfallen, die bei Möglichkeit zu erledigen sind. In welcher Reihenfolge diese abgehandelt werden, obliegt dem Beschäftigten (z.B. beim Taxifahreren, Pizzabringdienst).

2: Bei der Arbeit kommt es gelegentlich zu Unterbrechungen, der Arbeitnehmer sollte sich bemühen, den neuen Aufgaben Bedeutung beizumessen, um ein gutes Ergebnis zu erzielen (z.B. Leistungssportler:in, Friseur:in) bzw. keine Kritik von Dritten zu ernten.

3: Die Arbeitshaltung und Tätigkeiten werden durch regelmäßig neu anfallende Aufgaben bestimmt (z.B. wissenschaftliche:r Mitarbeiter:in, Sekretär:in).

4: Die Arbeit erfordert größte Anpassung an die Bedürfnisse, Wünsche und Zustände der Klienten/Patienten, um ein zufriedenstellendes Ergebnis zu erreichen. Demnach können die geplanten Arbeitshandlungen oft unterbrochen werden (z.B. Arzt/Ärztin, Psychotherapeut:in, Architekt:in).

Interview-Fragen:

- Wird der/die Arbeitnehmer:in regelmäßig am Arbeitsplatz durch neue Aufgaben in seiner Tätigkeit unterbrochen?
- Muss der/die Arbeitnehmer:in sich bei der Arbeit häufig auf ungeplante hinzukommende Anforderungen umstellen, diese erledigen und dann an der Hauptaufgabe weitermachen?
- Wie häufig kommt es zu derartigen Dazwischenkommnissen und Ereignissen im Arbeitstag?
- Muss der/die Arbeitnehmer:in spontan seine Aufmerksamkeit und Konzentration auf neue Aufgabeninhalte lenken?
- Kann ein mangelndes Vermögen an Flexibilität und Übersicht hinsichtlich der Tätigkeit durch Mitarbeiter:innen problemlos ausgeglichen werden?

Tabelle 8-2: *Fortsetzung*

- Setzt sich die Tätigkeit ausschließlich aus wechselnden, neuen und unterbrechenden Arbeitsaufträgen zusammen?
- Setzt die Tätigkeit voraus, spontan Verantwortung übernehmen zu können?
- Ist es notwendig, seine Arbeitshaltung den aktuellen Gegebenheiten und Aufgaben anzupassen (zeitliche oder räumliche Veränderung der Arbeitsanforderungen, Sozialpartner, neue Aufgaben)?
- Ist es vorteilhaft, sich während der Tätigkeit schnell auf stressreiche Situationen einstellen und einlassen zu können?

ICF4: Anwendung fachlicher Kompetenzen

0: Die Arbeit erfordert kein Fachwissen, um gut ausgeführt zu werden (z.B. Schreibkraft, Pförtner:in)

1: Bei der Arbeit kann spezifisches Wissen bezüglich des Aufgabenbereichs von Vorteil sein und die Arbeit erleichtern (z.B. Azubi im IT-Unternehmen).

2: Für den Arbeitsplatz wird ein Mindestmaß an konkreten Kenntnissen über Methoden, Abläufe und Inhalte vorausgesetzt, damit die Tätigkeit in positiver Weise ausgeführt werden kann (z.B. studentische Hilfskraft, Kellner:in).

3: Die Arbeit besteht in der Umsetzung spezifisch erlernter Fähigkeiten, die unverzichtbar für die zu erledigenden Arbeitsaufgaben sind (z.B. Astronaut:in, Sternekoch/köchin).

4: Für die Arbeitsstelle wird ein überdurchschnittliches Maß an spezifischem Wissen über Fähigkeiten und Inhalte gefordert (Arzt/Ärztin, Jurist:in).

Interview-Fragen:

- Setzt der Beruf spezifisches Fachwissen zur Tätigkeitsausübung voraus?
- Ist es am Arbeitsplatz zulässig/möglich, dass Mitarbeiter:innen eigene fachbezogene Wissens- und Fähigkeitsdefizite kompensieren?
- Wie viel Fachkenntnisse sind nötig, um den Job zu machen?
- Ist es eine einfache Tätigkeit, in der man als Ungelernte:r oder Fachfremde:r die Arbeit durch eine Einweisung und Training (ohne zusätzliche Ausbildung) erlernen kann?
- Braucht man eine Berufsqualifikation und dann Berufserfahrung?
- Ist zusätzlich ständige Weiterbildung erforderlich?
- Wird Weiterbildung in dem Betrieb angeboten? Gibt es Rundmails über Neuerscheinungen, neue Produkte usw.?
- Muss der/die Arbeitnehmer:in sich selbständig auf dem Laufenden halten durch Fachzeitschriften o.ä.?
- Hat die falsche Anwendung von berufsbezogenem Wissen und dessen Umsetzung, negative Konsequenzen für der/die Arbeitnehmer:in oder den/die Arbeitgeber:in?
- Fällt es auf, wenn einem/einer Mitarbeiter:in Fachkenntnisse zur Aufgabenumsetzung fehlen?

Tabelle 8-2: *Fortsetzung*

- Verlangt der Beruf die Umsetzung, tätigkeitsspezifischer Strategien zur Aufgabenbearbeitung und Problemlösung?
- Welche Konsequenzen drohen einem/einer Arbeitnehmer:in, wenn aufgrund von mangelnder Fachkompetenz die erhaltenden Aufgaben nicht beendet werden können?

ICF5: Entscheidungs- und Urteilsfähigkeit

0: Der Job verlangt keine persönlichen Entscheidungen zur Handlungsausführung (z. B. Kassierer:in, Promotion-Job, Arbeit am Fließband).

1: Zur Ausführung der Tätigkeit können eigenständige Entscheidungen, z. B. in schwierigen Situationen, einen positiven Beitrag leisten (z. B. Türsteher:in, Mitarbeit im Call-Center, Erntehelfer:in).

2: Die Arbeit fordert persönliches Engagement, sich im Arbeitsprozess ein subjektives Bild über den Aufgabeninhalt zu machen (z. B. Dozent:in).

3: Individuelle Entscheidungen bilden einen großen Anteil innerhalb des Arbeitsprozesses, um die Tätigkeit gut ausführen zu können (z. B. Pilot:in, Stellwerkleiter:in).

4: Wie gut die Arbeit erledigt wird, hängt in hohem Maß mit eigenständigen Entscheidungen zusammen (z. B. Psychotherapeut:in, Vorgesetztenpositionen).

Interview-Fragen:

- Muss der/die Arbeitnehmer:in regelmäßig eigenverantwortliche Entscheidungen am Arbeitsplatz treffen?
- Haben die Beurteilungen und Entscheidungen einzelner Mitarbeiter:innen im Arbeitsprozess einen bedeutenden Einfluss auf das Arbeitsergebnis?
- Muss der/die Arbeitnehmer:in Entscheidungen treffen über die Inhalte und die Ergebnisse der zu bearbeitenden Dinge?
- Betreffen Entscheidungen des Arbeitnehmers/der Arbeitsnehmerin andere Menschen?
- Betreffen Entscheidungen des Arbeitnehmers/der Arbeitsnehmerin höhere Sachwerte, z. B. große Geldsummen?
- Ist noch jemand außer dem Arbeitnehmer/der Arbeitsnehmerin für Entscheidungen verantwortlich?
- Fallen individuelle Fehlentscheidungen zu Ungunsten der Mitarbeiter:innen aus, z. B. in Form längerer Arbeitszeiten?
- Wird von jedem/jeder Mitarbeiter:in verlangt sich ein Urteil über Aufgabenbereiche zu bilden?
- Spielt es am Arbeitsplatz eine Rolle, Sachverhalte differenziert auffassen zu können?
- Inwieweit muss ein:e einzelne:r Mitarbeiter:in angemessene Schlussfolgerungen aus einzelnen Sachverhalten ziehen können?

ICF6: Proaktivität und Spontanaktivitäten

0: Die Arbeitsstelle verlangt keine Kreativität und Einbringung der eigenen Vorstellungen (z. B. Personenschutz).

Tabelle 8-2: *Fortsetzung*

1: Eigenaktivität und kreative Einfälle können die Arbeitshandlungen positiv bereichern (z. B. Kellner:in, Barkeeper:in).

2: Eigene Ideen und Vorstellungen einzubringen gehört zu den grundsätzlichen Tätigkeiten auf der Arbeit (z. B. Musiker:in).

3: Der Arbeitsinhalt lässt sich ohne Eigenaktivität, kreativen Beitrag und Initiative nicht erledigen (z. B. Mediendesigner:in, Modedesigner:in).

4: Die Arbeitskraft benötigt ein herausragendes Maß an persönlicher Anstrengung zur Vermittlung und Gestaltung subjektiver Vorstellungen, Wünsche und Ideen (z. B. Wissenschaftler:in, Künstler:in)

Interview-Fragen:

- Wird am Arbeitsplatz kreatives, unkonventionelles Vorgehen (z. B. in Problemlöseprozessen) gern gesehen?
- Müssen Kolleg:innen die eigene Arbeit ausgleichen, wenn das persönliche Engagement und Einsatzvermögen unstetig ist?
- Verlangt der Beruf unabdinglich, Eigeninitiative bei der Aufgabenbearbeitung zu zeigen?
- Wird eine spontane und eifrige Arbeitshaltung vorausgesetzt, um den Beruf auszuüben?
- Ist es auffällig, wenn ein:e Mitarbeiter:in in nahezu jeder Situation initiativ und spontan handelt?
- Muss der/die Arbeitnehmer:in bei dieser Arbeit eigeninitiativ werden, Ideen haben und welche entwickeln und Dinge von sich aus in die Gänge bringen?
- Ist es von Bedeutung, Eigeninitiative am Arbeitsplatz zu zeigen?

ICF7: Durchhaltefähigkeit

0: Die Tätigkeit erfordert keine übermäßige Anstrengung und lässt sich je nach Wünschen der Arbeitskraft unterbrechen (z. B. freiberufliche:r Künstler:in)

1: Während der Arbeit kann es gelegentlich zu einem erhöhten Arbeitspensum kommen, sodass es von Vorteil ist, stringent die Aufgaben erledigen zu können (z. B. Friseur:in, Steuerberater:in, Versicherungsverkäufer:in).

2: Die Arbeit zeichnet sich durch regelmäßig erhöhte Anstrengung hinsichtlich der Aufgabenausführung aus (z. B. Steuerfahnder:in).

3: Um die Tätigkeit erfolgreich ausführen zu können, ist es notwendig, bei hoher Anstrengung und Belastung nicht aufzugeben und die Aufgaben zu beenden (z. B. Bus- oder Bahnfahrer:in, Fernfahrer:in, Fließbandarbeiter:in, Filialleitung im Einzelhandel).

4: Die Arbeit erfordert in besonderer Weise Konzentration und eine produktive Arbeitshaltung (z. B. Bundeskanzler:in).

Interview-Fragen:

- Verlangt die Berufsausübung viele Überstunden?
- Muss der/die Arbeitnehmer:in durcharbeiten ohne Pause oder darf er/sie nur die vorgegebenen Pausen nehmen?

Tabelle 8-2: *Fortsetzung*

- Sind die Arbeitszeiten genau getaktet mit Beginn und Ende von Arbeitszeit und Pausen (z. B. Arbeit am Fließband)?
- Hat der/die Arbeitnehmer:in die Möglichkeit, im Arbeitstag kurze selbst gewählte Pausen einzulegen?
- Steht der/die Arbeitnehmer:in regelmäßig aufgrund eines erhöhten Arbeitspensums unter Leistungsdruck/Stress?
- Müssen am Arbeitsplatz körperlich belastende Tätigkeiten über längere Zeiten verrichtet werden?
- Kann ein Mangel an Konzentrations- und Belastungsfähigkeit langfristig durch Kolleg:innen ausgeglichen werden? Fällt dies zu Lasten der Mitarbeitenden oder des Betriebes?
- Setzt die Tätigkeit ein stetiges Leistungsniveau der Mitarbeitenden voraus?
- Müssen Schwankungen einzelner Personen durch andere ausgeglichen werden?
- Wie oft werden dem/derArbeitnehmer:in Mehrfachaufgaben übertragen?

ICF8: Selbstbehauptungs- und Durchsetzungsfähigkeit

0: Es besteht kein Kontakt zu Dritten, sodass die Arbeitskraft sich nicht gegenüber anderen durchsetzen muss (z.B. Gartenarbeit, Aktienspekulation).

1: Auf der Arbeit kommt es zu Absprachen im Kollegenkreis, bei denen dominantes Verhalten von Vorteil sein kann (z.B. Polizist:in).

2: Die Tätigkeit ist von sozialen Interaktionen geprägt, sodass es wichtig ist, sich selbst bestmöglich darzustellen (z.B. Handyverkäufer:in, Versicherungsverkäufer:in, Projektmitarbeiter:in, wissenschaftliche:r Mitarbeiter:in).

3: Es ist zwingend erforderlich, durchsetzungsfähig und dominant in dem Beruf auszutreten (z.B. Lehrer:in)

4: Um die Arbeit ausführen zu können, ist es von höchster Bedeutung, seinen Standpunkt vertreten zu können und andere davon zu überzeugen (z.B. Führungsposition, Klinikchef:in).

Interview-Fragen:

- Müssen sich Mitarbeiter:innen am Arbeitsplatz gegen andere Personen (Kolleg:innen, Klient:innen) durchsetzen?
- Muss der/die Arbeitnehmer:in sich in dem Job anderen gegenüber durchsetzen (z. B. Verkehrsteilnehmer:innen, Kund:innen, Mitarbeiter:inn, Kolleg:innen, Schüler:innen)?
- Muss der/die Arbeitnehmer:in eine eigene Meinung äußern oder eine vorgegebene Position anderen gegenüber vertreten?
- Muss der/die Arbeitnehmer:in Dinge von anderen einfordern?
- Erweckt ein Kollege/eine Kollegin einen positiven Eindruck, wenn er/sie sein Vorhaben in einer Konkurrenzsituation realisiert oder andere von seinem Plan überzeugt?

Tabelle 8-2: *Fortsetzung*

- Kann der Beruf ohne dominantes, charismatisches und souveränes Auftreten langfristig ausgeübt werden?
- Profitiert das Unternehmen von bestimmenden, selbstbewussten Mitarbeiter:innen?
- Wirkt sich eine unsichere, schüchterne und passive Arbeitshaltung negativ auf das Ergebnis aus? Müssen in solchen Fällen andere Mitarbeiter:innen Leistung kompensieren?
- Kommt es am Arbeitsplatz regelmäßig zu Diskussionen, in denen der eigene Standpunkt vertreten werden muss?

ICF9: Interaktions- und Kommunikationsfähigkeit

0: Auf der Arbeit finden keine sozialen Interaktionen statt (z. B. Briefzusteller:in, Schriftsteller:in, Komponist:in).

1: Es kann hin und wieder zu Möglichkeiten der Kontaktaufnahme kommen, die sich günstig auf das Arbeitsziel auswirken (z. B. Maler:in)

2: Während der Arbeit ist der Kontakt zu Dritten wesentlicher Bestandteil (z. B. Bankangestellte mit Kundenkontakt, Versicherungsvertreter:in, Makler:in)

3: Die Arbeit zeichnet sich ausschließlich durch Kontakt zu Dritten aus (z. B. Altenpfleger:in, Erzieher:in)

4: Während der Arbeit ist es notwendig, seine kommunikativen Fähigkeiten in positiver Weise und zielorientiert einsetzen zu können (z. B. Verkäufer:in, Mitarbeit im Callcenter)

Interview-Fragen:

- Kommt es am Arbeitsplatz häufig zu sozialen Interaktionen, sowohl mit Kund:innen/Klient:innen als auch mit Kolleg:innen?
- Muss der/die Arbeitnehmer:in in dem Job Dritte ansprechen können und in Kurzkontakten Small Talk halten?
- Hat der/die Arbeitnehmer:in Kundenkontakte mit vielen wechselnden Menschen?
- Muss der/die Arbeitnehmer:in freundlich sein zu den Menschen, die er/sie bei der Arbeit in Kurzkontakten trifft?
- Verlangt der Beruf eine extrovertierte, offene Arbeitshaltung?
- Kann eine eingeschränkte Kommunikationsfähigkeit durch die Anstrengung anderer problemlos kompensiert werden?
- Sticht ein schüchterner, ruhiger und verschlossener Charakter hinsichtlich der Leistung negativ heraus?
- Ist es von Vorteil, ungebundenen Kontakt zu Fremden aufnehmen zu können?

ICF10: Gruppenfähigkeit

0: Die Arbeit ist allein zu erledigen (z. B. Sachbearbeiter:in).

Tabelle 8-2: *Fortsetzung*

1: Während der Arbeit kann es zu Situationen kommen, in denen die Mitarbeiter:innen eine gemeinsame Aufgabe bearbeiten müssen (z.B. Veranstaltungstechniker:in).

2: Es kommt zu regelmäßigen Besprechungen und Projekten mehrerer Mitarbeiter:innen (z.B. Erzieher:in).

3: Die Arbeit wird in erster Linie in einer Gruppe durchgeführt, wobei die Fähigkeit zur Zusammenarbeit unabdinglich ist (z.B. Profifußballer:in).

4: Die Tätigkeit ist ausschließlich in einer Gruppe durchzuführen (z.B. Musicaldarsteller:in).

Interview-Fragen:

- Ist der Beruf ausschließlich in Zusammenarbeit mit Kollegen auszuführen?
- Müssen sich die Mitarbeiter:innen am Arbeitsplatz oft untereinander absprechen und gemeinsame Entscheidungen treffen?
- Muss der/die Arbeitnehmer:in Gruppendynamiken verstehen und sich einbringen können und gegebenenfalls verschiedene Positionen in einer Gruppe einnehmen können?
- Muss der/die Arbeitnehmer:in Gruppen leiten (z.B. Unterricht, Abteilungsleiterkonferenzen, Teamleitung, Patientengruppen)?
- Kann eine mangelnde Partizipationskompetenz eines Mitarbeiters/einer Mitarbeiterin in Gruppenprozessen durch dominantere Mitglieder hinsichtlich des Arbeitsergebnisses ausgeglichen werden?
- Wird am Arbeitsplatz verlangt, regelmäßig Kompromisse einzugehen?
- Ist die Leistung der Gruppe am Arbeitsplatz wichtiger als die einzelner Mitarbeiter:innen?
- Wie wichtig ist die Leistung der Gruppe im Vergleich zu Einzelleistungen?
- Ist es von Vorteil/fällt es auf, wenn ein Mitarbeiter/eine Mitarbeiterin gut kooperieren und in Gruppen arbeiten kann?
- Wie häufig werden am Arbeitsplatz Teams gebildet, in denen Absprachen untereinander getroffen werden müssen?
- Ist es für die Tätigkeit notwendig, sich angemessen in das soziale Gefüge der Arbeitsstelle zu integrieren?

ICF11: Dyadische Beziehungen

0: Es besteht keine Notwendigkeit, das Verhältnis zu vertrauten Personen in die Arbeit mit einzubeziehen (z.B. Mini-Jobber:in)

1: Es kann selten zu Situationen auf Arbeit kommen, in denen eine Abstimmung mit vertrauten Personen nötig ist (z.B. Klassenlehrer:in).

2: Die Tätigkeit setzt die Vereinbarkeit zwischen Familie und Arbeit voraus (z.B. Dolmetscher:in).

3: Ohne die Vereinbarkeit zwischen Familie und Arbeit lässt sich die Tätigkeit nicht ausführen (z.B. Journalist:in).

Tabelle 8-2: *Fortsetzung*

4: Die Arbeitsbedingungen bringen die Notwendigkeit zur Abstimmung mit Familienangehörigen oder Beziehungspartnern mit sich (z. B. jede Form von Heimarbeit).

Interview-Fragen:

- Fordert die Tätigkeit die Zusammenarbeit mit einem festen Arbeitspartner?
- Ist es wichtig, dass der/die Proband:in bei der Arbeit mit einer anderen Person eine persönliche und vertrauensvolle Beziehung aufbaut und erhalten kann?
- Könnte eine eigenbrötlerische/ einzelgängerische Person den Beruf ausüben?
- Verlangt die Tätigkeit vom Arbeitnehmer, familiäre Beziehungen aufrechterhalten und pflegen zu können (Arbeitsplatz entspricht nicht dem Wohnort)?
- Muss sich der/die Proband:in auf Familie und andere Menschen aus seiner/ihrer Umgebung verlassen können?
- Muss der/die Proband:in sich auch um ihm/ihr anvertraute andere Menschen kümmern?

ICF12: Selbstversorgung

0: Auf der Arbeit spielt es keine Rolle, wie man gekleidet oder gepflegt ist und wie man auf sich achtet (z. B. BSR).

1: Gelegentlich kann es von Vorteil sein, während der Arbeit Wert auf sein Äußeres zu legen (z. B. Dozent?).

2: Es ist notwendig, ein positives Erscheinungsbild während der Arbeit an den Tag zu legen (z. B. Krankenpfleger:in).

3: Es ist von besonderer Bedeutung, gepflegt, ausgeruht und aufmerksam die Arbeit zu erledigen (z. B. an der Rezeption arbeitende Person, Vertreter).

4: Auf der Arbeit ist es sehr wichtig, gut gekleidet und gepflegt zu sein und achtsam mit sich umzugehen (z. B. Chefkellner:inn, Steward:ess)

Interview-Fragen:

- Ist ein gepflegtes Erscheinungsbild am Arbeitsplatz erwünscht?
- Erfordert die Tätigkeit das Tragen einer ordnungsgemäßen und anständigen Uniform/Arbeitsbekleidung?
- Tragen Gepflegtheit, Ausgeruhtsein und Aufmerksamkeit am Arbeitsplatz zu einem positiven Erscheinungsbild bei?
- Kann der Beruf ohne hygienisches und anständiges Äußeres problemlos ausgeübt werden? Wenn nicht, müssen andere Mitarbeiter spezifische Aufgabenbereiche übernehmen?
- Muss der/die Arbeitnehmer:in bei dieser Arbeit besonders auf sein eigenes Äußeres achten, auf Haut, Frisur, Kleidung, wechselnden Stil in verschiedenen Situationen?
- Muss der Arb der/die Arbeitnehmer:in in besonderer Weise auf die eigene Gesundheit achten? (z. B. Sportler:in, Model, Person an der Rezeption eines 5-Sternhotels?)

Tabelle 8-2: *Fortsetzung*

- Führt ein ungepflegtes, unsauberes Aussehen eines Mitarbeiter/einer Mitarbeiterin zu negativen Reaktionen Dritter?
- Muss der Arbeitsplatz immer sauber gehalten werden?

ICF13: Mobilität/Wegefähigkeit

0: Die Arbeit stellt keine Anforderung an die Mobilität (z. B. Bürotätigkeit).

1: Auf der Arbeit kann es zu Gelegenheiten kommen, in denen physische Anstrengungen zur Arbeitsaufgabe gehören (z. B. Kellner:in).

2: Die Arbeit setzt voraus, an unterschiedlichen Standorten arbeiten zu können und körperlich aktiv zu sein (z. B. Kraft im ambulanten Pflegedienst).

3: Es ist notwendig, im Verkehrsleben teilnehmen zu können, Mobilität zu besitzen, um die Arbeitsaufgaben ausführen zu können (z. B. Außendienstmitarbeiter:in).

4: Es wird eine hohe Mobilität verlangt, gegebenenfalls mit Laufen, Heben und Verkehrsteilnahme (z. B. Polizist:in)

Interview-Fragen:

- Setzt der Beruf einen Führerschein voraus?
- Wird regelmäßig der Arbeitsplatz gewechselt?
- Müssen die Mitarbeiter:innen an mehreren Standorten abwechselnd arbeiten?
- Ist die Tätigkeit für Personen ausführbar, die an ihren Wohnort gebunden sind bzw. tägliche Verpflichtungen haben (z. B. Kinderbetreuung)?
- Ist der/die Arbeitnehmer:in bei der Arbeit viel außerhalb unterwegs?
- Muss der/die Arbeitnehmer:in viel oder bei Bedarf verschiedene Verkehrsmittel nutzen können?
- Können andere Mitarbeiter:innen Aufträge übernehmen, die eine räumliche Versetzung verlangen / im Außendienst zu erledigen sind?
- Müssen Angestellte unterschiedliche Verkehrsmittel benutzen, um den Beruf auszuüben (um zur Arbeit zu kommen, um Aufträge auszuführen)?

Das Ratingblatt kann auch als Selbstbeurteilungsfragebogen eingesetzt werden, mit dem beispielsweise Probanden die Anforderungen am eigenen Arbeitsplatz beschreiben können. Mittels Interviewer- und Beobachter-Ratings wurden Reliabilitätsprüfungen vorgenommen die befriedigende Werte erbrachten (Inter-Rater-Reliabilität r = .63 bis .91; Muschalla, 2018a). Mit dem Mini-ICF-APP-Work-Rating kann auf einen konkreten Arbeitskontext bezogen beurteilt werden, in welchem Maße eine Tätigkeit verschiedene psychische Fähigkeiten erfordert. Abgleiche von Fähigkeitsanforderungen (Mini-ICF-APP-W) und Fähigkeitsprofil der Person (Mini-ICF-APP) zeigten, dass bei Patienten mit negativer erwerbsbezogener Prognose (d.h. voraussichtlicher dauerhafter Unfähigkeit, ihre zuletzt ausgeübte Tätigkeit wieder aufzunehmen) in den Dimensionen Flexibilität, Durchhaltefähigkeit sowie den interaktionellen Fähigkeiten (Selbstbehauptungs-, Kommunikations- und Gruppenfähigkeit) ein Mismatch bestand: Die Fähigkeitsausprägungen der Personen erschienen relativ gering, bei gleichzeitig stärker erlebten Arbeitsanforderungen. Bei Patienten, die therapeutenseitig für leistungsfähig für ihre letzte Tätigkeit angesehen wurden, war kein vergleichbares Mismatch zu beobachten. Fast alle Fähigkeitsausprägungen lagen im Niveau höher als die von den Patienten berichteten Arbeitsanforderungen. Es fand sich lediglich eine ähnlich hohe Flexibilitätsanforderung wie bei den leistungsunfähigen Patienten.

Die Anwendung einer derartigen Arbeitsplatzanforderungsanalyse ist in **Abbildung 8-1** an den Beispielen einer Reinigungskraft im Privathaushalt, einer Reinigungskraft in einem Hotel, einer Serviererin in einem Speisesaal und einer Schreibkraft dargestellt. Es handelt sich um Tätigkeiten einer ähnlichen Gehaltsstufe jedoch mit sehr unterschiedlichen Fähigkeitsanforderungen, für die gegebenenfalls Menschen mit unterschiedlichen Fähigkeiten benötigt werden.

Eine Reinigungskraft in einem Privathaushalt kann und muss sich ihre Arbeit weitgehend selbst einteilen (Planung). Sie muss vor allem sehen, was zu tun ist (Proaktivität), selbst entscheiden, wie welches Problem am besten zu lösen ist (Entscheidungsfähigkeit, Kompetenz) und sich zugleich aber auch an die vorgegebenen Regeln des Arbeitgebers halten (Regeln). Eine Reinigungskraft in einem Hotel muss hingegen von Zimmer zu Zimmer immer die gleichen Abläufe und Handgriffe vornehmen und sich dabei streng an die Vorgaben halten, z. B. wie die Betten zu beziehen sind (Regeln). Flexibilität ist hingegen nur wenig gefordert, da es eher selten Unterbrechungen gibt. Sie muss jedoch ein hohes Durchhaltevermögen mitbringen, da die Zeit pro Zimmer eng getaktet ist. Wenn die Reinigungskraft in den Service, beispielsweise im Hotelspeisesaal versetzt würde, muss sie adäquat gekleidet sein (Selbstversorgungpflege), den Überblick haben, wo ein Tisch am dringendsten neu eingedeckt werden muss (Entscheidungsfähigkeit, Planungs-/Strukturierungsfähigkeit), muss Getränke- oder Speiseanforderungen aufnehmen, dabei Rat geben und dann bedienen (Kompetenz- und Wissensanwendung, Kommunikationsfähigkeit), muss freundlich zu den Kunden sein, auch wenn sie missmutig reagieren (Selbstbehauptung) und muss dabei durchgehend laufen (Mobilität), ohne Pausen machen zu können (Durchhaltevermögen). Es würden bei einer Versetzung also völlig andere Fähigkeiten benötigt, sodass möglicherweise jemand, der die eine Tätigkeit völlig anstandslos erledigt hat, bei der anderen scheitert. Bei einer Schreibkraft, die Diktatbänder abhört und zu Papier bringt, sind die einzigen Leistungsanforde-

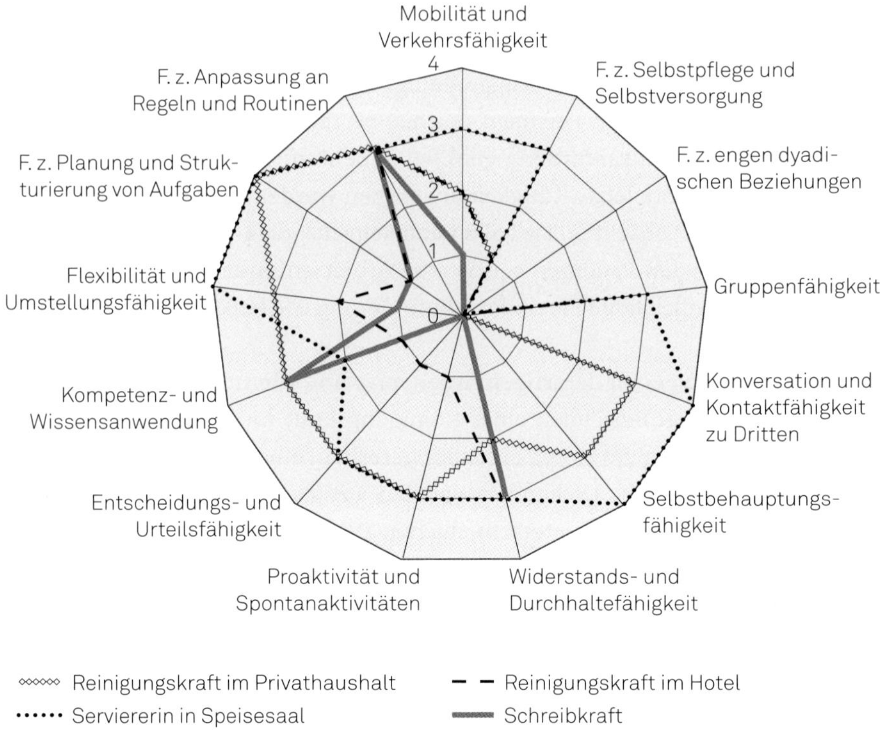

Abbildung 8-1: Anforderungs- und Belastungsprofile unterschiedlicher Arbeitsplätze

rungen ein Wissen über Orthografie und Grammatik (Kompetenz- und Wissensanwendung) und ein Durchhaltevermögen in Abhängigkeit davon, ob sie nach Anschlägen pro Zeiteinheit überwacht werden sollte.

Der Abgleich von Personfähigkeit und Arbeitsanforderungen zeigt, dass Person-Job-Fit-Probleme unter Verwendung der Mini-ICF-Fähigkeitsdimensionen beschreibbar gemacht werden können. Das Fähigkeitsprofil eines Menschen kann mit dem Profil der Fähigkeitsanforderungen verglichen werden. Wenn am Arbeitsplatz Fähigkeiten verlangt werden, die eine Person nicht erbringen kann, dann liegt ein Problem mit dem Person-Job-Fit vor. Darauf gibt es drei Reaktionen:

a. die Wiederherstellung der unzureichenden Fähigkeiten,
b. die Herstellung eines passenden Arbeitsplatzes, d.h. eines Person-Job-Fits
c. die Entpflichtung von der Arbeit, z.B. durch ein Arbeitsunfähigkeitsattest oder eine Erwerbsminderungsrente.

9 Beschreibung der Fähigkeit zum selbständigen Leben mit dem Mini-ICF-APP-Haushaltsführung (Mini-ICF-APP-H)

Das Wohnen ist ein Lebensbereich, dessen Bedeutung für das Wohl des Menschen nicht überschätzt werden kann. Sie hat unmittelbare Auswirkungen auf das körperliche wie psychische Wohlbefinden. Von Heinrich Zille stammt der Satz, dass man mit einer Wohnung einen Menschen ebenso umbringen kann wie mit einer Axt. Psychische Störungen schränken vielfach auch die Fähigkeit zu einer eigenständigen Lebensführung und zu selbständigem Wohnen ein. Das Wohnen ist also ein wichtiges Therapieziel bei der Behandlung psychischer Erkrankungen.

Die Wohnfähigkeit ist eine Kernkompetenz der Lebensbewältigung (Podschus & Linden, 2019; WHO, 2018). Das Wohnen bestimmt wesentlich die Lebenszufriedenheit, insbesondere wenn nicht nur die physischen Merkmale des Umfeldes, sondern auch die Beziehungsmöglichkeiten und Kommunikationsaspekte in der Wohnung und im Wohnumfeld betrachtet werden. Bei der Wohnfähigkeit geht es um die Passung von Person und Wohnen.

Für die Beurteilung der Arbeitsfähigkeit gibt es sozialmedizinische Definitionen. Dergleichen fehlt jedoch weitgehend für die Wohnfähigkeit. Dies ist insofern erstaunlich, weil das Wohnen für die Gesundheit wesentlich ist. Anders als die Erwerbsfähigkeit wird die Wohnfähigkeit für alle erwachsenen Menschen vorausgesetzt. Deutschland hat etwa 83 Millionen Einwohner, jedoch nur 45 Millionen Erwerbstätige. Die Wohnfähigkeit kann als die übergeordnete Fähigkeitsdimension mit höchster Alltagsrelevanz gelten. Sie bezeichnet die Fähigkeit, selbständig in einem Haushalt leben bzw. ihn führen zu können.

Der Lebensbereich Wohnen ist ein wesentlicher Gestaltungsraum für die Entfaltung der Persönlichkeit, ein Rückzugsort, und auch ein Begegnungsort, in dem sich die Bedarfe und Bedürfnisse des Menschen realisieren. Die selbständige Wohnfähigkeit kann aufgrund körperlicher wie auch psychischer Erkrankungen eingeschränkt sein. Um personalisierte Hilfen anbieten zu können, werden Messinstrumente der Wohnfähigkeit benötigt. Hierfür wurde das Mini-ICF-APP-Haushaltsführung (Mini-ICF-APP-H) entwickelt (Podschus & Linden, 2019). In Anlehnung an das Mini-ICF-APP (Linden et al., 2009) erfasst es die wesentlichen psychischen Fähigkeiten, die nötig sind, um selbständig wohnen zu können. Es kann damit ein Wohnfähigkeitsprofil erstellt werden, das bei der Planung und Installation von Hilfen eine Richtschnur sein kann.

An wichtigen Stellen in Behandlungsverläufen bekommt die Beurteilung der Wohnfähigkeit eine wesentliche Bedeutung: beim Entlassmanagement aus dem Krankenhaus, im Rahmen der betreuungsrechtlichen und der ordnungsrechtlichen Unterbringungen nach den Psychisch-Kranken-Gesetzen (PsychKG) der Länder, bei der Einstufung der Pflegegrade und der Beurteilung des Pflegeumfeldes sowie bei der Begutachtung nach dem Bundesteilhabegesetz (SGB X). Die passende Allokation im Rahmen der Eingliederungshilfe (therapeutisches Einzelwohnen, Trägerwohnung, therapeutische Wohngemeinschaft, Übergangsheime) ist entscheidend für das Zusammenspiel von Person und Wohnen (Podschus & Linden, 2019). Psychische Erkrankungen mit stark eingeengter Wahrnehmung, paranoiden Ängsten, erheblichem Antriebsmangel oder Verwirrung (wie bei Schizophrenie, Depression) und bei Vernachlässigung und Verwahrlosung (wie bei Demenz und Sucht) werfen die Frage auf, an welchen Stellen und zu welchem Zeitpunkt die Wohnfähigkeit beurteilt werden muss.

Ebenso wie Arbeitsfähigkeit ist auch *Wohnfähigkeit* im Sinne der ICF (WHO, 2001) nicht aus der Krankheitssymptomatik unmittelbar ableitbar. Stattdessen ist zu fragen, ob eine Person über die Fähigkeiten verfügt, die nötig sind, um einen Haushalt in einer bestimmten Wohnung, einem bestimmten Haus, einem bestimmten Wohnumfeld und einer bestimmten Wohnform zu führen.

In der ICF gibt es in der Komponente „Aktivität / Fähigkeit und Partizipation" das Kapitel 6 mit der Überschrift „Häusliches Leben". Es werden dort eine Reihe detaillierter Wohnfähigkeiten aufgelistet. Dazu gehört beispielsweise die Fähigkeit zur „Beschaffung von Lebensnotwendigkeiten (d610-d629)", „Haushaltsaufgaben (d630-d649)" und „Haushaltsgegenstände pflegen und anderen helfen (d650-d669)". Es finden sich sehr komplexe Fähigkeiten wie z. B. „Wohnraum kaufen (d6100) oder mieten (d6101)", weniger komplexe wie „einkaufen (d6200)", „einfache (d6300) oder komplexe (d6310) Mahlzeiten vorbereiten", „Küchenutensilien reinigen (d6401)", Wohnung und Möbel instand halten (d6501)", oder auch mittelbare Fähigkeiten wie z. B. „anderen bei interpersonellen Beziehungen helfen (d6603)". Es handelt sich also um sehr vielfältige Fähigkeiten mit unterschiedlicher Spezifität. Vor allem bedeutsam sind grundlegende psychische Fähigkeitsbeeinträchtigungen, z. B. die Unfähigkeit, planend handeln zu können, die das Anmieten einer Wohnung, das Einkaufen, die Reinhaltung der Wohnung oder den Kontakt zu Mitbewohnern gleichermaßen beeinträchtigen.

Will man die Wohnfähigkeit eines Menschen strukturiert erfassen, um daraus Hilfen abzuleiten, dann müssen diese Grundfähigkeiten erfasst werden. Es bedarf daher eines Messinstruments, das ermöglicht, die im ICF-Kapitel 6 angesprochenen Fähigkeiten klinisch praktikabel und interventionsorientiert zu messen, ohne sich in letztlich überflüssigen Details zu verlieren. Dafür wurde das ICF-APP-Haushaltsführung (Mini-ICF-APP-H, **Tabelle 9-1**) entwickelt (Podschus & Linden, 2019). Das Mini-ICF-APP-H dient der Erfassung von Aktivitäts- und Partizipationsbeeinträchtigungen mit Blick auf die selbständige Haushaltsführung bei psychischen Erkrankungen. Wie das Mini-ICF-APP-S oder das Mini-ICF-APP-W ist es ein Parallelinstrument zum Mini-ICF-APP (Linden et al., 2009). Die einzelnen Items und die zugrunde liegenden Ankerdefinitionen sind speziell auf die Haushaltsführung hin formuliert. Beim Mini-ICF-APP-H handelt es sich um ein Fremdrating, da bei (schwereren) psychischen Erkrankungen die Selbstbeurteilung und Selbsteinschätzung oft verzerrt sein können. Die beobachteten oder explorierten Fähigkeiten werden in Bezug zu der infrage stehenden Wohnform gesetzt. Es ist dann zu beurteilen, ob die Fähigkeiten hinreichend für die jeweilige Wohnsituation sind.

Das Mini-ICF-APP-H ist ein Fremdratinginstrument, das Helfenden und Gutachtern ermöglicht, die Passung von Person und Wohnen zu beurteilen. Wie insgesamt bei Teilhabebeeinträchtigungen geht es auch bei der Wohnfähigkeit um die Balance zwischen Fähigkeit und Fähigkeitsanforderung. Probleme in der Wohnfähigkeit können durch angemessene Wohnverhältnisse kompensiert werden. Deshalb ist das Profil der Ressourcen und Beeinträchtigungen für die passende Wohnform weiterführender als die Punktzahl. Etwaige Diskrepanzen zwischen Fähigkeit und Anforderung können so Punkt für Punkt bei Überlegungen zu Psychotherapie, Soziotherapie und Hilfen zum Leben in einer Wohnform bearbeitet werden.

Tabelle 9-1: Mini-ICF-H (Podschus & Linden, 2019)

Wohnberechtigungsschein ○ Mietschulden ○
Migrationshintergrund ○ Ausreichend deutsche Sprachkompetenz ○
Lebenszeit in dieser Wohnform: ______Jahre, ______Monate
Rating der Wohnfähigkeit:
0 = die notwendigen Fähigkeiten sind hinreichend gegeben
1 = die notwendigen Fähigkeiten sind hinreichend gegeben, aber mit subjektiven Problemen assoziiert
2 = die notwendigen Fähigkeiten sind gerade noch hinreichend, es kommt aber zu Negativreaktionen Dritter
3 = es braucht Unterstützung durch Dritte
4 = jemand anderes muss diese Aktivitäten ausführen

Zu beurteilende Fähigkeit in der Wohnform	Grad der Beeinträchtigung
Alleinlebend ○ Familienverbund ○ Wohngemeinschaft ○ Anzahl der Bewohner:innen ______ Einzelzimmer ○ Zweibettzimmer ○ Mehrbettzimmer ○ Eigenes Bad ○ Gemeinsames Bad ○ Eigene Küche / Kochgelegenheit ○ Gemeinsame Küche ○ Selbstverpflegung ○ Gemeinschaftsverpflegung ○	
Fähigkeit zur Anpassung an Regeln und Routinen (d7203) • Einhaltung der Hausordnung (kein Lärm, Reinigung, Lüften, kein Abstellen von Gegenständen und Fahrzeugen an nicht dafür vorgesehenen Orten, Schließen von Türen, Grillverbote, Rauchverbote, Spielverbote einhalten, kein Sammeln, keine Gewalt, Rauchverbote einhalten, keine oder nur bestimmte Tierhaltung etc.)	
Fähigkeit zur Planung und Strukturierung von Aufgaben (d2301) • Haushaltsaufgaben selbst planen und durchführen (Einkauf, Essenszubereitung, Hygiene, Wäsche, Reinigung, Fege- und Winterdienst, Müllentsorgung, Pflege und Instandhaltung, Tag-Nachtrhythmus, Tages- und Wochenstruktur einhalten etc.)	
Flexibilität und Umstellungsfähigkeit (d2200) • mehrere Aufgaben in aufeinanderfolgenden Schritten oder gleichzeitig handhaben und bearbeiten, • Störungen hinnehmen oder sich wechselnden Gegebenheiten anpassen (keine Reizabschirmung, kein Rückzug, Zweibettzimmer, (nächtlicher) Lärm, Kontakte mit Menschen und / oder Tieren pflegen und aushalten etc.)	
Kompetenz- und Wissensanwendung (d1750, d1751) • Wissen haben u. sachgerecht damit umgehen können (Technik beherrschen wie Klingel, Telefon, E-Mail, Fernbedienungen, Radio, TV, PC, Herd, Waschmaschine, Geschirrspüler, Ungeziefer und Schimmel bemerken, Wasserschäden erkennen, Schließanlage benutzen, Feuerlöscher benutzen, auf Rauchmelder reagieren etc.)	

Tabelle 9-1: *Fortsetzung*

Entscheidungs- und Urteilsfähigkeit (d177) • selbst Entscheidungen treffen und einwilligungsfähig sein (Schriftsachen erledigen, Messwerte ablesen, Rechnungen begleichen, Geld einteilen etc.)
Proaktivität und Spontanaktivitäten (d210, d220) • selbstständig aktiv werden und sehen, was zu tun ist (Reinigungsarbeiten durchführen, Kontakte zu Angehörigen, Nachbarn und Helfern aufnehmen und pflegen, Aktivitäten initiieren, aufnehmen und beenden, Schließen von Türen u. Fenstern etc.)
Widerstands- und Durchhaltefähigkeit (d240) • Durchhalten können bei Missständen (kein fließendes Wasser, kein Strom, Kälte, Hitze, Zugluft, Nässe, Überfälle und Gewalt erleiden, Einsamkeit aushalten)
Selbstbehauptungsfähigkeit (d7202) • Fähigkeit, in sozialen Kontakten oder Konfliktsituationen mit Vermietern, Nachbarn oder Mitbewohnern angemessene Emotionen und Impulse zu zeigen, verbale und physische Aggressionen sozial konform zu regulieren
Konversation und Kontaktfähigkeit zu Dritten (d350) • in mündlicher und schriftlicher Form mit einer oder mehreren Personen, Bekannten oder Fremden einen Dialog führen (mit Bekannten oder Fremden plaudern, unverbindliche freundliche Gespräche führen etc.)
Gruppenfähigkeit (d3504, d910) • sich in Gruppen einfügen, mit anderen Menschen zusammenleben können und in Gruppen seinen Platz finden (Doppelzimmer, WG, Gemeinschaftsbad und / oder –küche, Umgang mit Konflikten; es muss auf ein gepflegtes Äußeres und Etikette geachtet werden, es darf nicht zu Gewalt gegenüber Personen, Beleidigungen oder zu Zerstörungen kommen etc.)
Fähigkeit zu engen dyadischen Beziehungen (d760, d770) • enge und vertrauensvolle Beziehungen zu einzelnen Menschen aufbauen und gleichzeitig Intimsphäre des anderen respektieren (Doppelzimmer, gemeinsames Schlafzimmer, gemeinsam genutzte Räume müssen toleriert werden etc.)
Fähigkeit zur Selbstpflege und Selbstversorgung (d510-d599) • auf die persönliche Hygiene, auf Sauberkeit und auf ein gepflegtes Äußeres selbstständig achten (Körperpflege und Kleidung etc.)
Mobilität und Verkehrsfähigkeit (d450-d469) • Mobilitätserfordernissen begegnen (sich bücken oder aufstehen können, Treppen steigen können, Transfer, öffentliche Verkehrsmittel benutzen können, längere Strecken laufen, Treppen, Aufzug, Stufen und Badewanne, Handläufe benutzen, andere Barrieren überwinden bei Angewiesenheit auf Rollstuhl oder Rollator etc.)

10 Sozialmedizinische Anwendungsbereiche von Fähigkeitsbegutachtung

Die Sozialmedizin ist ein interdisziplinäres Grundlagenfach der Humanmedizin, welches die Wechselwirkungen zwischen Krankheit, Gesundheit, Individuum und Gesellschaft sowie Organisationsstrukturen des Gesundheitswesens und des medizinischen Versorgungssystems analysiert, beschreibt, und Strategien zur Prävention und Bekämpfung von Krankheiten entwickelt (Brüggemann et al., 2007).

Das Ziel besteht in der Vermeidung oder Bewältigung – inklusive der sozialrechtlichen Absicherung – gesundheitlicher Probleme und ihrer sozialen Folgen bei Einzelnen und in der Bevölkerung. Inhaltlich bestehen Überschneidungen zwischen der Sozialmedizin einerseits und Epidemiologie, Public Health, Gesundheitswissenschaften, Arbeitsmedizin, Arbeitspsychologie oder Rehabilitationsmedizin.

Die Sozialmedizin befasst sich mit der Epidemiologie von Krankheiten, der Beobachtung und Klassifikation von Krankheitsentwicklungen und -verläufen, dem Einfluss von Umweltbedingungen auf Krankheit und Gesundheit unter Berücksichtigung des bio-psycho-sozialen Modells, der Mitgestaltung der rechtlichen Grundlagen des Systems der sozialen Sicherung, der Begutachtung von Krankheitszuständen und Leistungsminderung, der Veränderung von Lebens- bzw. Kontextbedingungen zum Erhalt von Gesundheit und Besserung von Krankheit und dem Erhalt bzw. der Wiederherstellung der sozialen Teilhabe.

10.1 Sozialmedizinische Begutachtung

Die sozialmedizinische Begutachtung ist eine Aufgabe approbierter und speziell qualifizierter Therapeuten. Bezüglich der Gutachteraufgabe, d.h. der Begutachtung von Krankheitszuständen und Leistungsminderung, ist es eine sozialmedizinische Aufgabe zu klären, ob eine Person z.B. arbeitsfähig, erwerbsfähig oder wohnfähig ist, d.h. die Feststellung von Fähigkeiten bzw. Fähigkeitsbeeinträchtigungen.

Bei der Veränderung von Lebens- bzw. Kontextbedingungen zum Erhalt bzw. zur Wiederherstellung der sozialen Teilhabe muss präzisiert werden, welche Leistungsminderungen und Fähigkeitsbeeinträchtigungen bestehen, um dann passgenau nach einem „leidensgerechten" Environment suchen zu können, also z.B. einem leidensgerechten Arbeitsplatz oder einer leidensgerechten Wohnform. Dies ist auch die Grundlage aller LTA oder der Eingliederungshilfe. Sie haben zur Voraussetzung, dass bekannt ist, welche Leistungsminderungen trainiert oder kompensiert werden müssen.

In den Leitlinien zur sozialmedizinischen Begutachtung werden als Kernkriterien zur Beurteilung der Güte eines Gutachtens u.a. genannt, dass sie reliabel, vollständig, wissenschaftlich fundiert, nachvollziehbar und transparent sein sollten (Linden, 2013a). Reliabel heißt, dass verschiedene Untersuchende zu gleichen Befunden kommen. Vollständigkeit meint, dass alle relevanten Aspekte auch berücksichtigt werden. Wissenschaftlich fundiert, nachvollziehbar und transparent bedeutet, dass für Dritte erkennbar ist, wie welche Befunde erhoben werden und auf welcher Basis welche Schlussfolgerungen abgeleitet werden.

In der sozialmedizinischen Begutachtung des Leistungsvermögens im Erwerbsleben bei psychischen Störungen ist zu klären, ob auf Grundlage eines detaillierten psychopathologischen Befundes fähigkeitsabhängige Handlungen/Aktivitäten ausgeführt werden können. Nach der Erfassung des Fähigkeitsprofils des Betroffenen erfolgt ein Abgleich mit dem Anforderungsprofil der beruflichen Tätigkeit. Die Operationalisierung von Fähigkeiten ist daher eine zentrale Aufgabe, mit der auch sichergestellt werden soll, dass die genannten Qualitätsanforderungen erfüllt werden. Insofern kann das Mini-ICF-APP in sozialmedizinischen Begutachtungen mit dazu beitragen, dass der Beurteilungsprozess nachvollziehbar und reliabel ist.

Es liegen eine Reihe von Leitlinien vor, speziell für die Begutachtung der Erwerbsfähigkeit bei Menschen mit psychischen Störungen. Diese Leitlinien dienen als Hilfestellung für die Erstellung der Gutachten je nach Fragestellung und sollen im Folgenden insbesondere unter dem Aspekt der Operationalisierung von Fähigkeiten betrachtet wurden. In der Leitlinie zur Begutachtung psychischer und psychosomatischer Erkrankungen der Arbeitsgemeinschaft der Wissenschaftlichen Medizinischen Fachgesellschaften e.V. (AWMF) wird zur Beschreibung und Bewertung der Aktivitäten/Fähigkeiten enger Bezug auf die Fähigkeitsdimensionen des Mini-ICF-APP genommen (AWMF-Leitlinien-Register Nr. 051/029, 2019).

Auch in den Leitlinien der Deutschen Rentenversicherung Bund (DRV Bund) für die sozialmedizinische Begutachtung bei psschen und Verhaltensstörungen (DRV-Bund, 2018), in den Qualitätsleitlinien für versicherungspsychiatrische Gutachten der Schweizerischen Gesellschaft für Psychiatrie und Psychotherapie (SGPP) und der Schweizerisches Gesellschaft für Versicherungspsychiatrie (SGVP) (SGPP/SGVP 2016, Ebner et al., 2016) und in den autorisierten Leitlinien und Kommentaren zur Begutachtung bei psychischen und psychosomatischen Erkrankungen (Widder, Schneider & Gruppe der Leitlinienautoren, 2019) wird in Hinblick auf Fähigkeiten bei den Begutachtungskriterien auf das Mini-ICF-APP verwiesen.

Im Folgenden sollen wichtige sozialmedizinische Problemstellungen näher dargestellt, die verschiedenen Begrifflichkeiten geklärt, ihre sozialrechtlichen Zugehörigkeiten erläutert und das Vorgehen bei der Begutachtung wie bei der Durchführung von Hilfsmaßnahmen näher dargelegt werden.

10.2 Arbeitsanforderungsbeschreibung und psychische Gefährdungsbeurteilung

Die Notwendigkeit, Arbeitsanforderungen (Kontext) zu beschreiben und in Abgleich zu bringen mit Personfähigkeiten, wird bei der Personalrekrutierung und auch im Rahmen der gesetzlichen Verpflichtung zur (psychischen) Gefährdungsbeurteilung an Arbeitsplätzen relevant (ArbSchG § 5). Arbeitgeber sind verpflichtet, über Diagnostik und Maßnahmen sicherzustellen, dass die Arbeitsplätze keine Fehlbelastung für die Mitarbeitenden bedeuten. Seit Reform des Arbeitsschutzgesetzes (ArbSchG § 5) 2013 sind neben zahlreichen physischen Umgebungsbedingungen auch explizit „psychische Belastungen“ zu berücksichtigen.

Der Zusammenhang zwischen Arbeitsbedingungen und psychischen Beschwerden ist ein Thema von fachlicher, aber auch öffentlicher und politischer Bedeutung. In einer Studie der BAuA (BAuA, 2012) wurden mittels einer telefonischen computergestützten Befragung Erwerbstätige nach Arbeitsbelastungen und -ressourcen sowie körperlichen und psychischen Gesundheitsparametern gefragt, insbesondere nach ihrem Stresserleben. Als Ergebnis wurde festgestellt, dass sich 19 % durch die Arbeit überfordert und 5 % unterfordert fühlen und dass 52 % Stress erleben durch Termindruck, 44 % durch häufige Unterbrechungen, 39 % durch neue Aufgaben, 26 % durch detaillierte Vorschriften und 16 % durch Anforderungen bis an die eigene Leistungsgrenze. Auf dem Hintergrund solcher Daten wird mit Bezug auf arbeitspsychologische Modelle diskutiert, inwieweit bestimmte Arbeitsbedingungen sich negativ auf die psychische Gesundheit auswirken bzw. krank machen. Im Jahr 2013 hat der Gesetzgeber durch Ergänzung der Ziffer 6 in § 5 des Arbeitsschutzgesetzes eine psychische Gefährdungsbeurteilung verpflichtend für alle Arbeitgeber eingeführt. Psychische Belastungen sollen neben technisch-stofflichen Gefährdungen und körperlicher Belastung ebenfalls berücksichtigt werden. Die Arbeitspsychologie hat sich seit jeher mit der Beschreibung von Arbeitsplatzanforderungen beschäftigt und zahlreiche Konzepte und Instrumente zur Arbeits- und Anforderungsanalyse erarbeitet. Arbeitspsychologische Arbeitsanalysen werden u.a. im Rahmen des Arbeits- und Gesundheitsschutzes eingesetzt und weiterentwickelt, wobei hier entsprechend dem Stimulus-Ansatz der Fokus auf „Vermeidung von berufsbedingten Erkrankungen oder psychischen Belastungen" gelegt wird (Kauffeld & Martens, 2011). Dabei werden aufgabenbezogene und personbezogene Analysemethoden unterschieden (Schüpbach & Zölch, 2007). Sorgfältige psychologische Arbeitsanalysen bedürfen in der Regel der gleichen Zeit- und personeller Ressourcen wie medizinische Untersuchungen (Dunckel, 1999).

Arbeitsanalyseverfahren mit Fokussierung auf psychosoziale Aspekte sind beispielsweise das Instrument zur stressbezogenen Tätigkeitsanalyse (ISTA) (Semmer et al., 1995; Zapf et al., 1983), die Fragebögen zur subjektiven Arbeitsanalyse (SAA) (Udris & Alioth, 1980), die salutogenetische subjektive Arbeitsanalyse (SALSA) (Rimann & Udris, 1997), das Screening psychischer Arbeitsbelastungen (SPA) (Metz & Rothe, 1999, 2004) und der Kurzfragebogen zur Arbeitsanalyse (KFZA) (Prümper et al., 1995).

Diesen Verfahren ist gemeinsam, dass sie überwiegend Merkmale der Arbeit selbst erheben wollen, die aus Arbeitnehmer- oder Beobachtersicht „stressrelevant" sind. Dabei werden Stressoren und Regulationshindernisse einerseits und *Ressourcen* andererseits unterschieden. Aufgrund der Kenntnis dieser Faktoren, die in unterschiedlicher Weise mit Miss- oder Wohlbefinden assoziiert sind, sollen Arbeitsgestaltungsmaßnahmen (z.B. Abbau von Stressoren wie Zeitdruck, Unterbrechungen, Monotonie oder Überforderung und Aufbau eines guten Teamklimas als Ressource) möglich werden, mit denen dann eine Belastungsoptimierung erreicht werden soll. **Tabelle 10-1** gibt eine Übersicht über häufig erfragte Bereiche und dazugehörige Itembeispiele.

In einigen weiteren Ansätzen wird noch deutlicher versucht, Anforderungsprofile von Arbeitshandlungen zu beschreiben. Das Verfahren zu Erfassung von Regulationserfordernissen (VERA) beschreibt beispielsweise, inwiefern die Arbeitstätigkeit vom Arbeitenden Handlungsplanung, Koordination mehrerer Handlungsbereiche, Strategieentscheidungen oder Regelanwendungen erfordert (Volpert et al., 1983). Das Verfahren zur Erfassung von Regulationshinder-

Tabelle 10-1: Bereiche und Itembeispiele mit Orientierung auf psychische Belastungen bzw. Fehlelastungen aus den Arbeitsanalyseinstrumenten SPA (Screening psychischer Arbeitsbelastungen) und KFZA (Kurzfragebogen zur Arbeitsanalyse)

Entscheidungsspielraum	Die Aufgabeninhalte werden a) (in Abstimmung mit Vorgesetzten oder anderen Mitarbeitenden) von der:dem Beschäftigten mitbestimmt oder b) durch technische/technologische, andere objektive Erfordernisse oder organisatorische Regelungen (z. B. durch Vorgesetzte) detailliert festgelegt. (SPA, Metz & Rothe, 2004)
Handlungsspielraum	*Können Sie Ihre Arbeit selbständig planen und einteilen?* (KFZA, Prümper et al., 1995, original ISTA)
Komplexität/ Variabilität	Aufgabengebundene Kommunikations- und Kooperationserfordernisse sind für den:die Beschäftigten a) eindeutig und überschaubar oder b) unklar. (SPA, Metz & Rothe, 2004)
Vielseitigkeit	*Bei meiner Arbeit habe ich insgesamt gesehen häufig wechselnde, unterschiedliche Arbeitsaufgaben.* (Prümper et al., 1995, original ISTA)
Ganzheitlichkeit	*Meine Arbeit ist so gestaltet, dass ich die Möglichkeit habe, ein vollständiges Arbeitsprodukt von Anfang bis Ende herzustellen.* (Prümper et al., 1995, original JDS, Hackman & Oldham, 1975)
Qualifikationserfordernisse	Die Arbeitsaufgaben erfordern a) eine abgeschlossene Berufsausbildung (mindestens Facharbeiterniveau) oder b) keine abgeschlossene Berufsausbildung, sondern lediglich ein Anlernen des:der Beschäftigten. (SPA, Metz & Rothe, 2004)
Qualitative Arbeitsbelastung	*Bei dieser Arbeit gibt es Sachen, die zu kompliziert sind.* (Prümper et al., 1995, original Fragebogen zur subjektiven Arbeitsanalyse (SAA))
Belastende Ausführungsbedingungen	Der Ausfall von Arbeitskräften oder Stellenbesetzung a) wird durch arbeitsorganisatorische Maßnahmen kompensiert oder b) führt zu erheblichen Erhöhungen des Arbeitspensums oder der Arbeitsintensität. (SPA, Metz & Rothe, 2004)
Arbeitsunterbrechungen	*Ich werde bei meiner eigentlichen Arbeit immer wieder unterbrochen (z. B. durch das Telefon).* (Prümper et al., 1995)
Umgebungsbelastungen	*An meinem Arbeitsplatz sind Räume und Raumausstattung unzureichend.* (Prümper et al., 1995)
Quantitative Arbeitsbelastungen	*Ich stehe häufig unter Zeitdruck.* (Prümper et al., 1995, original ISTA)
Soziale Beziehungen	Bei der Lösung der Arbeitsaufgaben kann im Allgemeinen Beratung und Unterstützung durch Vorgesetzte/Mitarbeitende a) in Anspruch genommen werden oder b) nicht in Anspruch genommen werden. (SPA, Metz & Rothe, 2004)

Tabelle 10-1: *Fortsetzung*

Zusammenarbeit/ Kommunikation	*Ich kann mich während meiner Arbeit mit verschiedenen Kollegen über dienstliche und private Dinge unterhalten.* (Prümper et al., 1995, original ISTA)
Soziale Rückendeckung	*Man hält in der Abteilung gut zusammen.* (Prümper et al., 1995, original ISTA)
Information und Mitsprache	*Die Leitung des Betriebes ist bereit, die Ideen und Vorschläge der Arbeitnehmer zu berücksichtigen.* (Prümper et al., 1995)
Betriebliche Leistungen	*Unsere Firma bietet gute Weiterbildungsmöglichkeiten.* (Prümper et al., 1995)

nissen in der Arbeitstätigkeit (RHIA) (Leitner et al., 1987, 1993) versucht eine Analyse psychischer Belastungen bei der Arbeit durch eine konkrete und detaillierte Beschreibung von Arbeitseinheiten unter Angabe der Operationen, Arbeitsmittel und Informationen sowie Nennung von Behinderungen, die dabei auftreten können (z. B. Unterbrechungen durch Blockierungen oder Funktionsstörungen).

Die Tätigkeitsanalyseliste (TAL) (Schmidt, 1988) hat speziell zum Ziel, im Rahmen der Wiedereingliederung von Menschen mit geistigen Behinderungen objektiv bestehende Tätigkeitsanforderungen zu beschreiben, um damit einen Abgleich des Fähigkeitsniveaus der Person mit den Arbeitsanforderungen vornehmen zu können. Hier werden sehr detailliert einzelne Arbeitstätigkeiten aufgelistet. Mit einem Anforderungsrating wird eingeschätzt, in welchem Maße bestimmte Handlungen ausgeführt werden müssen bzw. in welchem Maße bestimmte Fähigkeiten für die Arbeitstätigkeit vonnöten sind (**Tabelle 10-2**). Die Tätigkeiten werden dabei verschiedenen Oberkategorien von Fähigkeitsanforderungen zugeordnet (z. B. „Selbstorganisation" der Oberkategorie „Intelligenz") und dann parallel dazu die Anforderungsmerkmale auf noch differenzierterem Fähigkeitsniveau beschrieben. Insgesamt werden sowohl körperliche als auch geistige Fähigkeitsbereiche operationalisiert.

Andere Ansätze geben zur Gefährdungsanalyse Tätigkeitsinventare in speziellen Berufsbereichen vor. So wurde für den Bereich der distributiven Dienstleistungen (d. h. Verkaufstätigkeiten) ein Tätigkeitsanalyseinstrument entwickelt, um mit 66 Items (Looks et al., 2011) Arbeitsbedingungen (z. T. branchenspezifisch) auf sieben Dimensionen zu beschreiben:

1. organisatorische und zeitliche Ausführungsbedingungen (z. B. „Wie sind die Pausenzeiten geregelt?")

Tabelle 10-2: Beispiel aus der Tätigkeitsanalyseliste (TAL) für Anforderungen zur Selbstorganisation seiner Tätigkeit mit Merkmalsabstufungen (Schmidt, 1988)

Beispiele/Erläuterungen	Merkmalsabstufungen	Anforderungsstufen
Tätigkeiten bei denen nur kontrollierte Anweisungen ausgeführt werden müssen, wie Abwaschen, Abtrocknen, Zuputzarbeiten in Küchen	Kein Erfordernis zur Selbstorganisation	0
Transportarbeiten, Waschmaschinenbedienung, Belegen von Brötchen, Tätigkeiten bei denen genaue Zeitvorgaben vorliegen, der Lösungsweg aber relativ offen ist	Selbstorganisation des Einsatzes von Arbeits- und Hilfsmitteln erforderlich	1
Tätigkeiten mit genau vorgegebenem Mitteleinsatz, aber nur sehr globalen Zeitvorgaben, z.B. Näharbeiten, Bügeln	Selbstorganisation des zeitlichen Ablaufs der eigenen Tätigkeit erforderlich	2
Tätigkeiten, die sowohl verschiedene Arbeitsmittel einsetzen lassen als auch zeitlich verschieden abgearbeitet werden können, z.B. Reinigungsarbeiten	Selbstorganisation des Einsatzes von Arbeits- und Hilfsmitteln sowie des zeitlichen Ablaufs der eigenen Tätigkeit erforderlich	3

2. Arbeitsumgebung und Qualität der Arbeitsmittel (z.B. „Inwieweit sind alle Arbeitsmaterialien verfügbar, die für den Beschäftigten unerlässlich sind?“)
3. Arbeitsaufgabe, auch bezüglich des Kundenkontakts (z.B. „Gibt es Festlegungen, was der Beschäftigte dem Kunden wann, mit welchem Wortlaut sagen soll?“)
4. Rückmeldung und Information (z.B. „Ist es möglich, sich bei arbeitsbezogenen Fragen an den Vorgesetzten zu wenden?“)
5. Zusammenarbeit (z.B. „Inwieweit ist es möglich, Kollegen um Unterstützung zu bitten?“),
6. Handlungsspielräume (z.B. „Kann der Beschäftigte bei betrieblichen Veränderungen mitwirken?“)
7. Lern- und Entwicklungsmöglichkeiten (z.B. „Gibt es Weiterbildungen zu warenbezogenem Wissen und Können?“)

Arbeits-Anforderungsanalysen im engeren Sinne (Blickle, 2011) zielen konkreter auf die Erfassung und Beschreibung von sogenannten erfolgskritischen Personmerkmalen ab, die zur erfolgreichen Ausübung einer bestimmten Arbeitstätigkeit notwendig sind. Anforderungsanalysen werden für vielfältige Zwecke benötigt, beispielsweise Personalsuche, Personalauswahl, Personalbeurteilung oder Personalentwicklung (Blickle, 2011). Arbeitspsychologen empfehlen, dass die Erstellung von Anforderungsanalysen von arbeitswissenschaftlichen Fachexperten (z.B. Beobachtungsinterview) wie auch Arbeitsplatzexperten (z.B. Stelleninhaber) gemeinsam durchgeführt werden sollte. Bei umfassenden personalpsychologischen Anforderungsanalysen werden Aufgaben- und Ergebnisanforderungen, sowie Verhaltens- und Eigenschaftsanforderungen berücksichtigt und – je nach Zweck – häufig auch mehrere Verfahren gleichzeitig verwendet.

Wenn es um eine Gefährdungsanalyse am Arbeitsplatz geht, dann genügt es jedoch nicht, nur die Arbeitsplatzcharakteristika zu betrachten, sondern es geht um den Person-Job-Fit, also die Passung der Mitarbeitenden in die Arbeitsanforderungen (Caplan et al., 1975; Edwards und van Harrison, 1993; French, 1973).

Entsprechend der psychologischen Eigenschafts- und Verhaltensansätze gibt es eine Reihe von Überlegungen dazu, welche Personenmerkmale für Anforderungsanalysen relevant sein können. Dies sind

1. fachliches Wissen, berufliche Erfahrung und Expertise (z.B. Warenkunde, Rechtskenntnisse), auch als Fachkompetenz oder Methodenkompetenz konzeptualisiert (Sonntag & Scharper, 2011),
2. Fähigkeiten (z.B. Maschineschreiben),
3. grundlegende tätigkeitsübergreifende Fähigkeiten (z.B. Merkfähigkeit, räumliche Orientierungsfähigkeit, oder verbale Intelligenz, Kreativität, Sozialkompetenz),
4. Interessen (z.B. Interesse an technischen Abläufen oder an Kontakten mit Menschen),
5. Persönlichkeitseigenschaften (z.B. Offenheit, Zuverlässigkeit, Freundlichkeit).

Der Verband für Arbeitsstudien und Betriebsorganisation (REFA) (REFA, 1991) unterteilt Anforderungen in die vier Bereiche

1. Können (Kenntnisse und Geschicklichkeit),
2. Verantwortung (z.B. für die Sicherheit anderer oder Betriebsmittel),
3. Belastung (Nervenbelastungen, Muskelbelastungen, zusätzliche Denkprozesse) sowie
4. Arbeitsbedingungen wie Schmutz, Staub, Nässe o.Ä.

Von der Human Resources Research Organization der USA wurde auf der Informationsplattform des Occupational Information Network (O*NET) eine Systematik von Tätigkeits- und Personenmerkmalen für berufliche Anforderungsanalysen vorgeschlagen (Peterson et al., 2001; Willison & Tsacoumis, 2009). Diese beinhalten z.B. Ausbildung und Training, Erfahrung und Qualifikation, Kenntnisse und Fähigkeiten, Werthaltungen und Interessen, Persönlichkeitsmerkmale sowie auch allgemeine Arbeitsaktivitäten im Sinne von „generalized work activities". Im Bereich der Fähigkeiten (abilities) werden hier für mehr als 900 berufliche Tätigkeiten 52 Items dahingehend bewertet, ob und in welchem Ausmaß sie für eine bestimmte Arbeitstätigkeit relevant sind (Willison & Tsacoumis, 2009). Die Items werden in die vier Bereiche kognitive, psychomotorische, physische und sensorisch-perzeptuelle Fähigkeiten eingeteilt. Die kognitiven Items entsprechen zum Teil denen des psychopathologischen Befundes (Ideenflüssigkeit, Merkfähigkeit) und sind daher im Sinne der ICF eher als Funktionsaspekte denn als Fähigkeiten im engeren Sinne zu verstehen.

Vor dem Hintergrund der relationalen Modelle (bio-psycho-soziales Modell der ICF, Person-Job-Fit-Modell) ist nachvollziehbar, dass es nicht den einen, für alle Menschen gleichermaßen gesunden bzw. passenden Arbeitsplatz geben kann. Menschen haben unterschiedliche Fähigkeiten und benötigen zu ihren Fähigkeiten passende Aufgaben. Eine vor diesem Hintergrund sinnvoll erscheinende Herangehensweise für die psychische Gefährungsbeurteilung wäre eine Bestandsaufnahme der Fähigkeitsanforderungen eines Arbeitsplatzes, die dann mit den Personfähigeiten abzugleichen wäre.

Die Erfassung der Fähigkeitsanforderungen des Arbeitsplatzes kann mit dem Mini-ICF-APP-W geschehen. Ein Arbeitsplatz mit hohen Anforderungen an die Kontaktfähigkeit (beispielsweise Servicemitarbeitende in einem Verkaufsunternehmen) ist nicht per se gut oder schlecht, sondern mehr oder weniger passend, je nachdem ob ein Mensch über eine mehr oder weniger stark ausgeprägte Kontaktfähigkeit verfügt. Ist die Passung gut, wäre keine Fehlbelastung abzusehen, ist die Passung schlecht, kann sich hieraus eine wahrgenommene oder reale Fehlbelastung entwickeln, mit unter Umständen auch sichtbaren Negativfolgen (z.B. krankheitsbedingte Ausfälle der Mitarbeitenden, schlechte Verkaufszahlen).

10.3 Differenzielle Leistungsminderung und leidensgerechte Arbeitsplätze

Das Modell des Person-Environment/Job-Fits geht nahtlos über in das sozialmedizinische Konzept des leidensgerechten Arbeitsplatzes, d.h. unter welchen Bedingungen ein Arbeitnehmer mit erkrankungs- und behinderungsbedingt beeinträchtigter Leistungsfähigkeit weiterhin im Erwerbsleben bestehen kann.

Das Modell des Person-Environment-Fits erklärt auch das Phänomen, dass die epidemiologischen Prävalenzzahlen psychischer Erkrankungen seit Jahrzehnten stabil sind, die Arbeitsunfähigkeitsraten und Berentungen wegen psychischer Erkrankungen jedoch ansteigen (DRV, 2019; Richter et al., 2008; Techniker Krankenkasse, 2012; Wissenschaftliches Institut der AOK – WIdO, 2011; Wittchen & Jacobi, 2001; Wittchen et al., 2011). Der Arbeitsplatz ist insofern ein besonderer Lebensbereich, als dort krankheitsbedingte Beeinträchtigungen am stärksten auffallen und zu ungünstigen persönlichen wie auch ökonomischen Konsequenzen führen. Dies liegt daran, dass es im Lebensbereich „Arbeit" nur wenige Freiheitsgrade und in der Regel klare Leistungsanforderungen gibt, sodass Leistungseinschränkungen sofort auffallen und gegebenenfalls auch sanktioniert werden. Selbst isolierte Fähigkeitsdefizite können zu Problemen führen, wenn sie wegen der gegebenen Rollenanforderungen unverzichtbar sind. Wie bereits ausgeführt, bemessen sich die Schwere einer Beeinträchtigung und damit die Krankheitsfolgen (z. B. arbeitsfähig oder arbeitsunfähig) wesentlich über die Kontextanforderungen. Da die moderne Arbeitswelt durch die computergestützte allseitige Leistungsüberwachung, Kontrolle und intensivierte „Qualitätssicherung" zunehmend weniger Toleranzen hat und Leistungsabweichungen oder -fluktuationen kaum zulässt, muss dies dazu führen, dass psychisch kranke und damit leistungsgeminderte Mitarbeitende früher auffällig werden und gegebenenfalls ausscheiden.

Um diesem Problem zu begegnen, ist es im Computerzeitalter mehr denn je vonnöten, Arbeitsplätze mit den Personfähigkeiten wieder in Einklang zu bringen. Dabei gilt der arbeitsrechtliche Grundsatz, dass ein Arbeitgeber keinen Anspruch auf eine:n „perfekte:n" Mitarbeiter:in hat. Es müssen also im Rahmen des betrieblichen Gesundheitsmanagements (Linden et al., 2013) oder der Arbeitsorganisation grundsätzlich Vorkehrungen getroffen werden, dass auch leistungseingeschränkte Menschen beschäftigt werden können. Dies entspricht dem Inklusionsgebot der Vereinten Nationen (Vereinte Nationen, 2006). Dazu ist aber eine unabdingbare Voraussetzung, die psychischen Arbeitsanforderungen sowie Personfähigkeiten beschreiben und aufeinander beziehen zu können, wie dies unter Bezug auf das Mini-ICF-APP und Mini-ICF-APP-W geschehen kann.

Soweit also eine Krankheit vorliegt, ist ein wichtiges Ziel jeder sozialmedizinischen Begutachtung, die zumutbare Leistungsfähigkeit im Erwerbsleben trotz Krankheit zu beurteilen (DRV, 2013, AWMF 2019). Dabei geht es defizitorientiert zum einen um die krankheits- oder behinderungsbedingte *Leistungsminderung*, zum anderen um das noch vorhandene Leistungsvermögen. Dabei wird unterschieden zwischen *qualitativem* und *quantitativem* Leistungsvermögen. Das qualitative Leistungsvermögen ist die Zusammenfassung der festgestellten positiven und negativen Fähigkeiten, d.h. der festgestellten Ressourcen im Hinblick auf die noch zumutbare körperliche Arbeitsschwere, Arbeitshaltung und Arbeitsorganisation (positives qualitatives Leistungsvermögen) und der Fähigkeiten, die krankheitsbedingt oder behinderungsbedingt nicht mehr bestehen bzw. wegen der Gefahr einer gesundheitlichen Verschlimmerung nicht mehr zu verwerten sind (negatives qualitatives Leistungsvermögen). Das quantitative Leistungsvermögen gibt den zeitlichen Umfang an, in dem eine Erwerbstätigkeit unter den festgestellten/beurteilten Bedingungen des qualitativen Leistungsvermögens arbeitstäglich ausgeübt werden kann, d.h. zumutbar ist. Es ist also möglichst konkret zu beschreiben, wie das Leistungsprofil eines Menschen aussieht.

Wie oben bereits ausgeführt, sind die Bedeutung und vor allem die sozialmedizinische Relevanz einzelner Fähigkeitsbeeinträchtigungen immer danach zu bestimmen, inwieweit sie zu Beeinträchtigungen in der Erfüllung von Rollenfunktionen führen. Beispielsweise geht eine Agoraphobie mit Panik bekanntermaßen mit einer Beeinträchtigung der Mobilität einher. Würde der Proband als Außendienstmitarbeiter tätig sein, der mit eigenem Wagen und öffentlichen Verkehrsmitteln Kunden aufsuchen muss, läge hier sicherlich eine voll ausgeprägte Beeinträchtigung vor und er wäre arbeitsunfähig. Hat er jedoch im Familienunternehmen einen Heimarbeitsplatz und muss seine vertraute Umgebung nicht verlassen, um ins Büro zu kommen, würde man nur von einer leicht ausgeprägten Beeinträchtigung sprechen. Jemand kann also krank sein und trotzdem arbeitsfähig, wenn er nur den richtigen Arbeitsplatz hat.

Daraus ergibt sich, dass eine wichtige sozialmedizinische Aufgabe darin besteht, detailliert zu sagen, welche Fähigkeiten ein Mensch mitbringt und in welchen er Minderleistungen zeigt. Entsprechend sind dann der Betroffene, die Arbeitgeber, Betriebsärzte, der Personalrat oder auch soziale Unterstützer (beispielsweise die Berater der Arbeitsagentur oder die sogenannten Rehaberater der Rentenversicherungen) dahingehend zu beraten, wie ein leidensgerechter Arbeitsplatz aussehen kann, damit weiterhin eine Teilhabe am Erwerbsleben möglich ist. Ebenso ist zu prüfen, ob das Problem durch eine Kontextänderung zu beheben ist, indem die Arbeitsanforderungen an das erkrankungsbedingt veränderte Fähigkeitsniveau des Beschäftigten angepasst werden oder der Beschäftigte an einen Arbeitsplatz umgesetzt wird, der seinem Fähigkeitsniveau entspricht. Hierfür stehen beispielsweise das betriebliche Eingliederungsmanagement oder LTA zur Verfügung. Die Umsetzung einer Reinigungskraft von einem Hotel in einen Privathaushalt kann zum Scheitern führen. Ebenso ist die Umschulung eines Büromitarbeiters, der wegen mangelnder Gruppen-, Kommunikations-, oder Durchsetzungsfähigkeit Probleme hatte, im Team zu arbeiten, zum Sozialarbeiter oder Erzieher nicht erfolgversprechend. Stattdessen muss das Leistungsniveau des Behinderten auf jeder Dimension des Mini-ICF-APP beschrieben werden und daraus dann ein Arbeitsstellenprofil abgeleitet werden, das dazu passt. Die Reinigungskraft aus dem Hotel wie der Büromitarbeiter könnten beispielsweise zur Schreibkraft umgeschult oder dorthin umgesetzt werden. Das Problem des Büromitarbeiters könnte eventuell auch durch ein Einzelzimmer gelöst werden.

10.4 Arbeitsunfähigkeit

Arbeitsunfähigkeit (AU) ist im eigentlichen Sinne keine medizinische Aussage über eine vorliegende Krankheit, sondern ein sozialrechtlicher Status, der einem Patienten zuerkannt werden kann nach Begutachtung durch einen Vertragsarzt, d.h. einen an der kassenärztlichen Versorgung teilnehmenden Arzt. Der Status AU ermöglicht es, ohne soziale Sanktionen (Kündigung, Lohnausfall usw.) dem Arbeitsplatz fernzubleiben. Wann eine Arbeitsunfähigkeit attestiert werden kann, ist gemäß § 92 Abs. 1 Satz 2 Nr. 7 SGB V in der Richtlinie des Gemeinsamen Bundesausschusses der Ärzte und Krankenkassen über die Beurteilung der Arbeitsunfähigkeit (Arbeitsunfähigkeits-Richtlinien) festgelegt (Gemeinsamer Bundesausschuss, 2021). Mit Blick auf die sozialmedizinische Begutachtung wird dort ausgeführt:

- § 1 (1): „Die Feststellung der Arbeitsunfähigkeit und die Bescheinigung über ihre voraussichtliche Dauer erfordern – ebenso wie die ärztliche Beurteilung zur stufenweisen Wiedereingliederung – wegen ihrer Tragweite für Versicherte und ihrer arbeits- und sozialversicherungsrechtlichen sowie wirtschaftlichen Bedeutung besondere Sorgfalt."
- § 2 (1): „Arbeitsunfähigkeit liegt dann vor, wenn Versicherte aufgrund von Krankheit ihre zuletzt vor der Arbeitsunfähigkeit ausgeübte Tätigkeit nicht mehr oder nur unter der Gefahr der Verschlimmerung der Erkrankung ausführen können. Bei der Beurteilung ist darauf abzustellen, welche Bedingungen die bisherige Tätigkeit konkret geprägt haben. Arbeitsunfähigkeit liegt auch vor, wenn aufgrund eines bestimmten Krankheitszustandes, der für sich allein noch keine Arbeitsunfähigkeit bedingt, absehbar ist, dass aus der Ausübung der Tätigkeit für die Gesundheit oder die Gesundung abträgliche Folgen erwachsen, die Arbeitsunfähigkeit unmittelbar hervorrufen."
- Nach § 2 (5) gilt: „Die Beurteilung der Arbeitsunfähigkeit setzt die Befragung der oder des Versicherten durch die Ärztin oder den Arzt zur aktuell ausgeübten Tätigkeit und den damit verbundenen Anforderungen und Belastungen vo-

raus. Das Ergebnis der Befragung ist bei der Beurteilung von Grund und Dauer der Arbeitsunfähigkeit zu berücksichtigen. Zwischen der Krankheit und der dadurch bedingten Unfähigkeit zur Fortsetzung der ausgeübten Tätigkeit muss ein kausaler Zusammenhang erkennbar sein. Bei Arbeitslosen bezieht sich die Befragung auch auf den zeitlichen Umfang, für den die oder der Versicherte sich der Agentur für Arbeit zur Vermittlung zur Verfügung gestellt hat."

- Nach § 4 (1) gilt: „Bei der Feststellung der Arbeitsunfähigkeit sind körperlicher, geistiger und seelischer Gesundheitszustand der oder des Versicherten gleichermaßen zu berücksichtigen. Deshalb darf die Feststellung von Arbeitsunfähigkeit nur aufgrund ärztlicher Untersuchungen erfolgen."
- In § 5 (7) wird gefordert: „Liegen ärztlicherseits Hinweise auf (z.B. arbeitsplatzbezogene) Schwierigkeiten für die weitere Beschäftigung der oder des Versicherten vor, sind diese der Krankenkasse in der Arbeitsunfähigkeitsbescheinigung mitzuteilen (Verweis auf § 7 Absatz 4)."
- In § 6 (4) wird vorgeschlagen: „Können Versicherte nach ärztlicher Beurteilung die ausgeübte Tätigkeit nicht mehr ohne nachteilige Folgen für ihre Gesundheit oder den Gesundungsprozess verrichten, kann die Krankenkasse mit Zustimmung der oder des Versicherten beim Arbeitgeber die Prüfung anregen, ob eine für den Gesundheitszustand der oder des Versicherten unbedenkliche Tätigkeit bei demselben Arbeitgeber möglich ist."

Zusammenfassend bedeutet dies, dass ...

1. ... die Feststellung einer Arbeitsunfähigkeit eine Untersuchung durch einen Vertragsarzt voraussetzt;
2. ... eine Befragung des Versicherten zur aktuell ausgeübten Tätigkeit und den damit verbundenen Anforderungen und Belastungen erfolgen muss bzw. dazu, was die bisherige Tätigkeit konkret geprägt hat;
3. festzustellen ist, dass der Patient unfähig ist, seine zuletzt konkret ausgeübte Tätigkeit auszuüben;
4. zwischen der Unfähigkeit zur Fortsetzung der ausgeübten Tätigkeit und einer vorliegenden Krankheit ein kausaler Zusammenhang erkennbar sein muss;
5. zu prüfen ist, ob arbeitsplatzbezogene Schwierigkeiten für die weitere Beschäftigung vorliegen und ob eine für den Gesundheitszustand des Versicherten unbedenkliche Tätigkeit bei demselben Arbeitgeber möglich ist.

Eine Arbeitsunfähigkeitsfeststellung ist keine Krankschreibung. Insofern ist auch die Schwere der vorliegenden Krankheit ohne Belang. Stattdessen geht es um *Unfähigkeit*, die allerdings durch eine Krankheit bedingt sein muss.

Insofern ist die Feststellung einer Krankheit eine notwendige Voraussetzung. Im Kontext von Arbeitsunfähigkeit und psychischen Störungen stellt dies ein besonderes Problem dar, weil eine Arbeitsunfähigkeitsbescheinigung auch als Möglichkeit der Lösung von Problemen oder Konflikten am Arbeitsplatz genutzt werden kann. Im Internet finden sich viele Anzeigen von Detekteien, die ihre Dienste anbieten, wenn der Verdacht auf einen Arbeitsunfähigkeitsmissbrauch besteht. Es gibt auch gerichtsnotorische Fälle. So hatte eine Auszubildende bei Facebook einen Beitrag geschrieben mit dem Titel "Ab zum Arzt und dann Koffer packen!", hatte sich anschließend durch einen Arzt eine Arbeitsunfähigkeit attestieren lassen, war dann in einen Urlaub auf Mallorca verreist und hatte ihre Urlaubsfotos ebenfalls über Facebook veröffentlicht. Der Arbeitgeber sprach daraufhin eine fristlose Kündigung wegen einer vorgetäuschten Arbeitsunfähigkeit aus. Beim Gerichtsverfahren (Arbeitsgericht Düsseldorf, Az. 7 Ca 2591/11) brachte die Mitarbeiterin dann vor, dass ihr Arzt bei ihr „psychosomatische Symptome" festgestellt habe und der Urlaubsaufenthalt wegen seiner positiven Wirkung auf den Heilungsverlauf erfolgt sei.

Grundsätzlich gilt, dass der ärztlichen Bescheinigung ein hoher Beweiswert zukommt. Um diesen zu erschüttern, müssen konkrete Tatsachen vorgetragen werden, die "ernsthafte und begründete Zweifel" an der attestierten Arbeitsunfähigkeit begründen. Die Krankenkassen oder der Arbeitgeber können gegebenenfalls den Medizinischen Dienst der gesetzlichen Krankenkasse (MDK) einschalten, beispielsweise wenn der:die Arbeitnehmer:in oft nur für kurze Dauer arbeitsunfähig ist oder zum Wochenende oder Ärzte/Ärztinnen durch die Menge entsprechender Bescheinigungen auffallen. Die Krankenkassen setzen auch regelmäßig zur Überprüfung einer Arbeitsunfähigkeit Krankengeldfallmanager (KGM) gemäß der Anleitung zur sozialmedizinischen Beratung und Begutachtung bei Arbeitsunfähigkeit (ABBA) ein (Bärmayr, 2010; MDS, 2017). Nach den Vorgaben der ABBA sind Fallmanager dann einzuschalten, wenn ein Verdacht auf Missbrauch bzw. medizinisch ungerechtfertigte AU oder ein Verdacht auf psychosoziale Überlagerung besteht. Es kann eine ausschließliche Überprüfung nach Aktenlage erfolgen, aber auch eine Anfrage beim Arzt (Rückinformationsverfahren), ein direkter Kontakt mit dem:der Versicherten (Versichertenanfrage) oder eine Einschaltung des Medizinischen Dienstes der Krankenkassen. Zu prüfen sind

a. die AU-Vorgeschichte
(Auffälligkeiten im Verlauf der letzten drei bis fünf Jahre, Regelmäßigkeiten im AU-Geschehen, Hinweise auf Konflikte mit Arbeitgeber oder in der Familie),

b. die aktuelle Problematik der AU
(weshalb ist der:die Versicherte arbeitsunfähig, liegen ausreichende Erkenntnisse zum beruflichen Anforderungsprofil vor, wie ist die Mitwirkung des:der Betreffenden),
c. die sozialmedizinische Bewertung der AU
(ist die AU plausibel, ist eine Wiederaufnahme der Arbeit absehbar, sind rehabilitative Maßnahmen erfolgversprechend, spielt der psychosoziale Hintergrund eine entscheidende Rolle).

Bei gefährdeter Erwerbsfähigkeit ist die Notwendigkeit von Leistungen zur medizinischen Rehabilitation oder Teilhabe am Arbeitsleben frühzeitig in Erwägung zu ziehen.

Um die fachlichen Voraussetzungen und die nach der AU-Richtlinie in § 1 (1) geforderte „besondere Sorgfalt“ zu erfüllen, ist ein nach den Regeln der medizinischen Kunst (gegebenenfalls auch juristisch überprüfbar) objektivierbarer aktueller (psychopathologischer) Befund zu erheben und eine Krankheit festzustellen (Linden, 2013a). Bei psychischen Erkrankungen bedeutet die Forderung nach Objektivierbarkeit, dass es wichtig ist, zu differenzieren zwischen der Klage des Patienten und dem objektiven Befund („Der Patient sagt, ... Der Befund zeigt ...“). Bekommt ein Patient beispielsweise bei einer In-sensu-Exposition und konkreten Vorstellung seiner Arbeitssituation ein beobachtbares Arousal und eine phobische Reaktion, so ist dies ein Befund, der eine Arbeitsunfähigkeitsattestierung begründen kann. Dagegen ist der Wunsch eines Patienten, nicht mehr an den Arbeitsplatz zurückkehren zu wollen, weil ihm der Chef unsympathisch ist, zwar nachvollziehbar, jedoch keine Krankheit und begründet insofern keine Arbeitsunfähigkeit im sozialmedizinischen Sinne. Der Betroffene ist darauf zu verweisen, dass er sich einen anderen Arbeitsplatz suchen oder sich mit der Situation abfinden soll.

Im nächsten Schritt ist dann die Fähigkeitsbeeinträchtigung mit Bezug auf die „Bedingungen, die die bisherige Tätigkeit konkret geprägt haben“ (§ 2 (1) der AU-Richtlinie) festzustellen. Dies kann in Anlehnung an das Mini-ICF-APP geschehen. Bei der Beurteilung der Arbeitsfähigkeit bzw. -unfähigkeit bildet der aktuelle Arbeitsplatz den Kontext bzw. die Standardumwelt. Der Patient ist zu fragen, was er konkret an Aktivitäten ausübt, wenn er am Arbeitsplatz erscheint. Es geht also nicht um Globalangaben wie „Pflegekraft“, sondern um eine Auflistung konkreter Aktivitäten, z. B. sich nach Arbeitsbeginn mit dem Team wegen der Arbeitsplanung abstimmen (Gruppenfähigkeit, Selbstbehauptungsfähigkeit), dann Verordnungen aus einer Kurve in Anforderungszettel übertragen (Strukturierungsfähigkeit, Anwendung fachlicher Kompetenzen), gleichzeitig Telefondienst machen, Patienten beraten und Verordnungen von Ärzten entgegennehmen (Flexibilität) usw. Die Methode besteht darin, die Patienten möglichst verhaltensnah einen typischen Ablauf ihrer Arbeitstätigkeiten schildern zu lassen. Es können auch fremdanamnestische Angaben beispielsweise des Betriebsarztes oder Arbeitgebers mit hinzugezogen werden. Wie bereits ausgeführt, basiert die Beurteilung auf einer konkreten Verhaltensschilderung („Was tun Sie bzw. welche Aktivitäten üben Sie aus, wenn Sie morgens an den Arbeitsplatz kommen?").

Durch die Wahl eines konkreten Arbeitsplatzes als Referenzkontext werden zugleich auch die personbezogenen Faktoren mitberücksichtigt. Wer als Krankenpfleger:in gearbeitet hat, muss von Ausbildung, Körperkraft oder Alter die erforderlichen Personeneigenschaften zumindest in der Vergangenheit besessen haben.

Zu beurteilen ist dann die Schwere der aktuell vorliegenden Fähigkeitsbeeinträchtigungen in Abhängigkeit davon, welche Teilhabeeinschränkungen daraus resultieren. Von einer Arbeitsunfähigkeit ist dann auszugehen, wenn ein Rating von 4 vorliegt (der Patient muss entpflichtet werden). Gegebenenfalls kann auch ein Rating von 3 für eine Arbeitsunfähigkeit hinreichend sein (der Patient benötigt Unterstützung durch Dritte), wenn er aufgrund der realen Bedingungen am Arbeitsplatz keine Hilfe erhalten kann. Keine Arbeitsunfähigkeit liegt in der Regel vor, wenn die Leistungseinschränkung nur negativ zur Kenntnis genommen wird (Ratingstufe 2), und sicher keine AU, wenn sie nicht weiter störend auffällt (Ratingstufe 1).

Es ist also unmöglich, über die Arbeitsfähigkeit von Patienten eine Aussage zu treffen, wenn man nicht die Aktivitätsanforderungen des Arbeitsplatzes wie auch die konkreten akuten Beeinträchtigungen und überdauernden Behinderungen der Patienten kennt (Linden et al., 2009; Linden & Weidner, 2005; WHO, 2001). Dieses Prinzip ist in der **Abbildung 10-1** schematisch dargestellt. Je nach Art der am individuellen Arbeitsplatz konkret geforderten Tätigkeit kann ein Patient arbeitsfähig oder arbeitsunfähig sein.

Bei der Feststellung einer Arbeitsunfähigkeit wegen einer psychischen Beeinträchtigung gilt noch als Sonderproblem, dass therapeutische Überlegungen und sozialmedizinische Regelungen einander widersprechen können. Ein AU-Attest kann auch erhebliche Nebenwirkungen haben, weshalb Ärzte mit diesem Instrument vorsichtig umgehen müssen. Eine AU-Bescheinigung ermöglicht die Vermeidung des Arbeitsplatzes. Sie löst jedoch selten Probleme. Die Betroffenen müssen nämlich wieder zurück. Es gilt die klinische Erfahrung, dass eine Rückkehr nach einer längeren AU-Zeit aufgrund von psychischen Problemen danach

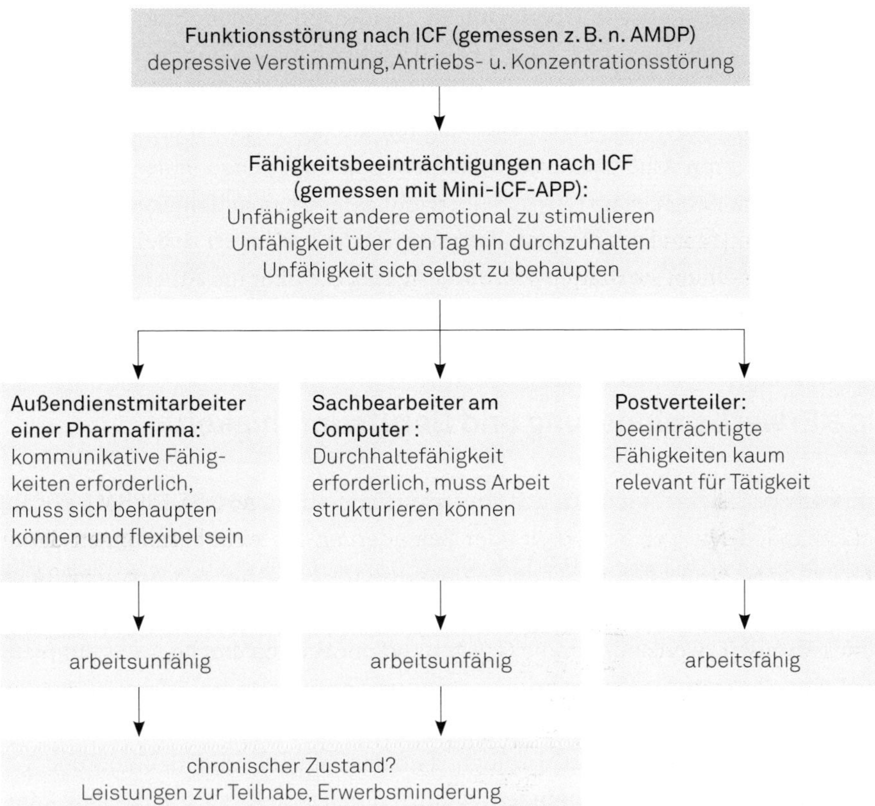

Abbildung 10-1: Arbeitsunfähigkeit als Relation von Fähigkeitsbeeinträchtigungen und Kontextanforderungen

eher schwieriger denn leichter wird. Lange AU-Zeiten können unmittelbar zu einer Verstärkung von arbeitsplatzbezogenen Ängsten führen, im Extremfall bis zu einer Arbeitsplatzphobie (Muschalla & Linden, 2013) und damit sogar Ursache für eine Berentung werden. Bei arbeitsplatzbezogenen Ängsten gibt es sogar die Paradoxie, dass eine Konfrontation mit dem Arbeitsplatz (wie bei jeder Expositon in der Psychotherapie) auch zu einer Angstverstärkung führt. Da in § 2 (1) der AU-Richtlinie festgelegt ist, dass eine Arbeitsunfähigkeit besteht, wenn eine Tätigkeit „nur unter der Gefahr der Verschlimmerung der Erkrankung" ausgeführt werden kann bzw. aus der „Ausübung der Tätigkeit für die Gesundheit oder die Gesundung abträgliche Folgen erwachsen", wäre ein solcher Patient/eine solche Patientin also korrekterweise als arbeitsunfähig anzusehen. Andererseits kann ein solches Attest den Patienten / die Patientin aber zugleich schädigen und das Vermeidungsverhaltens verstärken. Die sozialmedizinische Beurteilung muss also gegen therapeutische Überlegungen abgewogen werden. Eine vollständige Herausnahme aus der zuletzt ausgeübten Tätigkeit bzw. aus der Erwerbsarbeit ist eine therapeutische Maßnahme, die in den Gesamtbehandlungsprozess eingepasst werden und von weiteren Maßnahmen flankiert werden muss. Patienten, die nicht an ihren Arbeitsplatz zurückzubewegen sind, finden in der Regel einen Weg, um dem Arbeitsplatz fernzubleiben und eine Arbeitsunfähigkeitsbescheinigung zu erlangen und gegebenenfalls immer wieder verlängert zu bekommen. Ein solches Vermeidungsverhalten sollte von Ärzten, die über die Arbeitsfähigkeit zu entscheiden haben, ernst genommen werden.

10.5 Erwerbsminderung und Berufsunfähigkeit

„Erwerbsgemindert" im Sinne der Rentenversicherung (§ 43 SGB VI, BMJ, 2021b) ist jemand, der wegen Krankheit oder Behinderung auf nicht absehbare Zeit außerstande ist, unter den üblichen Bedingungen des allgemeinen Arbeitsmarktes mindestens sechs Stunden täglich erwerbstätig zu sein. Unterschieden werden eine teilweise Erwerbsminderung (Leistungsvermögen von drei bis sechs Stunden) und die volle Erwerbsminderung (Leistungsvermögen unter drei Stunden). Renten wegen Erwerbsminderung kommen in Betracht, wenn die Erwerbsfähigkeit durch eine überdauernde krankheitsbedingte Beeinträchtigung und Behinderung gemindert ist und die Erwerbsminderung nicht durch eine Kontextanpassung kompensiert oder durch LTA behoben werden kann. Keine Erwerbsminderung besteht bei Versicherten, die unter den üblichen Bedingungen des allgemeinen Arbeitsmarktes mindestens sechs Stunden erwerbstätig sein können.

Renten wegen Erwerbsminderung werden von der Deutschen Rentenversicherung zunächst für drei Jahre befristet geleistet (§ 102 SGB VI). Verlängerungen sind auf Antrag des Versicherten um jeweils bis zu drei Jahre möglich bis zu einer maximalen Rentenbezugsdauer von neun Jahren insgesamt. Erst wenn die Erwerbsminderung bis zum Ablauf dieser Zeit nicht behoben werden konnte und eine Behebung z. B. durch eine LTA unwahrscheinlich ist, muss über eine unbefristete Rente wegen Erwerbsminderung entschieden werden. Ausnahmen stellen schwerste, nicht mehr besserungsfähige Erkrankungen oder Behinderungen dar, bei denen von einer Befristung der Rente bereits beim Erstantrag abgesehen werden kann.

Durch die Rentenreform vom 1.1.2001 und die neue Formulierung des § 43 SGB VI ist das Risiko der Berufsunfähigkeit aus dem Leistungsspektrum der Deutschen Rentenversicherung herausgenommen worden. Allerdings gibt es noch einen Vertrauensschutz für Versicherte, die vor dem 2.1.1961 geboren sind.

Für sie kann ein Anspruch auf Rente wegen teilweiser Erwerbsminderung bei Berufsunfähigkeit geltend gemacht werden (§ 240 SGB VI). Der Begriff der Berufsunfähigkeit wird in verschiedenen Rechtsgebieten uneinheitlich definiert. Im Bereich der Deutschen Rentenversicherung sind Versicherte berufsunfähig, die wegen Krankheit oder Behinderung ihren bisherigen versicherungspflichtigen Beruf nicht mehr mindestens sechs Stunden täglich ausüben können und die unter Berücksichtigung ihres sozialmedizinisch festgestellten Leistungsvermögens und der Qualität ihres bisherigen Berufs (Berufsschutz) nicht mehr auf eine ihren Kräften und Fähigkeiten entsprechende zumutbare berufliche Tätigkeit verwiesen werden können. Das Leistungsvermögen ist qualitativ eingeschränkt, sie verfügen allerdings noch über ein quantitatives Leistungsvermögen von mindestens sechs Stunden täglich auf dem allgemeinen Arbeitsmarkt, sodass eine Erwerbsminderung gemäß § 43 SGB VI nicht besteht.

Bei der Beurteilung der Erwerbsminderung sind juristisch die „üblichen Bedingungen des allgemeinen Arbeitsmarktes" ohne Berücksichtigung der Arbeitsmarktlage (§ 43, SGB VI) die Referenz- und Standardumwelt, also jede nur denkbare Erwerbstätigkeit, für die auf dem Arbeitsmarkt Angebot und Nachfrage besteht. Zur Operationalisierung des „allgemeinen Arbeitsmarkts" mit der Möglichkeit einer Berücksichtigung personbezogener Faktoren kann ein Hotelbetrieb als Referenz genommen werden. Zum einen sind Hotels häufig Arbeitsplätze, die grundsätzlich verfügbar sind und auf die ein Mensch daher jederzeit verwiesen werden könnte. Entscheidend ist aber, dass es in einem Hotel die unterschiedlichsten Aufgabentypen mit verschiedensten Anforderungs- und Komplexitätsgraden gibt, vom Kofferträger über den Gartenarbeiter, Reinigungskräfte, Servicepersonal, Kellner, Handwerker, Buchhalter, Verwaltungspersonal, Empfangspersonal, Küchenchef oder Hotelmanager. Dies ermöglicht eine Kontextadjustierung hinsichtlich der personbezogenen Faktoren, d.h. es gibt zumutbare Tätigkeiten für jedes Geschlecht und jede Körperkonstitution. Von einer Erwerbsminderung wegen einer psychischen Störung ist dann auszugehen, wenn nach dem Fähigkeitsprofil gemäß Mini-ICF-APP keine Tätigkeit mehr in einem Hotel ausführbar ist.

Im Bereich der privaten Berufsunfähigkeitsversicherung (BU-Versicherung) ist nach § 172 VVG (Versicherungsvertragsgesetz) berufsunfähig, wer seinen zuletzt ausgeübten Beruf, so wie er ohne gesundheitliche Beeinträchtigung ausgestaltet war, infolge Krankheit, Körperverletzung oder mehr als altersentsprechendem Kräfteverfall ganz oder teilweise voraussichtlich auf Dauer nicht mehr ausüben kann. Bei der Beurteilung der Berufsunfähigkeit in der privaten BU-Versicherung ist die konkrete, zuletzt ausgeübte Berufstätigkeit maßgeblich, was eine genaue Kenntnis der beruflichen Tätigkeit voraussetzt. Bei Berufsfähigkeit oder -unfähigkeit in der privaten BU-Versicherung bezieht sich dies auf den konkreten letzten Arbeitsplatz, sodass wie bei der Feststellung der Arbeitsfähigkeit vorzugehen ist. Bei der Rentenversicherung wäre das Berufsfeld als Ganzes zugrunde zu legen. Eine Pflegekraft kann z.B. auf einer psychiatrischen Station, im Operationssaal, als Pfleger:in in einem ambulanten Pflegedienst oder in der Verwaltung arbeiten. Dies sind sehr unterschiedliche Einsatzformen. Hier benötigt der:die Untersuchende keine spezifischen Informationen seitens des Probanden, sondern kann auf allgemeine Berufsfeldbeschreibungen Bezug nehmen, wie sie beispielsweise von der Arbeitsagentur, von Berufsverbänden oder Ausbildungsvorschriften zur Verfügung gestellt werden. Für die personbezogenen Faktoren gilt bezüglich der Berufsfähigkeit dasselbe wie bei der Arbeitsfähigkeit. Sie sind durch die Festlegung des Berufsfeldes implizit miterfasst. In der privaten BU-Versicherung stehen psychische Beeinträchtigungen als Ursache für Berufsunfähigkeit mittlerweile an erster Stelle.

Die Feststellung einer Berufsunfähigkeit oder Erwerbsminderung sollte immer auch ein Prognoseurteil darüber enthalten, ob die vorliegende Krankheit und die daraus resultierende Leistungsminderung andauernd oder „chronisch“ ist (Linden, 2013b). Dies kann teilweise aus der Art der Krankheit abgeleitet werden. Eine schwere Lähmung nach zerebralem Insult wird sich absehbar nicht mehr zurückbilden. Bei psychischen Störungen ist eine solche Unabänderlichkeitsfeststellung in der Regel jedoch nicht ohne weiteres möglich, da immer davon auszugehen ist, dass es noch Rückbildungsmöglichkeiten oder Fluktuationen gibt. Auf diesem Hintergrund stellt sich bezüglich der Leistungsminderung also zugleich auch die Frage nach einer eventuell gegebenen *Reservekapazität*.

In der Medizin gilt für Prognosefeststellungen als Grundsatz, dass die Chronizität einer Erkrankung konditional zur Behandlungsvorgeschichte zu sehen ist. Eine Krankheit, die noch nicht konsequent behandelt wurde, kann nicht als chronisch bezeichnet werden. Bei depressiven Störungen gilt als Regel, dass mindestens drei konsequente Behandlungsversuche durchgeführt worden sein müssen, da ansonsten immer noch die Möglichkeit einer Vollremission gegeben ist (Thase & Rush, 1997). Erst wenn positiv belegt ist, dass in der Vorgeschichte trotz adäquater Behandlung keine Besserung zu erreichen war, kann eine Chronizität und damit gegebenenfalls auch Erwerbsminderung angenommen werden. Die Behandlungsvorgeschichte umfasst dabei sowohl die Therapie der Krankheit bzw. der Funktionsstörungen im engeren Sinne wie auch die der Fähigkeitsbeeinträchtigungen, für die es ebenfalls wirksame Therapieverfahren gibt. Schließlich ist auch zu prüfen, was an kontextbezogenen Interventionen, d.h. hinsichtlich eines leidensgerechten Arbeitsplatzes bislang erfolgt ist. Chronisch im medizinischen Sinne wie nach den Vorgaben des Sozialrechtes ist somit mit Therapieresistenz gleichzusetzen.

10.6 Eingliederungshilfe

Unter dem Begriff Eingliederungshilfe werden vielfältige staatliche Maßnahmen verstanden zur Unterstützung von Menschen, die aufgrund einer Behinderung wesentlich in ihrer Fähigkeit eingeschränkt sind, an der Gesellschaft teilzuhaben.

Zu den Unterstützungsleistungen gehören die Zuverfügungstellung von Hilfsmitteln, Körperersatzstücken oder sogar die Beschaffung eines Kraftfahrzeugs. Es gibt Maßnahmen der medizinischen Rehabilitation, heilpädagogische Maßnahmen, Maßnahmen zur Förderung der Schulbildung oder der Eingliederung in das Arbeitsleben. Auch gehören Wohnhilfen, Betreuungspersonen oder kulturelle Unterstützungen zum Leistungskatalog.

Bei der Beurteilung der Behinderung kommt es nicht so sehr auf die Art oder den Umfang der Beeinträchtigung an, sondern darauf, wie sich die Beeinträchtigung auf die Teilhabe auswirkt. Der Unterstützungsbedarf ist individuell festzustellen. Dafür gibt es eigene Bedarfsermittlungs- und Bedarfplanungsinstrumente, die je nach Region unterschiedlich sein können. Das Teilhabeplanverfahren dient der Abstimmung zwischen den verschiedenen Rehabilitationsträgern.

10.7 Pflegebedürftigkeit und Betreuungsrecht

Pflegebedürftig im Sinne von § 14 SGB XI sind Menschen,

> „die gesundheitlich bedingte Beeinträchtigungen der Selbständigkeit oder der Fähigkeiten aufweisen und deshalb der Hilfe durch andere bedürfen. Es muss sich um Personen handeln, die körperliche, kognitive oder psychische Beeinträchtigungen oder gesundheitlich bedingte Belastungen oder Anforderungen nicht selbständig kompensieren oder bewältigen können. Die Pflegebedürftigkeit muss auf Dauer, voraussichtlich für mindestens sechs Monate, bestehen."

Dabei sind für das Vorliegen von gesundheitlich bedingten Beeinträchtigungen der Selbständigkeit oder der Fähigkeiten sechs Bereiche maßgeblich:

1. Mobilität,
2. kognitive und kommunikative Fähigkeiten,
3. Verhaltensweisen und psychische Problemlagen,
4. Selbstversorgung,

5. Bewältigung von und selbständiger Umgang mit krankheits- oder therapiebedingten Anforderungen und Belastungen sowie
6. Gestaltung des Alltagslebens und sozialer Kontakte.

Das Betreuungsrecht ist in dem § 1896 f im Bürgerlichen Gesetzbuch (BGB) geregelt. Hier heißt es:

> „Kann ein Volljähriger aufgrund einer psychischen Krankheit oder einer körperlichen, geistigen oder seelischen Behinderung seine Angelegenheiten ganz oder teilweise nicht besorgen, so bestellt das Betreuungsgericht auf seinen Antrag oder von Amts wegen für ihn einen Betreuer. [...] Ein Betreuer darf nur für Aufgabenkreise bestellt werden, in denen die Betreuung erforderlich ist [...]".

Bei der Pflegebedürftigkeit wie Betreuungsnotwendigkeit spielen psychische Einschränkungen eine wichtige Rolle, so wie es auch bereits in den zitierten Gesetzestexten explizit genannt wird. Dies kann eine angeborene oder früh erworbene Debilität sein, eine unfallbedingte Demenz, eine Alzheimererkrankung, aber auch eine chronische schizophrene Psychose oder schwere Persönlichkeitsstörung mit der Unfähigkeit zur Regelung der eigenen Angelegenheiten.

Wenn es um die Frage einer Pflege- oder Betreuungsnotwendigkeit geht, dann stellt sich in der Regel nicht mehr die Frage nach einer Teilhabe am Arbeitsleben, sondern nach einer „sozialen Teilhabe" (§ 76, SGB IX).

Die Pflegebedürftigkeit und ihre Schwere wird durch den MDK geprüft. Eine Betreuung erfolgt auf Gerichtsbeschluss nach entsprechendem Antrag durch den Betroffenen oder Dritte auf der Basis eines ärztlichen Gutachtens.

Für eine Beurteilung der sozialen Teilhabe kann zur Operationalisierung ein Restaurantbesuch als Standardumwelt oder Beurteilungsreferenz dienen. Zu einem Restaurantbesuch gehören eine Reihe von Aktivitäten und damit Fähigkeiten. Man muss gegebenenfalls reservieren und den Termin einhalten können, den Weg finden, sich ohne aufzufallen in der Öffentlichkeit bewegen, eine Bestellung aufgeben, Tischmanieren zeigen, mit Besteck essen, Small Talk führen können etc. Eine Adjustierung bezüglich der personbezogenen Faktoren ist nicht erforderlich, da es um die Teilhabe an einem universellen Lebensbereich geht, d. h. Männer wie Frauen, Alte wie Junge, Gebildete und Ungebildete gehen in Restaurants. Jemand, der allein und problemlos ein Restaurant besuchen kann, ist nicht pflegebedürftig und kann allein leben und sich allein versorgen. Wer Hilfe beim Weg benötigt oder Überwachung seines Sozialverhaltens oder gar Unterstützung bei der Nahrungsaufnahme, ist in zunehmendem Grad hilfs- und pflegebedürftig.

10.8 Allgemeine Prinzipien und spezielle Probleme der Begutachtung bei psychischen Erkrankungen

Bei Vertragsärzten gehört es zu den nicht abweisbaren Aufgaben, die aktuelle Arbeitsunfähigkeit zu prüfen und zu attestieren. Bei einer gerichtlichen oder behördlichen Bestellung als Sachverständiger sind Ärzte und Psychotherapeuten, soweit es keine besonderen Ablehnungs- oder Befangenheitsgründe gibt, ebenfalls zur Übernahme von Begutachtungen verpflichtet, einschließlich gegebenenfalls dem persönlichen Erscheinen vor Gericht, sowie der rechtzeitigen Erstellung und Vorlage des Gutachtens. Begutachtungen im Auftrag sonstiger Versicherungen oder von Patienten erfolgen nach individueller Vereinbarung. Krankenkassen übertragen auch regelhaft Gutachten beispielsweise nach § 275 SGB V (Begutachtung und Beratung) an den MDK, dessen Ärzte nur ihrem Fachwissen und Gewissen unterworfen und nicht weisungsgebunden sind.

Inhaltlich geht es bei Begutachtungen im Bereich der gesetzlichen Krankenversicherung (GKV) um Fragen zur Leistungspflicht für psychotherapeutische ambulante, teilstationäre oder stationäre Behandlungen sowie zur Arbeitsfähigkeit und deren Dauer (Grobe, 2005). Die DRV braucht Gutachten im Rentenverfahren oder hinsichtlich beruflicher und medizinischer Rehabilitationsleistungen oder bei Problemen zur Abgrenzung der Leistungspflicht zwischen verschiedenen Kostenträgern, beispielsweise gegenüber der gesetzlichen Unfallversicherung bei psychoreaktiven Störungen oder bei missglücktem Arbeitsversuch. Im Bereich der Arbeitslosenversicherung sind medizinische Gutachten für die Arbeitsverwaltung vor allem zur Feststellung der Leistungsfähigkeit und Vermittelbarkeit der Betroffenen erforderlich (Grobe, 2005).

Wie bereits ausgeführt, sind die Qualität und Präzision ärztlicher Gutachten ausschlaggebend für korrekte Arbeitsunfähigkeitsatteste, sachgerechte Entscheidungen von Versicherungen oder Richtern oder auch für die Einleitung von Hilfsmaßnahmen (Linden, 2013a; Piechowiak, 2006). Von ärztlichen Gutachten wird gefordert, dass sie plausibel, schlüssig, in sich logisch und widerspruchsfrei, verständlich und nachvollziehbar für den fachkundigen Leser, vollständig, transparent, wissenschaftlich fundiert, neutral und unabhängig, reliabel, wirtschaftlich durchgeführt und formal angemessen aufbereitet sind. Sie müssen einer Konsistenzprüfung standhalten können (Linden, 2013b). Allerdings wird immer wieder infrage gestellt, inwieweit ärztliche Gutachten diese Forderungen erfüllen und eine hinreichende Reliabilität und Objektivität haben (Dickmann & Broocks, 2007; Linden, 2007; Zeller, 2008). Um dies zu verbessern, gibt es eine Reihe von Fachempfehlungen und Leitlinien für die sozialmedizinische Beurteilung von Menschen mit psychischen Erkrankungen (AWMF, 2017, 2019; DRV, 2011, 2013, 2018; Fritze & Mehrhoff, 2007; Grobe, 2005; Rauh et al., 2008; Schneider et al., 2012; Swiss Insurance Medicine [SIM], 2005; Venzlaff & Foerster, 2004).

Ein Grundproblem bei der Begutachtung psychischer Störungen ist die Unterscheidung zwischen objektivem Befund und subjektiver Klage. Der psychopathologische Befund wie auch die Fähigkeitsbeurteilung ist ein Fachurteil eines sachkundigen Beobachtenden und Untersuchenden. Er ist nicht die Wiedergabe subjektiver Klagen des Patienten. Ein Patient kann nicht sagen, ob seine schlechte Stimmung ein depressiver Affekt oder eine lebensübliche und damit normale Verzweiflung ist. Dies ist vom Gutachter auf der Basis der Qualität des beobachteten Affekts zu entscheiden. Ebenso wird eine Persönlichkeitsstörung nicht durch biografische Erzählungen, sondern den beobachteten Interaktionsstil beurteilt. Gleiches gilt für die Leistungsfähigkeit. Ein Patient mag vortragen, dass er eine bestimmte Aktivität nicht mehr ausüben kann. Es ist jedoch die Aufgabe des Gutachters, festzustellen, ob dies zutrifft und wenn, unter welchen Kontextbedingungen.

> „Für die sozialmedizinische Beurteilung der Leistungsfähigkeit ist nach objektivierbaren und nachvollziehbaren somatischen und psychischen Symptomen zu suchen, welche die Leistungsfähigkeit vermindern; keinesfalls darf sich die Beurteilung allein auf die Beschwerdeschilderung des Betroffenen stützen." (Bayerisches Landessozialgericht, Az: L 14 RA 103/02).

Die Feststellung des Befundes hinsichtlich der aktuell vorliegenden Funktionsstörungen (= psychopathologischer Befund) oder Fähigkeitsbeeinträchtigungen (= Leistungsvermögen) ist objektiv und reliabel beispielsweise in Anlehnung an das AMDP-System oder das Mini-ICF-APP vorzunehmen und steht diesbezüglich anderen Parametern in der Medizin nicht nach. Die Befundlage sollte durch sozialmedizinische Gutachten daher abschließend zu klären sein.

Ein weiteres Grundproblem ist die ungenügende Trennung zwischen Funktionsstörung und Fähigkeitsbeeinträchtigung. Eine Reihe von gutachterlichen Aussagen lesen sich so, als sei mit der Feststellung der Krankheitsart und -schwere bereits eine sozialmedizinische Aussage möglich (AWMF, 2017). Wie bereits ausgeführt, gibt es jedoch keine „Krankschreibung" und aus einem psychopathologischen Befund alleine kann nicht auf Fähigkeitseinschränkungen geschlossen werden. Es müssen die Fähigkeitsbeeinträchtigungen unabhängig von und zusätzlich zu den Funktionsstörungen beschrieben werden und auch die daraus folgenden Auswirkungen auf Berufstätigkeit, Freizeit, Alltag und zwischenmenschliche Beziehungen.

In der Befunderhebung ist zu berücksichtigen, dass es bei sozialmedizinischen Begutachtungen in der Regel um Sozialleistungen geht, d.h. die Patienten teilweise klare und legitime Eigeninteressen verfolgen. Von daher sind Aggravation, Simulation oder auch Dissimulation regelhafte Phänomene. Dies kann Patienten jedoch nicht zum Vorwurf gemacht werden. Es ist gerichtlich anerkannt, dass

> „in der Begutachtungssituation eine Verdeutlichungstendenz des Patienten als symptomverstärkende Darstellungsform normal ist und jedem zugestanden werden kann. Es handelt sich um einen mehr oder weniger bewussten Versuch, den Gutachter vom Vorhandensein der Beschwerden zu überzeugen“ (Bayerisches Landessozialgericht, Az: L 14 RA 103/02).

Allerdings muss der Patient grundsätzlich in angemessener Weise an der Sachklärung mitwirken. Wer Sozialleistungen beantragt oder erhält, soll sich auf Verlangen des zuständigen Leistungsträgers ärztlichen und psychologischen Untersuchungsmaßnahmen oder einer Heilbehandlung unterziehen, soweit diese für die Entscheidung über die Leistung oder eine Besserung des Gesundheitszustandes erforderlich sind (§ 62 SGB I, Untersuchungen, § 63 SGB I, Heilbehandlung). Dies kann auch bedeuten, dass Versicherte sich einer stationären Rehabilitation unterziehen müssen. Es besteht für Patienten eine „Mitwirkungspflicht“, außer wenn ihre Erfüllung in keinem angemessenen Verhältnis zu der in Anspruch genommenen Sozialleistung steht oder der Leistungsträger sich durch einen geringeren Aufwand die erforderlichen Kenntnisse selbst beschaffen kann oder im Einzelfall ein Schaden für Leben oder Gesundheit nicht mit hoher Wahrscheinlichkeit ausgeschlossen werden kann oder der Betroffene in Gefahr käme, wegen einer Straftat oder einer Ordnungswidrigkeit verfolgt zu werden (§ 383 1 Nr. 1 bis 3 ZPO).

11 Psychotherapie von Fähigkeitsbeeinträchtigungen

Psychotherapie ist seit jeher ein Behandlungsverfahren, das nicht nur auf die Besserung von unmittelbaren Krankheitssymptomen abzielt, sondern ebenso auf die Behandlung der Krankheitsfolgen, die Anpassungs- und die Teilhabeproblematik (Linden, 2009). Psychotherapie kann sowohl inhaltlich als auch formal und juristisch wesentlich als Maßnahme zur kurativen und kompensatorischen Behandlung von chronischen Erkrankungen und damit auch überdauernden Teilhabebeeinträchtigungen und Behinderungen verstanden werden (§ 42 SGB IX, Linden, 2009). Dies gilt insbesondere auch für die sogenannte Richtlinien-Psychotherapie gemäß der Psychotherapierichtlinie (G-BA, 2020). Das Beantragungsverfahren verlangt, dass der Patient einen Antrag stellt, der Therapeut einen Bericht verfasst, der dann zur Krankenkasse geht, diese einen Gutachter einschaltet, der den Antrag befürworten muss, woraufhin ein festgelegtes Stundenkontingent bewilligt wird, nach dessen Ende die Therapie zu beenden ist, unabhängig davon, wie der Krankheitsstatus ist. Dieses Prozedere benötigt Zeit und ist deshalb nicht bei akuten, sondern nur bei chronischen Erkrankungen umsetzbar. Auch die Kontingentierung des Behandlungsumfangs ist rechtlich und ethisch nur bei chronischen Krankheitszuständen möglich. Auf diesem Hintergrund ist es nicht überraschend, dass es psychotherapeutische Ansätze nicht nur zur Besserung der unmittelbaren Symptomatik, sondern auch zur Besserung von Fähigkeitsbeeinträchtigungen und Minderung von Krankheitsfolgen gibt. Dazu gehört, quasi „am Symptom vorbei", krankheitsbedingte Fähigkeitseinschränkungen zu mindern oder vorhandene Fähigkeiten zu optimieren.

Beispiele für derartige Behandlungsansätze sind Stressbewältigungstraining, Aktivitätsaufbau, Emotionsregulationstraining, Problemlösetraining, Selbstbeobachtungs- und Selbstinstruktionstraining, Genusstraining, Konzentrations- und Aufmerksamkeitstraining, Selbstkontrolltraining, Kommunikations- und Selbstsicherheitstraining, Skills-Training oder Weisheitstraining (Linden & Hautzinger, 2011). **Tabelle 11-1** gibt eine Übersicht über verhaltenstherapeutische Methoden und Techniken zum Training verschiedener Fähigkeitsdimensionen. Im Folgenden werden für die verschiedenen Fähigkeitsbereiche potenziell einsetzbare verhaltenstherapeutische Methoden und Techniken beispielhaft skizziert.

Grundsätzlich gilt, dass vor der Auswahl der Methoden und Techniken zum Fähigkeitstraining immer eine individuelle Verhaltensanalyse (Kanfer & Saslow,

Tabelle 11-1: Fähigkeitsorientierte Psychotherapiemethoden und -techniken (in modifizierter Form zitiert nach Muschalla, 2014)

Fähigkeit	Fähigkeitsorientierte verhaltenstherapeutische Methoden	Nutzbare verhaltenstherapeutische Techniken
Fähigkeit zur Anpassung an Regeln und Routinen	Selbstkontrolltraining, Acceptance-und-Commitment-Ansätze	Selbstinstruktionen, Stimuluskontrolle, Shaping, Verhaltensverträge
Fähigkeit zur Planung und Strukturierung von Aufgaben	Problemlösetraining, Zeitmanagementtraining	Aktivitätenplanung (Tages- und Wochenplan), Problemhierarchisierung
Flexibilität und Umstellungsfähigkeit	Stresstoleranztraining, kognitive Umstrukturierung, Weisheitstraining	Sokratischer Dialog, Analyse automatischer Gedanken und Schemata, Perspektivwechsel, Zwei-Stühle-Technik
Kompetenz- und Wissensanwendung	Berufstraining, Computerkurs, Ergotherapie	berufliche Belastungserprobung
Entscheidungs- und Urteilsfähigkeit	Realitätstraining, Problemlösetraining	Realitätsprüfung, kognitive Probe, Problemhierarchisierung, Diskriminationstraining
Proaktivität und Spontanaktivitäten	Freizeitkompetenztraining, Aktivitätsaufbau, Entspannungsverfahren, Genuss- und Well-being-Therapie	Liste angenehmer Aktivitäten, Repertoire eigener früherer (angenehmer) Aktivitäten
Widerstands- und Durchhaltefähigkeit	Resilienztraining (Hardiness), Stressbewältigungstraining, Konzentrations- und Aufmerksamkeitstraining	Aktivitätenplanung, Tages- und Wochenprotokoll, Stimuluskontrolle, Selbstverstärkung, Premack-Prinzip, Einüben von Ablehungsverhalten gegenüber ablenkenden Reizen

Tabelle 11-1: *Fortsetzung*

Fähigkeit	Fähigkeitsorientierte verhaltenstherapeutische Methoden	Nutzbare verhaltenstherapeutische Techniken
Selbstbehauptungsfähigkeit	Soziales Kompetenztraining, Assertiveness-Training	Situations-Diskriminationsübungen, Einüben neuer Kognitionen zum Aufbau eines positiven Selbstkonzeptes, Modelllernen, Rollenspiele, gestufte In-vivo-Übungen, Einüben von Gesprächstechniken
Konversation und Kontaktfähigkeit zu Dritten	Soziales Kompetenztraining, Training zur Ausstrahlung und Wirkung, Kommunikationstraining	Reflexion der eigenen Außenwirkung, Modelllernen, Rollenspiele, gestufte In-vivo-Übungen, Einüben von Gesprächstechniken
Gruppenfähigkeit	Soziales Kompetenztraining in der Gruppe, Skillstraining	Verhaltensübungen und Rollenspiele, Modelllernen, Gruppenfeedback
Fähigkeit zu engen dyadischen Beziehungen	Work-Life-Balance Training, Paartherapie	Analyse automatischer Gedanken und Schemata, Identifikation überwertiger Ideen (z. B. bzgl. Arbeit) und Korrektur, Realitätsprüfung, Wochenaktivitätsprotokolle
Fähigkeit zur Selbstpflege und Selbstversorgung	Gesundheitstraining, Training zur Ausstrahlung und Wirkung, Ernährungs- und Esstherapie, Bewegungstherapie	Selbstbeobachtung, Einüben neuer Kognitionen zum Aufbau eines positiven Selbstkonzeptes, Modifikation von nichtverhaltensbezogenen Äußerlichkeiten, Einüben umschriebener Mikroverhaltensweisen, körperbezogene Interventionen
Mobilität und Verkehrsfähigkeit	Wegetraining, Orientierungstraining	gestufte In-vivo-Exposition (parallel zu Symptomtoleranzübungen), Erlernen von Selbstberuhigung und Selbstinstruktion

1965) durchgeführt werden muss, um festzustellen, auf welchem psychologischen und psychopathologischen Mechanismus die Beeinträchtigung basiert (Linden,

2003). Es wurde bereits mehrfach darauf hingewiesen, dass es keine Eins-zu-eins-Beziehung zwischen einer vorliegenden psychischen Störung und Fähigkeitsbeeinträchtigungen gibt. Eine Beeinträchtigung der Entscheidungs- und Urteilsfähigkeit beispielsweise kann sich auf Grundlage einer formalen Denkstörung mit übermäßiger Sorgenproduktion (generalisierte Angsterkrankung) entwickeln oder auf Basis einer narzisstischen Persönlichkeit mit Überlegenheitsaffekt und überwertigen Ideen zur eigenen Leistungsfähigkeit. In beiden Fällen wären– neben den psychopathologiespezifischen Interventionen – Modelllernen und Selbstbeobachtung sowie kognitive Methoden der Realitätsprüfung hinsichtlich der Angemessenheit der Sorgen bzw. der Leistungsfähigkeitseinschätzung sinnvolle therapeutische Maßnahmen. Bei beiden Erkrankungen kann man auch auf der Ebene der Selbstpflege intervenieren, hier kämen bei der generalisierten Angsterkrankung Entspannungsverfahren zur Anwendung, während man bei der Persönlichkeitsstörung eher an Mikroverhaltensweisen wie Gesichtsausdruck, Kleidung, Stimme o.Ä. arbeiten würde. Die Therapie wird sich also immer sowohl an der Fähigkeitsbeeinträchtigung als auch an den Ursachen orientieren. Nur dann können die passenden Interventionen ausgewählt werden.

11.1 Training der Fähigkeit zur Anpassung an Regeln und Routinen

Die Fähigkeit zur Anpassung an Regeln und Routinen ermöglicht, eine Aktivität entsprechend vorgegebenen Regeln auszuführen (Linden et al., 2009). Dazu gehört die Akzeptanz, dass es normal ist, dass nicht alles im Leben Spaß macht und den eigenen Wünschen entspricht, sondern dass notwendige Alltagsroutinen auch ausgeführt werden können, ohne darüber zu debattieren oder sie zu boykottieren. Es verlangt auch, hinnehmen zu können, dass andere entscheiden, was wie und wann zu erledigen ist und dass man Dienstanweisungen korrekt folgt. Solche Verhaltensweisen erfordern psychologische Fähigkeiten, wie sie in den Konzepten von akzeptanz- und anpassungsorientierten Weisheitskompetenzen (Baltes & Smith, 1990; Baumann und Linden, 2008), den Akzeptanz- und Committment-Ansätzen (Hayes et al., 1999) und allgemeinen psychotherapeutischen Methoden der Selbstkontrolle beschrieben sind.

Weisheit umfasst u.a. die Fähigkeit zur Selbstdistanzierung, also zu akzeptieren, dass man selbst nicht im Zentrum der Welt steht, es viele Interessen anderer gibt und viele Dinge notwendigerweise so sind, wie sie sind, auch dann, wenn sie einem persönlich nicht passen. Auf der Technikebene sind mögliche Interventionen kognitive Verfahren zur Einstellungs- und Bewertungsänderung oder Reattribuierungsmethoden, Selbstbeobachtung und Anleitungen zur Selbstinstruktion (Linden & Hautzinger, 2011).

Akzeptanz- und Selbstinstruktionsstrategien (Fliegel, 2011) zielen darauf ab, zu lernen, aversive Gefühlszustände und ungewünschte Zustände nicht ändern zu wollen, sondern sie emotional anzunehmen und sich nicht dadurch, dass die Dinge so sind, wie sie sind, in zusätzliche negative Stimmung zu steigern. Ziel ist letztlich, aversives Erleben tolerieren zu lernen, und zwar als Voraussetzung dafür, dass man auch Dinge hinnehmen kann, die einem nicht gefallen.

Vorrangig ist also ein Verständnis dafür zu wecken, dass Regeln und Routinen von Bedeutung sind. Es sind mit Methoden der kognitiven Therapie dysfunktionale Kognitionen zu verändern, wie die Einstellung „Ich bin kompetenter als andere“. Es gilt, das eigene Verhalten zu relativieren: sowohl über eine bessere Selbstbeobachtung als auch einen Perspektivwechsel. Es ist die Motivation zu fördern, sich an Regeln halten zu wollen und zu fragen, ob die dafür erforderlichen Kompetenzen gegeben sind. Es kann mit Selbstinstruktionen gearbeitet werden.

Unter Rückgriff auf die vorgenannten Strategien könnte beispielsweise einem narzisstisch akzentuierten Menschen, der entgegen geltender Regeln eigenmächtig Entscheidungen trifft, auf der Handlungsplanungsebene beigebracht werden, sich vor Entscheidungen ordnungsgemäß rückzuversichern und die erforderliche Erlaubnisse einzuholen. Auf kognitiver Ebene kann mittels Selbstbeobachtungsübungen exploriert werden, welche Schemata und automatischen Gedanken jeweils aktiviert werden („Ich weiß doch besser als mein Chef, was richtig ist), die zum regelwidrigen Verhalten führen. Es können dann kognitive Alternativbewertungen („Warum mache ich mir das Leben schwer?“) sowie auch handlungsbezogene Selbstkontrolltechniken (z. B. Hinweisreiz setzen zur Reaktionsverzögerung durch vorübergehendes Aufschieben einer Entscheidung) oder kognitive Selbstkontrolltechniken („Stopp! Ich weiß, dass ich eine Unterschrift einholen muss!“) erarbeitet und gegebenenfalls auch in verschiedenen ähnlichen Alltagssituationen eingeübt werden. Schließlich wäre auch zu üben, Missmut zu ertragen und Dinge regelgerecht zu tun auch dann, wenn es einen ärgert.

11.2 Training von Planungs- und Strukturierungsfähigkeit

Die Fähigkeit zur Planung und Strukturierung von Aufgaben beschreibt, ob jemand in der Lage ist, kurz- oder längerfristig anstehende Aufgaben zu planen und zu strukturieren, d. h. angemessene Zeit für verschiedene Arbeitsaktivitäten aufzuwenden, die Reihenfolge der Arbeitsabläufe sinnvoll zu strukturieren, diese wie geplant durchzuführen und zu beenden. Beim Training dieser Fähigkeit können Problemhierarchisierung und Problemlöseansätze (D'Zurilla & Goldfried, 1971) zum Einsatz kommen ebenso wie Methoden der konkreten Aktivitätenplanung über einen Tag oder eine Woche hinweg, zudem auch Zeitmanagementstrategien (Kaluza, 2004).

Problemlösetrainings existieren in unterschiedlichen Formen und kommen in unterschiedlichen Praxisfeldern zum Einsatz, sei es im Rahmen einer psychotherapeutischen Behandlung oder einer Paar-, Familien- oder Unternehmensberatung. Trotz der Vielzahl der Trainings gibt es doch eine weitgehende Übereinstimmung im Aufbau und der Struktur (D'Zurilla & Goldfried, 1971; Kanfer et al., 1996; Liebeck, 2000; Spivack et al., 1976). Es lassen sich fünf Kernelemente bzw. Prozessschritte unterscheiden. Im ersten Schritt steht die Problembeschreibung im Zentrum. Es erfolgt eine ausführliche Exploration des Problems in Hinsicht auf die situativen Gegebenheiten, das Verhalten, die Gefühle, Gedanken, Vorstellungen und interpersonellen Beziehungen. Ist das Problem definiert, widmet man sich im zweiten Schritt der detaillierten Problemanalyse. Es ist zu ergründen, unter welchen Bedingungen das Problem entstanden ist und welche Faktoren und Bedingungen zur Aufrechterhaltung beitragen (z.B. funktionale Lerngeschichte, sekundärer Krankheitsgewinn). Im Rahmen der Zielanalyse soll der gewünschte Soll- oder Zielzustand so konkret wie möglich formuliert werden. Dabei ist es wichtig, das Endziel in überschaubare und für den Patienten erreichbare Teilziele zu untergliedern. Wenn End- und Zwischenziele formuliert sind, werden im nächsten Schritt mögliche Lösungswege gesucht und ausgearbeitet. Dabei sollten frühere Erfahrungen mit ähnlichen Problemen bzw. Lösungswege berücksichtigt, neue Perspektiven eingenommen und Prioritäten gesetzt werden. Für jede entwickelte Lösungsvariante sind die Vor- und Nachteile bzw. kurz- und langfristige Konsequenzen abzuwägen, um dann eine Entscheidung für die beste und der Realität am nächsten kommende Lösung treffen zu können. Im nächsten Schritt wird die ausgewählte Variante konkret geplant und ausprobiert (Probehandeln). Es empfiehlt sich, dies zunächst im Rahmen eines Rollenspiels vorzubereiten. Vor allem zu Beginn eines Problemlösetrainings sind motivierende Erfolge entscheidend für die weitere Fortführung. Eine genaue Protokollierung der einzelnen Schritte ist ebenfalls wichtig, um anhand dieser im nächsten Schritt den Lösungsweg in Bezug auf Erfolg oder Misserfolg bewerten zu können und erfolgreiche Strategien für den späteren Transfer auf ähnliche Situationen festhalten zu können. Es ist die Frage zu beantworten, ob der Lösungsweg in dieser Form weiterverfolgt werden kann oder ob Modifikationen erforderlich sind. War der Weg nicht erfolgreich, müssen die Gründe in einer erneuten Problemanalyse betrachtet und gegebenenfalls auch die Ziele angepasst werden.

Im Rahmen von Stressbewältigungstrainings lassen sich auch Strategien für ein besseres Zeitmanagement finden (Kaluza, 2004). Dazu gehört z.B. die Unterscheidung zwischen wichtigen und unwichtigen Aufgaben. Aber auch die Dringlichkeit ist bei der Prioritätensetzung einzubeziehen. Darüber hinaus kann man sich Unterstützung bei der Aufgabenbewältigung holen, Aufgaben an Dritte delegieren und versuchen, klare Grenzen zu setzen (z.B. feste Sprechzeiten im Büro einrichten).

Trainings- und Unterstützungsvorschläge für die Planungs- und Strukturierungsfähigkeit finden sich schließlich auch unter dem Stichwort des Zeitmanagements (Echterhoff & Neumann, 2006; Seiwert, 2007). Ein Beispiel ist die ALPEN-Methode (Seiwert, 2007), d.h. **A**ufgaben aufschreiben, **L**änge/Dauer einschätzen, **P**ufferzeiten einplanen, **E**ntscheidungen treffen, **N**achkontrolle.

11.3 Training von Flexibilität und Umstellungsfähigkeit

Flexibilität bedeutet, sich im Verhalten, Denken und Erleben wechselnden Situationen anpassen zu können, d.h. je nach Situation unterschiedliche Verhaltensweisen zeigen zu können (Linden et al., 2009). Dies kann z.B. Veränderungen in den Alltagsaufgaben, zeitliche oder räumliche Veränderungen durch Arbeit oder Umzug, Umgang mit verschiedenen Kollegen oder Vorgesetzten, neue Nachbarn oder auch die Übertragung neuer Aufgaben betreffen.

Will man die Flexibilität und Umstellungsfähigkeit trainieren, ist zunächst zu präzisieren, welche genauen Anforderungen an diese Fähigkeit bestehen. Übungen im Sinne eines Stresstoleranztrainings können auf verschiedenste Alltagsanforderungen hin durchgeführt werden, z.B. wie man sich in komplexen Situationen mit mehreren Anforderungen gleichzeitig verhält, wie sie im Arbeitsleben häufig vorkommen (BAuA, 2012). Zu übende Strategien sind z.B. sich selbst kurz zu beruhigen, eine vorschnelle Reaktion zu verzögern und dann besonnen und zielführend handeln zu können (Fliegel, 2011; Kaluza, 2004).

Manche Menschen haben Schwierigkeiten mit der Umstellungsfähigkeit, weil sie sich nicht empathisch in andere hineinversetzen können oder andere Denkweisen und Perspektiven nicht nachvollziehen können. In solchen Fällen kann anhand von Beispielen lebensüblicher Problemlagen geübt werden, verschiedene Perspektiven und emotionale Distanz einzunehmen, um sich auf neue Inhalte, Situationen oder Anforderungen besser einstellen zu können (Baumann & Linden, 2008).

11.4 Training der Kompetenz- und Wissensanwendung

Fachliche Kompetenzen sind alles, was unter das Stichwort Know-how fällt. Dazu gehört Schulwissen (z. B. Schreib- und Rechenfähigkeiten) oder erworbenes Fachwissen (z. B. Kenntnisse von Steuervorschriften), Erfahrungswissen (z. B. wie man mit dem zuständigen Finanzbeamten reden muss, damit er kooperativ bleibt), Lebenswissen (z. B. dass man manchmal etwas Kleineres abgeben muss, um etwas Größeres zu behalten). Es geht darum, dass man diese Kompetenzen gemäß den situativen Rollenerwartungen einsetzen und den gestellten Anforderungen nachkommen kann, wobei der eigene Lebens- und Ausbildungshintergrund zu berücksichtigen ist (Linden et al., 2009).

Es geht nicht darum zu beurteilen, ob jemand eine Ausbildung hat und sich im Steuerrecht auskennt, sondern darum, ob er das, was er kann oder einmal konnte, auch zur Anwendung bringen kann. Angst kann dazu führen, dass man Anforderungen als bedrohlich erlebt und sich nicht wagt zu tun, was man eigentlich aufgrund der eigenen Kompetenzen tun könnte und müsste. Die Kompetenz ist gegeben, kann aber nicht genutzt werden. Eine Demenz kann eine einstmals gegebene Fähigkeit einschränken, weil dem Betroffenen beispielsweise die benötigten Paragrafen, die er eigentlich kannte, nicht mehr einfallen.

Therapeutisch muss zunächst verhaltensbeschreibend und anamnestisch geklärt werden, ob Angst vor einem Kompetenzdefizit oder ein reales Kompetenzdefizit vorliegt. Im letzteren Fall ist zu prüfen, ob dies krankheitsbedingt so ist. Entsprechend werden dann entweder die fachlichen Kompetenzen wieder hergestellt, sei es durch ein Training oder durch das Erlernen mittelbarer Kompetenzen wie die Nutzung elektronischer Hilfsmittel. Im Fall der Anwendungsängste muss der Vermeidungstendenz psychotherapeutisch entgegengearbeitet werden. Im Sinne einer Kombination aus beiden Ansätzen können z. B. Computerangst bei älteren Arbeitnehmern, die mit neuen Technologien konfrontiert werden (Hand, 1993), mittels systematischer Einübung von Computerbedienungsfähigkeiten abgebaut werden (Beutel et al., 2004). Hier erfolgt parallel zur Angstreduktion durch Gewöhnung bei wiederholter Stimulusexposition auch eine Kompensation der Fähigkeitsdefizite. Dies geschieht dadurch, dass der Betroffene Erfolgserlebnisse bei der praktischen Erprobung von Fachkompetenzen erfährt. Die praktischen Erprobungen dafür müssen geplant und in bewältigbare aufeinander aufbauende Schritte zerlegt werden, damit sie zu Erfolgserlebnissen führen können. Die Möglichkeit zur beruflichen Belastungserprobung an einem Probearbeitsplatz gibt es in vielen psychosomatischen Rehabilitationskliniken. Unter Umständen ist eine solche sogar Sprungbrett zur Rückkehr an den bestehenden eigenen Arbeitsplatz oder kann auch vor Antritt einer neuen Stelle genutzt werden (Hillert et al., 2002; Linden et al., 2011).

Im Bereich der medizinischen Rehabilitation finden solche Trainingsmaßnahmen im Rahmen von LTA statt, zu denen auch medizinische, psychologische und pädagogische Hilfen gehören (§ 49 SGB IX). Dies schließt das Training lebenspraktischer wie beruflicher Fähigkeiten und Kompetenzen und Hilfen zur Unterstützung bei der Krankheits- und Behinderungsverarbeitung ein. In Berufsförderungswerken erfolgt nicht nur eine Umschulung, sondern auch ein Training beruflicher Qualifikationen im Sinne einer Wiedererlangung der Selbstsicherheit in der Anwendung bereits grundsätzlich vorhandener Kompetenzen.

11.5 Training von Entscheidungs- und Urteilsfähigkeit

Bei der Entscheidungs- und Urteilsfähigkeit geht es darum, ob jemand in der Lage ist, kontextbezogen und nachvollziehbar Entscheidungen zu fällen oder Urteile abzugeben. Das heißt: Zu welchem Grad fasst er/sie Sachverhalte differenziert und kontextbezogen auf? Inwieweit ist er/sie in der Lage, daraus die angemessenen Schlussfolgerungen und Konsequenzen zu ziehen und dies in erforderliche Entscheidungen umzusetzen (Linden et al., 2009)?

Verschiedene psychopathologische Auffälligkeiten (z.B. formale Denkstörung mit Negativbias, antizipatorische Sorgenneigung, Überwertigkeit bestimmter Ideen) können zu verzerrenden Urteilen führen. Von daher sind bei derartigen Problemen, Entscheidungs- und Strukturierungskompetenzen zu trainieren. Dazu gehört im Sinne der Erarbeitung von Problemlösekompetenzen (D'Zurilla & Goldfried, 1971) analysieren zu lernen, wer für was verantwortlich ist oder wann welche Entscheidungen anstehen. Es müssen Kriterien erarbeitet werden, wie man zu einer Auswahl aus verschiedenen Optionen kommt. Bei Ungewissheitsangst muss der Umgang mit Ambivalenz geübt werden (Roemer & Borkovec, 1993; Zubrägel & Linden, 2011). Bei formalen Denkstörungen muss der eigene Bias zu Aggravierung oder Pseudologien oder Bagatellisierung erkannt werden. Die Bedeutung dieses Bias für Urteils- und Entscheidungsprozesse muss herausgearbeitet werden, um dann einzuüben, wie man dem gegensteuert. Zu lernen ist, Prioritäten zu setzen, wie man auf konkurrierende Anforderungen reagiert, Arbeitsabläufe plant oder sich erforderliche Freiräume schafft (Kaluza, 2004). Dazu gehört in manchen Fällen auch die Fähigkeit zur Weisheit, alos wie man mit ungerechten, belastenden, aber unveränderlichen Lebenssituationen oder -ereignissen wie ausgebliebener Beförderung, Fremdgehen des Ehemannes mit der besten

Freundin o.Ä. so umgeht, dass man „das Beste aus der Sache macht“, d.h. sich emotional vom Ereignis distanziert oder mit kognitiven Einsichten, Perspektivenerweiterungen oder ereignisunabhängigen neuen Plänen zu innerer Ausgeglichenheit zurückfindet (Baumann & Linden, 2008).

11.6 Training von Proaktivität und Spontanaktivitäten

Aktivitäten des täglichen Lebens wie auch Freizeitaktivitäten, spontane familiäre Unternehmungen oder Hobbys haben alle gemeinsam, dass sie Eigeninitiative verlangen. Beeinträchtigungen führen zu Einbrüchen in Lebensbereichen mit höheren Freiheitsgraden, d.h. dem Freizeitbereich (z.B. Hobbys die zunehmend verloren gehen, oder Freundschaften, die sich reduzieren). Sie sind manchmal nicht unmittelbar erkennbar, da sie – anders als bei einer Teamarbeit am Arbeitsplatz – weniger zu unmittelbaren unangenehmen Konsequenzen für die Umwelt und die Betroffenen selbst führen (Muschalla et al., 2012).

Das Salutogenesekonzept (Antonovsky, 1997; Linden & Weig, 2009) und der Ansatz der Well-being-Therapie (Fava & Ruini, 2003) weisen darauf hin, dass gerade Menschen mit psychischen Störungen sich kompensatorisch aktiv um „gesundes“ Verhalten bemühen müssen und dass es wichtig ist, „es sich gut gehen zu lassen“, gerade dann, wenn es einem krankheits- oder belastungsbedingt schlecht geht. Dieser Ansatz ist auch übertragbar auf den Aufbau regenerativer Komplementäraktivitäten im Alltag.

In der Verhaltenstherapie gibt es seit langem ausgearbeitete Konzepte des Aktivitätsaufbaus, die besonders in der Behandlung depressiver Störungen Anwendung gefunden haben. Regenerative ausgleichende Aktivitäten und Spontanaktivitäten sowie familiäre Aktivitäten und Aktivitäten zu zweit mit dem Partner können mit Hilfe von Aktivitäts- und Wochenplänen in strukturierter Weise geplant und erprobt werden. Dabei können mit Hilfe von – gegebenenfalls auch vom Patienten selbst erarbeiteten – Listen angenehmer Aktivitäten unterschiedlichste bekannte oder auch neue Aktivitäten erprobt und auf ihre Verstärkerwirkung hin untersucht werden (Lewinsohn & Libet, 1972; Lutz, 2000).

Auch aus dem Bereich der euthymen Therapie, die sich explizit der Aufmerksamkeitsfokussierung auf angenehme Wahrnehmungen im Alltag, Ressourcen und hedonistischer Lebenseinstellungen widmet, sind genussorientierte Sinneswahrnehmungsübungen möglich (Lutz, 2000) oder auch Achtsamkeitsübungen (Linehan, 1996). Zudem können Entspannungsverfahren hierbei genutzt werden (Bernstein & Borkovec, 1997).

Überwertige Ideen zur Bedeutsamkeit des Lebensbereichs Arbeit (z.B. „Wenn ich nicht arbeite, viel Geld verdiene und Großes erreiche, habe ich als Familienvater versagt") können zu einem Ungleichgewicht der Lebensbereiche zu Lasten der außerberuflichen Aktivitäten beitragen. Sie können mittels Techniken kognitiver Umstrukturierung behutsam in dosierte Dissonanzen gebracht werden (Fishbein & Ajzen, 1975; Hoffmann, 1979). Im nächsten Schritt kann dann eine Intentionsbildung für eine Verhaltensänderung erarbeitet werden. Dann sollten Planungen zur Erprobung neuer alternativer Verhaltensweisen in komplementären regenerativen Lebensbereichen unternommen werden (z.B. mit einem alten Schulfreund in den Skat-Club gehen). Dies entspricht auch den Ansätzen der Work-Life-Balance der arbeitspsychologischen Forschung (Byron, 2005).

11.7 Training von Widerstands- und Durchhaltefähigkeit

Bei vielen Aktivitäten muss man hinreichend lange und ausdauernd bei der Sache bleiben, d.h. während der üblicherweise erwarteten Zeit bei einer Aktivität bleiben (Linden et al., 2009). Dies kann eine halbe Stunde betreffen, in der man einen Brief schreiben muss, vier Stunden, in denen man als Verkäufer:in im Laden stehen und lächeln muss, oder auch wochenlanges Aushalten während einer Dienstreise in einem fremden Land. Dazu ist Durchhaltefähigkeit, Belastungstoleranz bzw. „Hardiness" (Kobasa, 1979) erforderlich. Psychologisch geht es darum, das eigene Verhalten im Sinne der Selbstkontrolle unabhängig von inneren oder äußeren störenden oder aversiven Kontingenzen zu steuern.

Ein wichtiger Behandlungsansatz ist die Einübung von entsprechenden Selbstinstruktionen (Fliegel, 2011; Rehm & Adams, 2003). Diese kann im Sinne des Premack-Prinzips (Premack, 1959) „Erst die Arbeit, dann das Vergnügen" auch mit einer Verstärkung kombiniert werden, indem das normalerweise den Arbeitsgang störende Verhalten (z.B. während des Ausfüllens von Formularen aufstehen und Cappuccino zubereiten) bewusst als Verstärker eingesetzt wird und erst nach erledigter Arbeit bzw. in der zuvor geplanten Pause getan werden „darf". Selbstkontrolle kann auch unterstützt werden durch Stimuluskontroll-Techniken (Mahoney & Thoresen, 1974): Wem es schwerfällt, sich per internen Dialogen Selbstinstruktionen zu geben, der kann sich Hilfsmittel zunutze machen, wie einen Kurzzeitwecker stellen, der den Hinweis zur Beendigung einer Arbeitsetappe gibt, oder einen motivierenden Spruch zum Weiterarbeiten auf dem Bildschirmschoner installieren o.Ä. Hilfreich kann es auch sein, eine Arbeitsumgebung möglichst frei von ablenkenden Reizen zu halten. Wem es schwerfällt, sich nicht ablenken zu lassen, kann spezielle Ablehungsverhaltensweisen gegenüber „Versuchungsreizen“ einüben, z.B. Selbstinstruktionen mit Zeitperspektive („Ich mache diese Arbeit jetzt fertig. In 30 Minuten gönne ich mir eine Belohnung“).

Die Durchhaltefähigkeit kann auch an alltäglichen handwerklichen oder Haushaltstätigkeiten geübt werden, beispielsweise im Rahmen der Ergotherapie. Dabei geht es darum zu lernen, sich nicht zu sehr von Befindlichkeiten in seiner Verhaltenssteuerung behindern zu lassen, sondern Vorhaben so wie vorgenommen durchzuführen und „bei der Sache zu bleiben“. Dazu kann im Sinne einer Aktivitätenplanung (Lewinsohn & Libet, 1972) geübt werden, sich für eine Aufräumaktion des Kleiderschranks einen Zeitraum von 90 Minuten vorzunehmen, dann die Aufräumarbeit durchzuhalten und im Zimmer zu bleiben, ohne alle 10 Minuten durch die Wohnung zu gehen und sich mit Essen, Trinken, Telefonieren oder anderen Dingen abzulenken. Am Ende einer gelungenen Arbeitssequenz kann dann eine zuvor festgelegte positive Verstärkung erfolgen im Sinne einer Selbstbelohnung (Timberlake, 1995). Der Übende kann auch einen Kalender führen, in dem er die vorgenommenen Aufgaben und angemessene Pausenzeiten zuvor plant und dann nach der Ausführung abhaken kann. Dabei kann die Planung von Arbeiten zunächst häufigere oder längere Pausen beinhalten, die dann im Zuge verbesserter Durchhaltefähigkeit schrittweise im Sinne eines Verhaltens-Shaping bis auf ein Normalmaß reduziert werden. Am Ende erreicht der:die Übende dann das Ziel, beispielsweise bei einer Aufräumaktion einen Vormittag lang verschiedene Zimmer nacheinander abzuarbeiten, mit einer 20-minütigen Pause bei einem Kaffee in einem nicht aufzuräumenden Zimmer.

Zu den Trainings der Aversions-, Frustrations- oder Disstresstoleranz (Harrington, 2005; Leyro et al., 2010; Simons & Gaher, 2005) gibt es in mehreren Psychotherapieverfahren Module, beispielsweise in der dialektischen Verhaltenstherapie bei Borderlinepatienten (Linehan, 1996), Abhängigkeitserkrankungen (Brown et al., 2008), bei Angstbehandlungen und Expositionsübungen (Jaycox et al., 1998; McNally, 2007) oder psychischen Störungen allgemein (Barlow et al., 2004) oder in der Akzeptanz- und Commitmenttherapie (Fliegel, 2011; Hayes et al., 1999). Der therapeutische Ansatz besteht darin, negative emotionale Zustände nicht abzuwehren oder sofort ändern zu wollen, sondern sie anzunehmen, als Herausforderung zu begreifen, zu habituieren und Selbstkontrollfähigkeiten zu entwickeln, um sich trotz der oder gerade wegen der aversiven Rahmenbedingungen nicht vom eigentlichen Ziel abbringen zu lassen.

11.8 Training von Kommunikations-, Selbstbehauptungs- und Gruppenfähigkeit

Soziale Kompetenzen sind in nahezu allen Lebensbereichen gefordert (Hinsch & Pfingsten, 2002). Dies umfasst Kompetenzen zur Interaktion mit Kindern, mit dem Partner, mit Nachbarn, Arbeitskollegen, Vorgesetzten, Freunden, bei Familienfesten, mit der Verkäuferin und solche Fähigkeiten, wie sie im Mini-ICF-APP genannt sind, d. h. Kommunikations-, Selbstbehauptungs- und Gruppenfähigkeit (Linden et al., 2009). Grundsätzlich könnte jeder Mensch ein Mehr an solchen Fähigkeiten brauchen. Dies ist typisch für Fähigkeiten generell, bei denen es kein Maximum gibt. Jeder Mensch könnte ein Mehr an Kondition gebrauchen, selbst wenn er professioneller Marathonläufer ist. Jeder Tennisspieler würde gerne immer noch schneller oder reaktionssicherer sein, jeder Mensch könnte immer auch noch ein Mehr an Organisations- und Planungskompetenz brauchen. Fähigkeitstrainings werden daher nicht nur von Kranken, sondern auch Gesunden in Anspruch genommen. Ein Training sozialer Kompetenz findet regelhaft als sogenanntes Managertraining Anwendung.

Erst recht werden soziale Kompetenzen trainiert, wenn krankheitsbedingte Einschränkungen vorliegen. Ein Training der sozialen Kompetenz wird u. a. eingesetzt bei Patienten mit sozialen oder sonstigen Ängsten, bei Depression, Persönlichkeitsstörungen oder schizophrenen Psychosen. Diese diagnosenübergreifende Einsetzbarkeit ist möglich, da es zwischen Funktionsstörungen und Fähigkeitsbeeinträchtigungen kein Eins-zu-eins-Verhältnis gibt, sondern dieselbe Fähigkeit durch unterschiedlichste Funktionsstörungen beeinträchtigt werden kann, was oben bereits ausführlich diskutiert wurde.

Technisch wird mit Rollenspielen gearbeitet. Es werden bestimmte Situationen vorgegeben (z. B. eine Verhandlungssituation) oder bestimmte Aufgaben, wie sich durchsetzen oder um Sympathie werben. Es geht zuerst um die Beurteilung der Situationsadäquatheit des gegebenen Verhaltensrepertoires und dann um eine Optimierung. Es werden konkrete Gesprächstechniken eingeübt, wie freundliche Beharrlichkeit beim Äußern einer Meinung, das Einräumen von Fehlern, sich entschuldigen, Fragen stellen u. a. (Hinsch & Pfingsten, 2002; Löffler et al., 2012; Smith, 2003). In der therapeutischen Situation können kontextbezogen situative Verhaltensweisen trainiert werden, z. B. das Verhalten auf öffentlichen oder familiären Veranstaltungen, einen Vortrag oder eine Rede halten, auf der Straße oder in Geschäften Fremde ansprechen, Wünsche äußern oder Reklamationen vorbringen. Diese übungsorientierten Techniken können sowohl in der Gruppentherapie als auch in der Einzeltherapie umgesetzt werden.

Wichtig kann auch die Reflexion der eigenen Außenwirkung und des ersten Eindrucks und persönlicher Konfliktanteile sein. Dies gilt insbesondere bei Patienten mit Persönlichkeits- und Affektausdrucksstörungen (Linden, 2014a; Linden & Vilain, 2011). Generell erscheint es wichtig, bei sozialen Kompetenztrainings die in verschiedenen Kontexten geltenden sozialen Spielregeln zu vermitteln. Damit wird auch die Fähigkeit der Auswahl situationsangemessener Verhaltensweisen geschult – etwa ob es angezeigt ist, sich in einer Situation eher selbstbewusst zu verhalten oder um Sympathie werbend oder auch einmal drohend (Hinsch & Pfingsten, 2002). Eine therapeutische Intervention hierbei wäre z.B. die Frage „Was ist Ihr Ziel in dieser Situation?" oder „Was glauben Sie, was Ihr Verhalten beim Gegenüber (Ehefrau oder Ehemann, Vorgesetzte:r, Vereinskamerad:in) auslösen kann?". Wirkung und potenzieller Nutzen eines Verhaltens im Hinblick auf ein Ziel hin kann vor allem gut in einer Therapiegruppe mit einem Feedback der Mitpatienten erarbeitet werden (Fiedler, 2005).

Zu den bekanntesten Vertretern standardisierter Trainingsmethoden zählen das *Assertiveness-Training* nach Ullrich und de Muynck (1998a, 1998b, 1998c und 1998d) sowie das *Gruppentraining sozialer Kompetenzen* nach Hinsch und Pfingsten (2002).

Im Zentrum des Assertiveness-Trainingsprogramm (ATP) stehen 110 nach ansteigender Schwierigkeit geordnete soziale Anforderungs- und Konfliktsituationen, die jeweils im Rollenspiel von den Teilnehmern und Teilnehmerinnen durchlaufen werden. Diese Situationen sollen dazu dienen, vier Hauptfähigkeiten zu trainieren:

1. Forderungen stellen,
2. nein sagen und kritisieren,
3. Kontakte herstellen und aufrechterhalten,
4. sich Fehler erlauben und sich öffentlicher Beachtung aussetzen (z.B. sich selbst im Spiegel freundlich anlächeln; sich in einem Café zu einer sympathischen Person setzen und ein Gespräch anfangen; einen Zeitungsartikel vorlesen, während die Gruppe durcheinanderredet; sich in einem Geschäft ausführlich beraten lassen und doch nichts kaufen).

Strukturell orientiert sich das Programm an den Problembereichen:

- Prozesse und Eigenarten der Selbstbewertung,
- soziale Unsicherheit und soziales Gehemmtsein sowie
- Erwerb sozialer Fähigkeiten.

Entwickelt wurde das Programm ursprünglich für psychiatrische Patienten. Es ist aber auch auf andere Zielgruppen übertragbar. Eine genaue Ausrichtung auf die individuellen Bedürfnisse der Teilnehmenden ist jedoch notwendig. Ziel ist es, selbstsichere Lösungen einzuüben und Selbstvertrauen aufzubauen.

Das Gruppentraining sozialer Kompetenzen (GSK) geht nicht von Fähigkeiten, sondern von sogenannten Situationstypen aus, für die von den Patienten in konkreten Übungen für die jeweiligen Belastungs- und Anforderungssituationen Lösungen erarbeitet werden. Der jeweilige Situationstyp entscheidet darüber, welche Fähigkeiten gebraucht werden, um wünschenswerte Ziele in optimaler Weise zu erreichen. Um welchen Situationstyp es sich in einer konkreten Situation handelt, entscheidet der jeweilige Proband entsprechend seinen Erfahrungen und Zielvorstellungen. Unterschieden werden die Situationstypen:

1. eigene Rechte durchsetzen;
2. Beziehungen zu anderen Menschen aufnehmen, aufrechterhalten und beenden;
3. um Sympathie werben.

Das Training umfasst sieben zwei- bis dreistündige Gruppensitzungen. Zentrale Bestandteile des Trainings sind die Einübung sozialer Fähigkeiten anhand von Modellen, Rollenspielen und Videofeedback. Darüber hinaus soll das Gelernte anhand von Hausaufgaben kontinuierlich zwischen den Sitzungen auf Alltagssituationen übertragen und systematisch protokolliert werden.

Zur Gruppe der Verfahren des sozialen Kompetenztrainings zählt auch das *Skillstraining*, das ursprünglich im Rahmen der dialektisch-behavioralen Behandlung von Borderline-Störungen entwickelt wurde (Linehan, 1996). Inzwischen kommt es aber auch bei vielen anderen psychischen Erkrankungen zum Einsatz, und zwar immer dann, wenn Störungen der Emotionsregulation bzw. die Reduktion dysfunktionaler Verhaltensweisen im Fokus stehen (z. B. bei Essstörungen, Abhängigkeitserkrankungen, Impulskontrollstörungen oder anderen Persönlichkeitsstörungen). Unter Skills werden emotionale, körperbezogene, gedankliche oder handlungsbezogene Fähigkeiten verstanden, um kurz- wie auch langfristig bestimmte Ziele zu erreichen. Das Training gliedert sich die vier Module:

1. Stresstoleranz,
2. Achtsamkeit,
3. zwischenmenschliche Fähigkeiten und
4. Umgang mit Gefühlen.

In einer Weiterentwicklung haben Bohus und Wolf (2009) ein Modul zum Selbstwert ergänzt. Ziel ist es einerseits, den Probanden bereits vorhandene Fähigkeiten bewusst zu machen, um diese auch in Krisensituationen anwenden zu können, und andererseits neue Fähigkeiten zu erlernen, zu trainieren und zu automatisieren.

11.9 Training der Fähigkeit zu engen dyadischen Beziehungen

Soll die Fähigkeit zu engen partnerschaftlichen Beziehungen verbessert werden, stehen dafür eine Reihe paartherapeutischer Ansätze zur Verfügung, in denen beide Interaktionspartner gemeinsam behandelt werden (Hahlweg et al., 1993; von Schlippe & Schweitzer, 1996). Ziel ist es, die Kommunikation der Partner miteinander zu verbessern, Konflikte zu bearbeiten und darüber die emotionale Qualität der Beziehung zu erhöhen (Barsfeld, 2012). Im Wesentlichen geht es darum, dem Paar grundlegende Sprecher- und Zuhörerfähigkeiten zu vermitteln. Beispiele für Sprecherfähigkeiten sind der „Ich-Gebrauch" bei der Mitteilung von eigenen Gedanken und Gefühlen, das Sprechen von konkreten Situationen sowie konkretem Verhalten in bestimmten Situationen sowie die damit einhergehende Vermeidung von Verallgemeinerungen wie „immer" oder „nie" sowie Anklagen und Vorwürfe. Beispiele für Zuhörerfähigkeiten sind das „aufnehmende Zuhören" (zugewandt, Blickkontakt, Nachfragen), die Wiederholung des Gesagten mit eigenen Worten, das „offene Fragen" oder auch positive Rückmeldungen. Die praktische Einübung der erlernten Regeln ist meist der Schwierigkeit nach gestaffelt (Ausdruck von positiven und negativen Gefühlen, vorgegebenes Konfliktgespräch, Konfliktgespräche mit eigenen Themen). Zunächst sollten neutrale oder gar positive Themen gewählt werden, die nicht zu den Streitthemen des Paares gehören. Diesen widmet man sich dann mit zunehmender Übung.

Zur Prävention von Beziehungskrisen und zur Verbesserung der Beziehungsqualität gibt es verschiedene Trainingsprogramme. Als ein bekannter Vertreter aus dem deutschsprachigen Raum ist hier „Ein Partnerschaftliches Lernprogramm" (EPL) von Hahlweg et al. (1993) zu nennen, das sich der Verbesserung der Kommunikations- und Problemlösefähigkeiten des Paares vor allem in den ersten Beziehungsjahren widmet. Dabei werden die Gesetzmäßigkeiten partnerschaftlicher Kommunikation, unterschiedliche Formen der Gesprächsführung sowie hilfreiche Kommunikationsregeln (Sprecher- und Zuhörerfähigkeiten) vorgestellt und in Rollenspielen praktisch umgesetzt. Mit Hilfe der neu gelernten Kommunikationsfähigkeiten soll das Paar dann wichtige Themen der Partnerschaft besprechen. Zwischen den Sitzungen finden Hausaufgaben zur Generalisierung des Erlernten in der häuslichen Umgebung statt. Ein entsprechendes Training für Paare, die bereits in einer langjährigen Beziehung sind und diese vertiefen möchten, bietet das Programm Konstruktive Ehe und Kommunikation (KEK) von Engl et al. (2001). Das Kommunikations-Kompetenz-Training für Paare (KOMKOM) (Engl et al., 2001) richtet sich dann an Paare, die sich bereits in einer mehrjährigen Beziehung befinden und aufgrund partnerschaftlicher Probleme eine Beratungsstelle aufsuchen. Neben der Vermittlung und Einübung grundlegender Fähigkeiten der Paarkommunikation und des Problemlösens geht es in diesem Programm zusätzlich um das Krisenmanagement und die Erarbeitung einer beziehungsfreundlichen Gesprächskultur. Indem vorhandene Stärken der Beziehung wieder stärker in den Fokus gerückt werden, sollen positive Veränderungsprozesse angestoßen werden.

Im Freiburger Stresspräventionstraining für Paare (FSPT) von Bodenmann (1996, 1997) stehen insbesondere die Stressbewältigungskompetenzen beider Partner und deren Förderung im Vergleich zu anderen Trainingsprogrammen im Fokus. Unterteilt in sechs Module, vermittelt das Programm Wissen zum Thema Stress, versucht Veränderungsmotivation aufzubauen und die dafür erforderlichen Kompetenzen zu vermitteln und einzuüben. Dabei sollen einerseits die individuellen Stressbewältigungskompetenzen beider Partner verbessert werden, z.B. über die Vermeidung von unnötigem Stress, den Aufbau von stressinkompatiblen Verhaltensweisen sowie den Aufbau gedanklicher Stressbewältigungskompetenzen mittels gängiger verhaltenstherapeutischer Methoden und Techniken. Parallel dazu wird aber auch trainiert, Stress beim Partner besser wahrzunehmen, eigenen Stress besser zu kommunizieren sowie Konflikte und Alltagsprobleme effizient zu lösen.

Eng verbunden mit der Qualität partnerschaftlicher oder familiärer Beziehungen ist auch die Work-Life-Balance. Strategien zur Verbesserung der Vereinbarkeit von Beruf und Familie bietet das SOK-Modell (Baltes & Baltes, 1990) mit den Handlungsstrategien der **S**elektion, **O**ptimierung und **K**ompensation (englisch SOC: selection, optimization, and compensation). Selektion würde hier beispielsweise bedeuten, dass man bewusst bestimmte Ziele auswählt und optimiert, also sich beispielsweise zeitweilig auf einen Lebensbereich besonders konzentriert. Versucht man darüber hinaus, seine Kompetenzen in einem bestimmten Bereich zu verbessern und weiterzuentwickeln, um Arbeitsanforderungen besser bewältigen zu können, würde man von Optimierung sprechen. Werden Aufgaben aufgrund von Zeitmangel an andere delegiert (z.B. wenn die Kinder einen Teil der Ferien bei den Großeltern verbringen), würde man von kompensatorischem Verhalten sprechen (Moser & Schmook, 2006; Wiese, 2007). Zentrale Bestandteile einer verbesserten Ausbalancierung sind auch die Förderung von Fähigkeiten des Zeitmanagements sowie der Stressbewältigung.

Beispiele für weitere hilfreiche Selbstkontrollstrategien sind nach Rosenbaum und Cohen (1999) das kognitive Umbewerten von stressreichen Erfahrungen, positive Selbstgespräche, der Einsatz von Entspannungstechniken sowie die Aufmerksamkeitsfokussierung auf positive Aspekte des Zusammenspiels von Beruf und Familie. Auf der partnerschaftlichen Ebene kann man versuchen, die Anforderungen zu reduzieren, indem beispielsweise Aufgaben im Haushalt aufgeteilt, Haushaltshilfen engagiert sowie die Ansprüche gesenkt werden (z. B. Sauberkeitsstandards). Der Auf- und Ausbau des sozialen Netzes bzw. die Kontaktpflege im Freundeskreis wie auch Zeit nur für das Paar können dazu beitragen, Beruf und Familie besser miteinander zu vereinen bzw. die Lebensqualität zu erhöhen (Moser & Schmook, 2006; Wiese, 2007).

11.10 Training zur Selbstpflege und Selbstversorgung

Allgemeine Ansätze zur Förderung der Selbstpflege und Selbstversorgung findet man nicht nur im therapeutischen Bereich, sondern auch im täglichen Leben. In Zeitschriften und Ratgebern werden vielfältige Empfehlungen publiziert, wie Menschen sich gesund ernähren, für genügend Bewegung sorgen oder angemessene Ruhe- und Erholungsphasen einhalten sollen. Aus diesen guten Ratschlägen weiß jedermann, dass Selbstfürsorge nicht einfach ist.

Dies gilt umso mehr bei psychischen Erkrankungen. Es gibt Störungen, die mit Selbstvernachlässigung, mangelnder Bewegung oder unzureichender Ernährung einhergehen, beispielsweise bei Depression oder Schizophrenie, es gibt aber auch Störungen, die mit einem Zuviel an Beschäftigung mit sich selbst einhergehen, wie hypochondrische Ängste, körperdysmorphe Störungen oder Essstörungen.

Bei solchen Problemen ist zunächst eine Problemeinsicht zu erarbeiten. Dies kann realisiert werden mittels Selbstwahrnehmungstrainings, Selbstbeobachtung bestimmter verbaler oder nonverbaler Verhaltensweisen (Hautzinger, 2011) oder Einholen von Feedback anderer zu gezielten Fragen der eigenen Außenwirkung („Was in meinem Gesichtsausdruck / an meinem Sprachstil / an meiner Körperhaltung / an meiner Kleidung ist es, was mich zickig aussehen lässt, obwohl ich es gar nicht sein will? Was davon kann ich wie kaschieren?"). Mittels Modelllernen durch Beobachtung anderer (Rosenthal & Bandura, 1978) können Verhaltensalternativen erkundet werden. Mit kleinen, gegebenenfalls schrittweisen experimentellen Veränderungen in Kleidung, Frisur, Schminkstil oder in Mikroverhaltensweisen (Lächeln, Blickkontakt) können neue Erfahrungen mit der eigenen Außenwirkung gesammelt werden.

Bei einer übermäßigen Beschäftigung mit dem eigenen Körper kann nach edukativer Vermittlung krankheitsangemessener Gesundheitsverhaltensweisen (Muschalla et al., 2011) mittels „Therapie am Symptom vorbei" geübt werden, die Aufmerksamkeit wieder auf die normalen Alltagsaktivitäten zu lenken statt auf unangenehme körperliche Symptome oder innere Befindlichkeiten.

11.11 Training von Mobilität und Verkehrsfähigkeit

Die Mobilität und Verkehrsfähigkeit bzw. Wegefähigkeit kann aus unterschiedlichsten Gründen gestört sein. Beispiele sind phobische Ängste oder demenzielle Erkrankungen aber auch ein falscher Lebensstil mit Bewegungsmangel.

Soweit es um Angststörungen geht, gibt es umfangreiche psychotherapeutische Behandlungsansätze auf der Funktionsebene (Linden, 2011; Mathews et al., 1988), auf die hier nicht eingegangen werden soll. Bei Einschränkungen der Mobilität aufgrund von Orientierungsschwierigkeiten können Hilfsmittel Verwendung finden wie z. B. GPS-Systeme oder auch ein Training der Wegeplanung.

Eine Förderung der allgemeinen Mobilität ist Aufgabe der Bewegungstherapie, sei es in Kliniken oder auch in Sportvereinen (Höner et al., 2011; Pfeifer et al., 2010). Das entscheidende therapeutische Problem ist die Förderung der Volition, d. h. die Unterstützung bei der Umsetzung von Vorhaben, die man gerne machen möchte (Bartussek, 2009). Hierzu wurden insbesondere mit Blick auf die Förderung einer angemessenen körperlichen Aktivität spezielle Therapieansätze entwickelt. Ein Beispiel ist das MoVo-LISA (**Mo**tivation, **Vo**lition und **L**ebensstil-**i**ntegrierte **s**portliche **A**ktivität) von Fuchs et al. (2010). Es besteht aus fünf Modulen mit den Komponenten Zielintention, Selbstkonkordanz, Implementierungspläne, Strategien der Handlungskontrolle, Intentionsabschirmung und Konsequenzerfahrungen mit dem neuen Verhalten. Auf dem Hintergrund handlungspsychologischer Modelle wurde von Höner et al. (2004) eine Intervention zur Überwindung des „Handlungslochs" entwickelt, d. h. dass Menschen trotz vorhandener Motivation an der Handlungsinitiierung scheitern. Die Therapie setzt an Dimensionen an wie Wünschbarkeit, Entschlossenheit, Handlungsplanung, Bewältigungsplanung und Selbstwirksamkeit.

11.12 Therapie bei unveränderlichen Fähigkeitsbeeinträchtigungen

Ein grundlegender Ansatz zur Therapie von Fähigkeitsbeeinträchtigungen kommt aus der Gerontopsychologie mit dem Konzept der Selektion-Optimierung-Kompensation (SOK bzw. englisch SOC: selection, optimization, and compensation;

vgl. Kap. 11.9) (Baltes & Baltes, 1990; Baltes & Carstensen, 1996). Es beschreibt einen Weg zur erfolgreichen Anpassung an altersbedingte Leistungsminderungen, an Lebensveränderungen und daraus resultierenden Belastungen. *Selektion* bedeutet, dass eine Eingrenzung des Spektrums der weiterhin in Familie, Beruf und Freizeit ausgeübten Aktivitäten vorgenommen wird, auf das, was weiterhin gut gekonnt wird oder wichtig ist. Wenn beispielsweise die körperliche Leistungsfähigkeit nachlässt, könnte sich ein Betroffener von Tennis- auf Schachspielen verlegen, was ermöglichen könnte, weiterhin an Vereinsaktivitäten teilzunehmen. *Optimierung* bedeutet das Training und die Stärkung vorhandener Fähigkeiten und Ressourcen. Schachspiel muss also regelmäßig und mit mehr Konsequenz ausgeübt werden, um dort das benötigte Leistungsniveau zu erhalten oder zu erreichen. *Kompensation* zielt ab auf die Schaffung, das Training oder die Nutzung alternativer Handlungsmittel in Bereichen, die trotz Leistungsminderung unverzichtbar weiterhin ausgeübt werden müssen. Obwohl eine Teilnahme an Tennisturnieren nicht mehr möglich ist, kann ein systematisches körperliches Training dennoch dazu beitragen, die allgemeine Mobilität zu erhalten. Die Nutzung eines Gehstocks kann zusätzlich die Verkehrsfähigkeit fördern.

Das SOK-Modell hat nicht nur eine Bedeutung in der Gerontologie, sondern kann als generelles Konzept für den Umgang mit Fähigkeitsbeeinträchtigungen angesehen werden. Nach der Feststellung des negativen und positiven Leistungsbildes ist zu prüfen, welche Fähigkeiten noch zur Verfügung stehen, die weiterhin eine Teilhabe ermöglichen, bei welchen es ein Reservepotenzial gibt, sodass durch ein Training die Leistungsfähigkeit verbessert werden kann, und welche genutzt werden können, um bestehende Defizite auszugleichen.

Ein sozial ängstlicher, eher anankastisch veranlagter Mensch könnte sich als Ausrichter eines Firmenfestes schwertun im Umgang mit den Kollegen oder Lieferanten. Da es ihm jedoch entgegenkommt, Bestellungen aufzugeben oder Requisiten auf Vollständigkeit zu kontrollieren, kann er im Sinne einer Aufgabenselektion vorrangig organisatorische Tätigkeiten übernehmen und die interaktionellen Aufgaben anderen Kollegen überlassen. Er könnte die Buchhaltung und Abrechnung übernehmen und dadurch zu einem unverzichtbaren und von allen hochgeschätzten Mitgestalter werden. Zur Kompensation seiner begrenzten sozialen Fähigkeiten kann er im Umgang mit Kollegen oder Lieferanten einen besonders freundlichen, korrekten und formalen Interaktionsstil entwickeln, der keine Konflikt- oder Angriffsflächen bietet, oder auch bei schwierigen Problemen auf andere Verantwortliche verweisen. Kompensation bedeutet auch, dass von dem oder der Betroffenen Kompromisse eingegangen werden müssen, um trotz anforderungsrelevanter Fähigkeitsbeeinträchtigungen teilhaben zu können.

12 Kontextbezogene Therapie bei Partizipationsproblemen

Wie in den vorangegangenen Abschnitten wiederholt dargestellt wurde, besteht zwischen Fähigkeiten einerseits und Kontext andererseits eine enge Beziehung, da Fähigkeiten stets auf einen Kontext bezogen sind und zur Kontextbewältigung dienen. Auch die Qualifizierung bzw. die Beurteilung der Güte von Fähigkeiten hängt unmittelbar vom Kontext ab. Insofern können Fähigkeitsbeeinträchtigungen durch Kontextveränderungen schlimmer werden, aber auch besser. Die systematische Nutzung von Kontextänderungen zur Besserung oder Kompensation von Fähigkeitseinschränkungen kann als kontextbezogene oder sozialmedizinische Therapie bezeichnet werden. Dies betrifft besonders den Bereich der Arbeit. Für die meisten Menschen mit psychischen Erkrankungen sind der Arbeitsplatz und das Erwerbsleben der Lebensbereich, in dem krankheitsbedingte Beeinträchtigungen am stärksten auffallen und zu ungünstigen persönlichen wie auch ökonomischen Konsequenzen führen. Im Folgenden sollen die wichtigsten Methoden der kontextorientierten Therapie mit Blick auf den Arbeitsplatz dargestellt werden.

12.1 Arbeitsplatzgestaltung und betriebliches Gesundheitsmanagement

In den allgemeinen Grundsätzen des Arbeitsschutzgesetzes heißt es zu den Pflichten des Arbeitsgebers:

> Die Arbeit ist so zu gestalten, dass eine Gefährdung für Gesundheit und Leben möglichst vermieden und die verbleibende Gefährdung möglichst niedrig gehalten wird.(ArbSchG § 4 Abs. 1)

Dies entspricht dem Prinzip der kontextorientierten Therapie, die auf die Modelle der Verhältnis-, Stress- und Belastungsprävention zurückgeht (Riechert, 2011).

In Kap. 10.2 wurden bei der Analyse von psychischen Gefährdungen am Arbeitsplatz Faktoren beschrieben, die zu psychischen Belastungen und damit auch Überlastungen mit Gefahr einer Dekompensation führen können, wie auch sogenannte Ressourcen, die dem entgegenstehen und eine Bewältigung von Anforderungen ermöglichen.

Immer wieder angeführte Faktoren sind (Leitner et al., 1987, 1993; Metz & Rothe, 1999, 2004; Prümper et al., 1995; Rimann & Udris, 1997; Semmer et al., 1995; Udris & Alioth, 1980; Zapf et al., 1983):

- Zeitdruck,
- Aufgabenkomplexität,
- Überforderung,
- Ausbildungsvoraussetzungen,
- Unterbrechungen bei der Arbeit,
- Monotonie,
- Arbeits-und Ausführungsbedingungen,
- Arbeitsumgebung,
- soziale Beziehungen und Teamklima,
- Zusammenarbeit und Kommunikation,
- Information und Mitsprache,
- Entscheidungs- und Handlungsspielräume,
- Zielklarheit,
- soziale Rückendeckung,
- Leistungsbeurteilungen.

Bei der Personalauswahl wird nach idealen Mitarbeitenden gesucht, die intelligent, wach, stresstolerant, stets fröhlich und körperlich belastbar sind, und dies nicht nur im Management einer Bank, sondern auch im Verkauf im Supermarkt (Blickle, 2011; Kanning, 2009). Diesem verständlichen Ansinnen steht der arbeitsrechtliche Grundsatz entgegen, dass der Arbeitgeber kein Recht auf perfekte Mitarbeitende hat, sondern beispielsweise in Kauf nehmen muss, dass jemand eine Brille trägt, auch dann, wenn dies die Anschaffung einer teuren Spezialanfertigung für eine Schutzbrille nötig macht, wenn eine solche erforderlich ist. Ebenso kann von einer Arbeitskraft an der Supermarktkasse trotz Qualitätsanforderungen, Qualitätsmanagement und fortlaufender Computer- oder Videoüberwachung nicht erwartet werden, dass sie gleichbleibend eine feste Zahl von Items über den Scanner zieht, weil normale Menschen Leistungsschwankungen unterliegen, oder dass sie stets und zu allen Kunden freundlich ist, weil normalen Menschen auch einmal etwas zu viel wird oder sie „schlecht drauf sind“.

Zur Unterstützung von Mitarbeitenden bei der Bewältigung ihrer Alltagsaufgaben und zur Förderung und zum Erhalt ihrer Gesundheit gibt es in allen größeren Betrieben ein betriebliches Gesundheitsmanagement (BGM). Ein Modell des BGM speziell für die Förderung der psychischen Gesundheit von Mitarbeitenden sind sogenannte GREAT-Fokusgruppen (Linden et al., 2013). Es handelt sich um teambezogene Sitzungen von einem halben bis zu einem Tag unter Anleitung eines Moderators. Die übergeordneten Ziele sind ein Empowerment von Mitarbeitenden durch Betonung von Stärken und daraus folgender Kompensation von Schwächen des Einzelnen und der Arbeitsgruppe sowie die Erarbeitung konkreter Problemlösungen für bestehende Probleme. In einem modularen Ablauf werden verschiedene Bereiche angesprochen, so die Raumsituation, die Arbeitsabläufe, die Kollegialität, der Unterstützungsbedarf einzelner Teammitglieder, das Vertretungs- und Fehlzeitenmanagement und die Abgrenzung und Identität des eigenen Teams. In der Eröffnungsphase der Gruppe wird zusammengetragen, was jede:r einzelne Mitarbeitende an der Arbeitssituation gut oder verbesserungswürdig findet. Für das methodische Vorgehen gilt, dass von Beginn an festgelegt wird, wie viel Zeit in etwa für welches Thema zur Verfügung steht. Es wird Bezug genommen auf Ergebnisse früherer Besprechungen, z. B. Teamtrainings. Die Gruppe redet miteinander (und nicht mit dem Moderator). Der Moderator achtet auch auf Probleme, die nur zwischen den Zeilen angesprochen werden und benennt sie. Er beobachtet die Gruppendynamik der Runde und hilft den schwächeren Mitgliedern der Gruppe, sich zu äußern. Es werden keine allgemeinen Diskussionen geführt, sondern konkrete Punkte angegangen. Es erfolgt eine Problempräzisierung dadurch, dass der Moderator deutlich macht, dass er selbst nichts von dem versteht, worüber die Gruppe redet, weshalb die Gruppe ihm erklären muss, was eigentlich die konkreten Abläufe sind und worin gegebenenfalls Probleme bestehen. Es darf nichts auf der Wunschebene stehen bleiben, sondern alle Probleme müssen stets auf die Handlungsebene überführt werden, einschließlich einer präzisen Detail-, Verhaltens- und Ablaufbeschreibung. Qualifizierende oder rhetorische Fragen werden unterbunden. Der Moderator regt an, auch einmal an unkonventionelle Lösungen zu denken, indem er Anekdoten aus seiner eigenen Erfahrung einbringt, ohne jedoch Ratschläge zu geben. Es werden allgemeine Verhaltensregeln fixiert und konsentiert. Bei jedem Punkt wird festgelegt, wer was wann wie als Nächstes tut.

Es konnte empirisch gezeigt werden, dass GREAT-Fokusgruppen zu einer Reduktion der Ausfallzeiten von Mitarbeitenden in einer Behörde beitragen kann, als Indikator einer besseren Arbeitssituation, Stressbewältigungsfähigkeit und Gesundheit der Mitarbeitenden (Linden et al., 2013).

12.2 Unterstützung von Schwerbehinderten

Eine besondere Art der betrieblichen Fürsorge steht Menschen mit Schwerbehinderung zu. Die Feststellung einer Schwerbehinderung erfolgt auf Antrag des oder der Betroffenen durch das Versorgungsamt in Anlehnung an die Versorgungsmedizin-Verordnung (VersMedV, Bundesministeriums der Justiz und für Verbraucherschutz). Die Verordnung enthält allgemeine Beurteilungsregeln und Einzelangaben darüber, wie hoch der Grad der Behinderung bei welcher Behinderung festzusetzen ist. **Tabelle 12-1** gibt die Vorgaben für psychische Störungen wieder. Voraussetzung ist, dass eine Krankheit vorliegt und jeweils die Kriterien der Definitionen der ICD 10 erfüllt werden. Wie zu erkennen ist, hängt die Einstufung wesentlich von Fähigkeitsbeeinträchtigungen und Partizipationseinschränkungen ab. Es gilt sogar, dass eine Behinderung erst ab Beginn der Teilhabebeeinträchtigung vorliegt und nicht bereits zum Krankheitsbeginn.

Der zuerkannte Grad der Behinderung (GdB) schwankt zwischen 0 und 100. Eine Behinderung liegt vor ab einem Grad von 20, eine Schwerbehinderung ab 50

Tabelle 12-1: Festlegung eines Behinderungsgrads für psychische Störungen gemäß der Versorgungsmedizin-Verordnung (VersMedV Teil B GdS-Tabelle 3. Nervensystem und Psyche, 3.5 bis 3.8; GDS: Grad der Schädigungsfolgen; verfügbar unter Versorgungsmedizin-Verordnung – VersMedV – Versorgungsmedizinische Grundsätze (bmas.de))

Tiefgreifende Entwicklungsstörungen (insbesondere frühkindlicher Autismus, atypischer Autismus, Asperger-Syndrom)
Bei tiefgreifenden Entwicklungsstörungen:
• Ohne soziale Anpassungsschwierigkeiten beträgt der GdS 10–20.
• Mit leichten sozialen Anpassungsschwierigkeiten beträgt der GdS 30–40. Soziale Anpassungsschwierigkeiten liegen insbesondere vor, wenn die Integrationsfähigkeit in Lebensbereiche (wie z. B. Regel-Kindergarten, Regel-Schule, allgemeiner Arbeitsmarkt, öffentliches Leben, häusliches Leben) nicht ohne besondere Förderung oder Unterstützung (z. B. durch Eingliederungshilfe) gegeben ist oder wenn die Betroffenen einer über das dem jeweiligen Alter entsprechende Maß hinausgehenden Beaufsichtigung bedürfen.
• Mit mittleren sozialen Anpassungsschwierigkeiten beträgt der GdS 50–70. Mittlere soziale Anpassungsschwierigkeiten liegen insbesondere vor, wenn die Integration in Lebensbereiche nicht ohne umfassende Unterstützung (z. B. einen Integrationshelfer als Eingliederungshilfe) möglich ist.
• Mit schweren sozialen Anpassungsschwierigkeiten beträgt der GdS 80–100. Schwere soziale Anpassungsschwierigkeiten liegen insbesondere vor, wenn die Integration in Lebensbereiche auch mit umfassender Unterstützung nicht möglich ist.

Tabelle 12-1: *Fortsetzung*

Hyperkinetische Störungen und Aufmerksamkeitsstörungen ohne Hyperaktivität
Ohne soziale Anpassungsschwierigkeiten liegt keine Teilhabebeeinträchtigung vor. Ab dem Alter von 25 Jahren beträgt der GdS regelhaft nicht mehr als 50.
Bei sozialen Anpassungsschwierigkeiten:
• ohne Auswirkung auf die Integrationsfähigkeit beträgt der GdS 10–20.
• mit Auswirkungen auf die Integrationsfähigkeit in mehreren Lebensbereichen (wie z. B. Regel-Kindergarten, Regel-Schule, allgemeiner Arbeitsmarkt, öffentliches Leben, häusliches Leben) oder wenn die Betroffenen einer über das dem jeweiligen Alter entsprechende Maß hinausgehenden Beaufsichtigung bedürfen, beträgt der GdS 30–40.
• mit Auswirkungen, die die Integration in Lebensbereiche nicht ohne umfassende Unterstützung oder umfassende Beaufsichtigung ermöglichen, beträgt der GdS 50–70.
• mit Auswirkungen, die die Integration in Lebensbereiche auch mit umfassender Unterstützung nicht ermöglichen, beträgt der GdS 80–100.
Schizophrenie
• Langdauernde (über ein halbes Jahr anhaltende) Psychose im floriden Stadium je nach Einbuße beruflicher und sozialer Anpassungsmöglichkeiten: 50–100.
• Schizophrener Residualzustand (z. B. Konzentrationsstörung, Kontaktschwäche, Vitalitätseinbuße, affektive Nivellierung) mit geringen und einzelnen Restsymptomen
– ohne soziale Anpassungsschwierigkeiten: 10–20
– mit leichten sozialen Anpassungsschwierigkeiten: 30–40
– mit mittelgradigen sozialen Anpassungsschwierigkeiten: 50–70
– mit schweren sozialen Anpassungsschwierigkeiten: 80–100
Affektive Psychose
• Mit relativ kurz andauernden, aber häufig wiederkehrenden Phasen
– bei 1 bis 2 Phasen im Jahr von mehrwöchiger Dauer je nach Art und Ausprägung: 30–50
– bei häufigeren Phasen von mehrwöchiger Dauer: 60–100
• Nach dem Abklingen lang dauernder psychotischer Episoden ist eine Heilungsbewährung von zwei Jahren abzuwarten. GdS während dieser Zeit, wenn bereits mehrere manische oder manische und depressive Phasen vorangegangen sind: 50 sonst 30.
• Eine Heilungsbewährung braucht nicht abgewartet zu werden, wenn eine monopolar verlaufene depressive Phase vorgelegen hat, die als erste Krankheitsphase oder erst mehr als zehn Jahre nach einer früheren Krankheitsphase aufgetreten ist.

Tabelle 12-1: *Fortsetzung*

Neurosen, Persönlichkeitsstörungen, Folgen psychischer Traumen
• leichtere psychovegetative oder psychische Störungen: 0–20
• stärker behindernde Störungen mit wesentlicher Einschränkung der Erlebnis- und Gestaltungsfähigkeit (z. B. ausgeprägtere depressive, hypochondrische, asthenische oder phobische Störungen, Entwicklungen mit Krankheitswert, somatoforme Störungen): 30–40
• schwere Störungen (z. B. schwere Zwangskrankheit) mit mittelgradigen sozialen Anpassungsschwierigkeiten: 50–70
• mit schweren sozialen Anpassungsschwierigkeiten: 80–100.
Psychische Störungen und Verhaltensstörungen durch psychotrope Substanzen
• Der schädliche Gebrauch psychotroper Substanzen ohne körperliche oder psychische Schädigung bedingt keinen Grad der Schädigungsfolgen. Die Abhängigkeit von Koffein oder Tabak sowie von Koffein und Tabak bedingt für sich allein in der Regel keine Teilhabebeeinträchtigung.
• Abhängigkeit von psychotropen Substanzen liegt vor, wenn als Folge des chronischen Substanzkonsums mindestens drei der folgenden Kriterien erfüllt sind:
– starker Wunsch (Drang), die Substanz zu konsumieren
– verminderte Kontrollfähigkeit (Kontrollverlust) den Konsum betreffend
– Vernachlässigung anderer sozialer Aktivitäten zugunsten des Substanzkonsums
– fortgesetzter Substanzkonsum trotz des Nachweises schädlicher Folgen
– Toleranzentwicklung
– körperliche Entzugssymptome nach Beenden des Substanzkonsums.
Es gelten folgende GdS-Werte:
• Bei schädlichem Gebrauch von psychotropen Substanzen mit leichteren psychischen Störungen beträgt der GdS 0–20.
• Bei Abhängigkeit:
– mit leichten sozialen Anpassungsschwierigkeiten beträgt der GdS 30–40
– mit mittleren sozialen Anpassungsschwierigkeiten beträgt der GdS 50–70
– mit schweren sozialen Anpassungsschwierigkeiten beträgt der GdS 80–100.
Ist im Fall einer Abhängigkeit, die zuvor mit einem GdS von mindestens 50 zu bewerten war, Abstinenz erreicht, muss eine Heilungsbewährung von zwei Jahren ab dem Zeitpunkt des Beginns der Abstinenz abgewartet werden. Während dieser Zeit ist ein GdS von 30 anzunehmen, es sei denn, die bleibenden psychischen oder hirnorganischen Störungen rechtfertigen einen höheren GdS. Weitere Organschäden sind unter Beachtung von Teil A Nummer 2 Buchstabe „e“ der versorgungsmedizinischen Grundsätze zu bewerten. Abnorme Gewohnheiten und Störungen der Impulskontrolle sind nach Teil B Nummer 3.7 zu bewerten.

bzw. eine Gleichstellung mit einer Schwerbehinderung ab 30, wenn nach Einschätzung der Bundesagentur für Arbeit ansonsten der Arbeitsplatz nicht behalten werden kann (§ 152 SGB IX). Auch wenn mehrere Krankheiten vorliegen, kann der GdB nicht über 100 hinausgehen, da die Behinderung zu beurteilen ist und diese maximal vollständig sein, also einen Grad von 100 haben kann.

Schwerbehinderte Menschen haben eine Reihe von Sonderrechten (Trenk-Hinterberger, 2007).

- Sie dürfen wegen der Behinderung in keiner Weise diskriminiert werden.
- Sie haben einen Anspruch auf Nachteilsausgleich im Privatleben wie auch am Arbeitsplatz.
- Sie haben einen besonderen Kündigungsschutz, ein Anrecht auf Freistellung von Mehrarbeit oder Anspruch auf mehr Urlaub.
- Für sie gelten eigene Ruhestandsregeln.
- Sie werden innerbetrieblich speziell unterstützt durch eine gewählte Schwerbehindertenvertretung ergänzend zum Personalrat.

Arbeitgeber sind verpflichtet, 5% ihrer Arbeitsplätze mit schwerbehinderten Menschen zu besetzen oder müssen im Sinne einer Strafe eine Ausgleichszahlung leisten. Zudem haben sie die Pflicht, den Arbeitsplatz behindertengerecht auszustatten. Nach § 165 SGB IX besteht ein einklagbarer Anspruch der Betroffenen auf eine Beschäftigung, „bei der sie ihre Fähigkeiten und Kenntnisse möglichst voll verwerten und weiterentwickeln können“.

Große Bedeutung hat eine Förderung durch das Integrationsamt, dessen Aufgabe es ist, die berufliche Eingliederung Schwerbehinderter zu fördern. Dies geschieht durch Beratung, aber auch durch finanzielle Leistungen wie Lohnzuschüsse an den Arbeitgeber.

12.3 Berufliche Belastungserprobung

Berufliche Belastungserprobungen sind therapeutisch angeleitete kurze Berufspraktika, die einerseits zur diagnostischen Überprüfung des aktuellen Status der Leistungsfähigkeit genutzt werden können, aber vor allem im therapeutischen Sinne als Fähigkeitstraining oder als Expositionsübung zur Annäherung an einen realen Arbeitsort, wie bereits oben mehrfach angesprochen (vgl. besonders Kap. 11.4).

Berufliche Belastungserprobungen werden in psychosomatischen Rehabilitationskliniken im Rahmen der Soziotherapie angeboten (Beutel et al., 1998; Gemeinsamer Bundesausschuss, 2021; Hillert et al., 2002; Linden, 2011). Grundsätzlich ist dies auch im Rahmen einer ambulanten Therapie möglich. Die Patienten gehen parallel zu den sonstigen therapeutischen Angeboten stunden- oder tageweise in Firmen, Büros oder Läden, wo sie unter Anleitung in die regulären Arbeitsabläufe einbezogen oder auch mit speziell ausgewählten Tätigkeiten betraut werden. Mit den Firmen werden vorab entsprechende Kooperationsvereinbarungen getroffen, sie sind in ihre Rolle bei der Durchführung dieser Art von therapeutischer Maßnahme eingewiesen worden und haben in der Regel bereits Erfahrungen mit solchen Projekten. Es geht nicht darum, dass die Hospitanten Arbeitsleistungen im engeren Sinne erbringen, sondern vielmehr darum, ihr Sozial- und Arbeitsverhalten zu beobachten, um dem Hospitanten eine Rückmeldung über seine Wirkung im Arbeitsteam und bei der Aufgabenerfüllung geben zu können.

Eine besondere Indikation stellt die Bearbeitung arbeitsplatzphobischer Ängste dar. Die berufliche Belastungserprobung ist eine Form der Expositionstherapie. Da es sich nicht um den realen eigenen Arbeitsplatz handelt, kann an einem Probearbeitsplatz bei niederschwelliger Angstintensität der Umgang mit verschiedensten Symptomen und Anspannung oder Insuffizienz oder Sorgenängsten eingeübt werden.

Das Angebot an Tätigkeiten und Stellen für derartige Arbeitserprobungen muss breit gestreut sein, um für jeden Patienten eine Tätigkeit zu finden, die seinem Leistungsvermögen und seinen beruflichen Vorstellungen möglichst nahekommt. Es muss zu Beginn geklärt werden, welche Fähigkeiten in welcher Art vom Probearbeitsplatz besonders angesprochen werden. Wenn es um ein Training der Kommunikationsfähigkeit im Beruf als Verkäufer:in geht, kann diese in einer Boutique erprobt werden. Ebenso kann die Durchhaltefähigkeit, die in der Produktion Arbeitende benötigen, beim Umtopfen in einer Gärtnerei getestet und trainiert werden. Manchmal lassen sich auch bereits bestehende Kontakte der Patienten nutzen, um geeignete Praktikumsplätze zu finden, oder Patienten können noch während einer stationären Behandlung probeweise auch an den eigenen Arbeitsplatz geschickt werden.

12.4 Stufenweise Wiedereingliederung

Die stufenweise Wiedereingliederung ist eine Maßnahme zur Erleichterung einer Rückkehr an den bestehenden Arbeitsplatz nach längerer krankheitsbedingter Abwesenheit (§ 44 SGB IX). Sie dient zur Wiedereingewöhnung an die vormals ausgeübte Arbeitstätigkeit bei prognostisch reversiblen Funktionsstörungen und Fähigkeitseinschränkungen.

Stufenweise Wiedereingliederung bedeutet ein Training der vorhandenen, aber reduzierten Fähigkeiten, die wiederhergestellt werden sollen, und gleichzeitig eine vorübergehende quantitative Kontextänderung im Sinn einer vorübergehenden Arbeitsstundenreduktion.

Der:die Arbeitnehmende wird mit gestufter wöchentlicher Arbeitsstundenzahl in seiner Tätigkeit wieder eingearbeitet. Dabei befindet er sich noch in einem Arbeitsunfähigkeitsstatus. Stufenweise Wiedereingliederung geschieht nach längerdauernder Arbeitsunfähigkeit auf Kosten der gesetzlichen Krankenkassen oder aber nach der Vereinbarung zur Zuständigkeitsabgrenzung bei stufenweiser Wiedereingliederung nach § 44 i.V. mit § 71 Abs. 5 SGB IX im Anschluss an eine medizinische Rehabilitationsleistung zu Lasten der Rentenversicherung. Die stufenweise Wiedereingliederung muss jeweils mit Patienten und Arbeitgeber abgestimmt werden.

Eine stufenweise Wiedereingliederung ist dann indiziert, wenn eine Rückkehr an den bestehenden Arbeitsplatz nur unter der Bedingung möglich erscheint, dass der:die Betroffene zu Beginn mit reduzierten Leistungsanforderungen konfrontiert werden kann, um nicht eine Verschlimmerung der Erkrankung oder eine erneute vollständige Arbeitsunfähigkeit zu provozieren. Die Reduktion der Leistungsanforderungen ergibt sich bei der stufenweisen Wiedereingliederung aus der Reduktion der Arbeitsstunden pro Tag.

12.5 Betriebliches Eingliederungsmanagement (BEM)

Betriebliches Eingliederungsmanagement (BEM) ist ein Oberbegriff für eine Reihe von Interventionen für eine vorübergehende oder dauerhafte Veränderung eines Arbeitsplatzes zum Zwecke der Wiedereingliederung oder Weiterbeschäftigung eines/einer durch Krankheit beeinträchtigten Mitarbeitenden. Es handelt sich damit um eine hauptsächlich kontextbezogene therapeutische Maßnahme. Auf der Fähigkeitsebene bedeutet es eine Selektion und Optimierung alternativer Fähigkeiten.

Gesetzlich geregelt ist das BEM in § 167 SGB IX. Arbeitgeber sind nach diesem Gesetz zum BEM verpflichtet. Der Arbeitgeber soll bei längerfristig (über sechs Wochen) oder wiederholt arbeitsunfähigen Arbeitnehmern mit Zustimmung und Beteiligung des:der Betroffenen und der Mitarbeiter- bzw. Behindertenvertretung klären, wie die Arbeitsunfähigkeit überwunden werden kann, und mit welchen Leistungen oder Hilfen erneuter Arbeitsunfähigkeit vorgebeugt und der Arbeitsplatz erhalten werden kann.

Betriebliches Eingliederungsmanagement setzt voraus, dass es gesundheitsbedingte Probleme am Arbeitsplatz gibt. Sonstige betriebsbedingte Probleme sind in diesem Kontext nicht von Belang. Für den Arbeitgeber werden krankheitsbedingte Fähigkeits- und Partizipationsbeeinträchtigungen oft erst durch eine längerfristige AU-bedingte Abwesenheit von der Arbeit erkennbar. Dabei bleibt ihre Qualität (d.h. die Art der Fähigkeitseinschränkung) in der Regel für den Arbeitgeber zunächst im Unklaren.

Bei Menschen mit psychischen Erkrankungen gestaltet sich die Durchführung von BEM schwieriger als bei Patienten mit somatischen Erkrankungen. Körperliche Beeinträchtigungen sind in ihrer Qualität und Auswirkung auch für Laien leichter zu kommunizieren und nachzuvollziehen als psychische Störungen. Hier bestehen auch spezielle Kommunikationsbarrieren, da eine Stigmatisierung befürchtet wird. Andererseits stellt das Instrument des BEM aber auch gerade für psychisch reduziert belastbare Patienten eine Möglichkeit der Wiedereingliederung unter bewältigbaren Bedingungen dar.

Aus therapeutischer Perspektive muss wegen der vorgenannten Sonderprobleme sowohl dem Patienten wie dem Arbeitgeber gegenüber eher motivierend und werbend denn juristisch fordernd aufgetreten werden. Eine juristische und formale Betrachtung von BEM kann für die Betroffenen kontraproduktiv werden. Besser sind informelle Problemlösungen. Dabei ist von besonderer Bedeutung, dass dem Arbeitgeber erst einmal verständlich gemacht wird, welche krankheitsbedingten Fähigkeitsbeeinträchtigungen vorliegen. Es muss dann überlegt werden, welche Mittel zur Kompensation zur Verfügung stehen, um betroffene Mitarbeitende im Betrieb wiedereingliedern zu können und Konflikteskalationen vorzubeugen. Wenn diese medizinischen Voraussetzungen geklärt sind, kann konkret Hilfe geplant werden, einschließlich hilfreicher Veränderungen am Arbeitsplatz. Im Rahmen eines Modellprojekts zum BEM konnten bei 19 von 23 Patienten neben medizinischen Maßnahmen auch konkrete Arbeitsplatzveränderungen vorgeschlagen und umgesetzt werden. Hierbei trug vor allem der Dialog zwischen Arzt, Patient/Mitarbeitendem und Arbeitgeber zentral zur Wiedereingliederung bei (Lawall et al., 2007). Derartige konkrete Hilfen werden auch von Arbeitgebern selbst als sinnvoll erachtet. Bei einer Befragung von 104 Arbeitgebern, was sie für die Eingliederung kranker Mitarbeitender als besonders wichtig ansehen, nannten 60 % die Kenntnis der konkreten Leistungseinschränkung und 54 % das frühzeitige Ansprechen des:der erkrankten Mitarbeitenden. Formale Aspekte hingegen wie die Androhung arbeitsrechtlicher Sanktionen (44 %) oder der Abschluss einer Betriebsvereinbarung zum BEM (32 %) wurden als weniger wichtig eingeordnet (Lawall et al., 2007).

12.6 Leistungen zur Teilhabe am Arbeitsleben (LTA)

Mit den Leistungen zur Teilhabe am Arbeitsleben (LTA) (§ 49 ff SGB IX) sind berufliche Rehabilitationsmaßnahmen gemeint, deren Ziel es ist, drohende Frühberentung bei chronischer Erkrankung abzuwehren und die Wiedereingliederung ins Erwerbsleben durch die Vermittlung individueller Fähigkeiten und Kompetenzen einzuleiten. Der Begriff der beruflichen Rehabilitation wird vielfach mit Umschulungsleistungen gleichgesetzt. Umschulung ist zwar die bekannteste LTA, es gibt jedoch ein sehr viel breiteres Spektrum an Sach-, Geld- und Dienstleistungen. Nach § 49 SGB IX zählen zu den LTA-Leistungen

- Hilfen zur Erhaltung oder Erlangung eines Arbeitsplatzes einschließlich Leistungen zur Aktivierung und beruflichen Eingliederung,
- Berufsvorbereitung einschließlich einer wegen der Behinderung erforderlichen Grundausbildung,
- individuelle betriebliche Qualifizierung im Rahmen unterstützter Beschäftigung,
- berufliche Anpassung und Weiterbildung, auch soweit die Leistungen einen zur Teilnahme erforderlichen schulischen Abschluss einschließen,
- berufliche Ausbildung, auch soweit die Leistungen in einem zeitlich nicht überwiegenden Abschnitt schulisch durchgeführt werden,
- Förderung der Aufnahme einer selbständigen Tätigkeit durch die Rehabilitationsträger nach § 6 Abs. 1 Nr. 2 bis 5,
- sonstige Hilfen zur Förderung der Teilhabe am Arbeitsleben, um Menschen mit Behinderung(en) eine angemessene und geeignete Beschäftigung oder eine selbständige Tätigkeit zu ermöglichen und zu erhalten.

Die Leistungen umfassen auch medizinische, psychologische und pädagogische Hilfen, soweit diese Leistungen im Einzelfall erforderlich sind, um die genannten Ziele zu erreichen oder zu sichern und Krankheitsfolgen zu vermeiden, zu überwinden, zu mindern oder ihre Verschlimmerung zu verhüten, insbesondere

- Hilfen zur Unterstützung bei der Krankheits- und Behinderungsverarbeitung,
- Hilfen zur Aktivierung von Selbsthilfepotenzialen,
- Information und Beratung von Partnern und Angehörigen sowie von Vorgesetzten und Kollegen, wenn die Leistungsberechtigten dem zustimmen,
- Vermittlung von Kontakten zu örtlichen Selbsthilfe- und Beratungsmöglichkeiten,
- Hilfen zur seelischen Stabilisierung und zur Förderung der sozialen Kompetenz, u. a. durch Training sozialer und kommunikativer Fähigkeiten und im Umgang mit Krisensituationen,

- Training lebenspraktischer Fähigkeiten,
- Training motorischer Fähigkeiten,
- Anleitung und Motivation zur Inanspruchnahme von LTA,
- Beteiligung von Integrationsfachdiensten im Rahmen ihrer Aufgabenstellung.

Dies bedeutet konkret Ausbildungs- und Umschulungsmaßnahmen, die für eine langfristige berufliche Neuorientierung notwendig sind, ebenso wie die Finanzierung technischer Arbeitshilfen, die die Berufstätigkeit sofort wieder ermöglichen (Hansmeier, 2009).

Üblicherweise sind Betriebe die ersten Ansprechpartner, wenn es um eine berufliche Rehabilitation geht. Dies gilt insbesondere bei der Wiedereingliederung älterer Arbeitnehmender mit vorhandener Ausbildung und Berufserfahrung. Der Arbeitgeber kann auch finanzielle Zuwendungen zur dauerhaften beruflichen Wiedereingliederung erhalten. Darüber hinaus gibt es über- oder außerbetriebliche Bildungs- und Qualifizierungsmaßnahmen in Einrichtungen der beruflichen Rehabilitation. Das sind nach § 51 SGB IX Berufsförderungswerke, Berufsbildungswerke und weitere Einrichtungen zur beruflichen Bildung (Akademien, Bildungszentren, Fach(hoch)schulen, Technikerschulen usw.).

Leistungen zur Teilhabe am Arbeitsleben sind bei psychischen Störungen dann von Bedeutung, wenn mit Psychotherapie und Training der am aktuellen Arbeitsplatz geforderten Fähigkeiten keine ausreichenden Veränderungen der Symptomatik und der damit verbundenen Beeinträchtigungen zu erwarten sind.

Beispiel

Ein 26-jähriger Patient zeigt eine selbstunsicher-vermeidendn Persönlichkeitsstörung, die zu überdauernden Beeinträchtigungen in sozial-kommunikativen Fähigkeiten und der Kontaktfähigkeit führt. Er scheitert in seinem ursprünglich gelernten Beruf als Verkäufer an mehreren Arbeitsplätzen. Wegen ausgeprägter arbeitsbezogener sozialer Ängste wird er lange arbeitsunfähig geschrieben, woraufhin eine berufliche Rehabilitation im Sinne einer Umschulungsmaßnahme angeregt wird. Empfohlen und mit dem Patienten abgesprochen wird eine Neuqualifizierung in einem Bereich, in dem er wenig von sich aus um Sympathie werben und aktiv auf Menschen zugehen muss, also eine Tätigkeit in einem technischen, handwerklichen oder gärtnerischen Bereich.

Es ist also äußerst wichtig, sehr genau herauszuarbeiten, worin das Problem besteht und welche Fähigkeitsbeeinträchtigung zu kompensieren ist. Es wäre im vorgenannten Fall nicht zielführend, den Betroffenen vom Verkäufer zum

Dozenten oder Trainer umzuschulen. Daher sind Beschreibungen des Befundes und des Leistungsprofils notwendig, um bewältigbare Aktivitäten statt globaler Berufsfelder anstreben zu können.

Eine spezielle Intervention zur beruflichen Wiedereingliederung von Menschen mit psychischen Erkrankungen und dadurch bedingten Problemen in der Ausübung ihrer beruflichen Tätigkeit stellen die Angebote des *beruflichen Trainings* dar, die z.B. in beruflichen Trainingszentren (BTZ) durchgeführt werden. Voraussetzung für die Aufnahme in ein solches Programm ist eine Bewilligung einer LTA durch den zuständigen Kostenträger (Rentenversicherung, Arbeitsagentur, die örtliche Arbeitsgemeinschaft ARGE, das Jobcenter usw.). Berufstrainingszentren bieten in der Regel Informationsveranstaltungen an, bevor in Einzelgesprächen die weiteren Schritte des Aufnahmeverfahrens besprochen und die Zielsetzung für die Trainingsmaßnahme gefunden wird. Das Ziel des beruflichen Trainings ist es, dass der Patient auf dem allgemeinen Arbeitsmarkt wieder Fuß fasst. Dazu wird gemeinsam mit dem Patienten eine berufliche Perspektive erarbeitet, und er:sie wird mittels praktischer Trainings auf die Anforderungen des Berufsalltags vorbereitet. Das Training im BTZ gliedert sich in eine Orientierungsphase bzw. Eingangstraining, ein drei- bis sechsmonatiges spezifisches betriebliches Training mit dem Ziel einer Qualifizierung und am Ende eine dreimonatige Integrationsphase, die eine Platzierung an einem Arbeitsplatz auf dem ersten Arbeitsmarkt zum Ziel hat. Eine berufliche Trainingsmaßnahme in einem BTZ kann als eine längerfristige berufliche Belastungserprobung verstanden werden. Die Teilnehmenden können in unterschiedlichen Trainingsbetrieben beschäftigt werden: im handwerklichen Bereich z.B. in Metall- und Holzwerkstätten, im Garten oder Lager, in Dienstleistungsbereichen z.B. in der Küche, Hauswirtschaft, Cafeteria, oder im Verkauf am Kiosk, im Bereich der Medien/IT z.B. in der Beratung, Entwicklung und Wartung von Software, in maschineller oder manueller Bearbeitung im Druck oder im Bereich Büroarbeiten in der Auftragssachbearbeitung, Arbeit mit Datenverarbeitungsprogrammen, Sekretariat oder Buchhaltung.

12.7 Return-to-Work-Programme

Ist erst einmal eine Arbeitsunfähigkeit attestiert, ist es oft nicht einfach, die Arbeitsfähigkeit zügig wiederherzustellen. Es sind eine Reihe von Risikofaktoren für eine dauerhafte Beeinträchtigung und ausbleibende Rückkehr an den

Arbeitsplatz oder ins Erwerbsleben bei psychisch Erkrankten bekannt. Dies sind:

- ein Alter über fünfzig Jahre,
- die Art und Schwere der Erkrankung,
- ein niedriges Bildungsniveau und ein niedriger sozioökonomischer Status,
- die Dauer der Arbeitsunfähigkeit in der Vorgeschichte sowie auch
- die Erwartungshaltung des Betroffenen selbst.

Dies sind Faktoren, die therapeutisch nicht ohne Weiteres zu ändern sind.

In der Forschung und Praxis der Arbeits-Rückkehr-Programme bei psychischen Erkrankungen vollzog sich daher ein Paradigmenwandel. Man macht nun die berufliche Wiedereingliederung nicht mehr davon abhängig, dass die berufsrelevanten Fähigkeiten zunächst vollständig wiederhergestellt werden müssen, bevor man sich der Arbeit stellt („first train, then place"). Stattdessen beginnt man mit einer Platzierung an einem Arbeitsplatz und trainiert dann die Fähigkeiten und behandelt Funktionsstörungen, die nötig sind, um zu einer vollen Leistungsfähigkeit zu kommen („first place, then train") (Corrigen & McCracken, 2005). In Studien zur Effektivität der sogenannten unterstützten Beschäftigung (supported employment) nach dem Place-and-train-Ansatz finden sich positive Effekte auf die späteren Beschäftigungsraten der Teilnehmenden (Bond et al., 2008; Crowther et al., 2001; Rinaldi & Perkins, 2007). Für derartige Place-train-Strategien fehlen bislang oft noch die faktischen und juristischen Voraussetzungen.

12.8 Steuerung und Durchführung sozialmedizinischer Therapiemaßnahmen

Für die Behandlung von Funktionsstörungen bzw. Krankheitssymptomen stehen viele Therapeuten bereit: von niedergelassenen Ärzten über Richtlinienpsychotherapeuten bis hin zu stationären Einrichtungen. Sie kennen ihre Aufgaben und halten die erforderlichen Interventionen vor. Wenn es um das Training von Fähigkeiten oder gar die Anpassung des Kontextes geht, dann ist die Situation deutlich unübersichtlicher. Es gibt viele diesbezügliche Angebote: von Selbsthilfegruppen über Vertragsärzte, stationäre Einrichtungen, LTA-Einrichtungen bis hin zu Betriebsräten, der Arbeitsagentur oder dem Integrationsamt. Ein Problem ist, dass die Inanspruchnahme und qualifizierte Durchführung in vielen Fällen eher wenig strukturiert erfolgt.

Es wurden daher von unterschiedlichen Interessengruppen eine Fülle von Koordinierungsstellen geschaffen, um Betroffenen zu helfen, den Weg im Dickicht der sozialen Hilfssysteme zu finden. Dazu gehören beispielsweise Koordinierungsbüros von Kommunen, gemeinsame Rehaberatungsstellen der Renten- und Krankenversicherer oder die Fallmanager der Krankenkassen oder der Arbeitsagenturen. Das Problem ist, dass alle diese Koordinatoren in der Regel selbst wieder nur fokussierte Interessen verfolgen und die vorliegenden Optionen nur ausschnittsweise kennen. Insbesondere fehlt ihnen die präzise Kenntnis des zugrunde liegenden Gesundheitsproblems und der daraus resultierenden Fähigkeitseinschränkungen, was aber eine unverzichtbare Voraussetzung für eine zielführende Beratung und Begleitung von Patienten ist. Benötigt wird eine Führung der betroffenen Patienten durch einen Experten. Dieser

- ... muss die Krankheit des Betroffenen kennen und die vorliegenden Fähigkeitseinschränkungen beurteilen können.
- ... muss wissen, was diesbezüglich therapeutisch noch machbar ist oder nicht,
- ... muss die relevanten personbezogenen Faktoren und die Lebensverhältnisse des Betroffenen kennen.
- ... muss mit der Struktur und den Angeboten des Gesundheits- und Sozialwesens vertraut sein
- ... muss im Einzelfall wissen, was sinnvoll ist.
- ... muss insbesondere die soziale Kompetenz und den sozialen Status haben, die besonderen logistischen Erfordernisse und die Verhandlungsleistung erbringen zu können, die unabdingbare Voraussetzung ist, um Patient, Arbeitgeber, Ämter oder sonstige Institutionen zu koordinieren, gegensätzliche Interessen auszugleichen und auch gelegentlich dazu zu bringen, überhaupt aktiv zu werden.
- ... muss ein Gesamtbehandlungskonzept steuern können, das gleichzeitig funktionsorientierte, fähigkeitsorientierte und kontextorientierte Maßnahmen bündelt, und deren Verlauf überwachen.

Im derzeitigen Gesundheitswesen sind die einzigen Experten, die alle diese Voraussetzungen erfüllen und diese Funktionen auch in großem Umfang bereits wahrnehmen, die niedergelassenen Hausärzte.

Dies zeigte sich in einer Studie an 307 Patienten aus Hausarztpraxen, die unter chronischen psychischen Erkrankungen litten (Linden et al., 2012). Es wurde untersucht, was jeweils an rehabilitionsmedizinischen Leistungen bei diesen Patienten bislang durchgeführt worden war oder zu empfehlen wäre. Dazu wurde jeder dieser Patienten von einem Konsiliararzt ausführlich untersucht. Es fand sich, dass fast

80 % der Patienten sich länger als ein Jahr beim jeweiligen Hausarzt in Behandlung befanden, was dafür spricht, dass diese Ärzte in der Position sind, Patienten über die Zeit hin zu begleiten. Die Hausärzte führen eine koordinierte multidimensionale Behandlung durch. So waren 34,9 % der Patienten außer beim Hausarzt auch in Behandlung bei einem Psychiater bzw. Nervenarzt und 36,5 % bei einem Psychotherapeuten. 12,1 % hatten stationäre Aufenthalte in der Psychiatrie/Psychosomatik und 9,1 % waren bereits in stationärer psychosomatischer Rehabilitation. Eine Untersuchung der vorliegenden Teilhabeeinschränkungen ergab, dass nur 37,0 % der Patienten vollzeitbeschäftigt waren, 20,3 % gingen einer Teilzeitbeschäftigung nach, 16,1 % waren zum Zeitpunkt der Untersuchung arbeitslos und 9,5 % waren bereits in Rente. 27,7 % der Patienten waren aktuell arbeitsunfähig geschrieben. 38,4 % gaben an, Arbeitsplatzprobleme zu haben. 21,5 % hatten einen Grad der Behinderung zuerkannt bekommen. Es fanden sich ausgeprägte Fähigkeitsbeeinträchtigungen. Neben der psychischen Erkrankung fand sich auch eine hohe Rate an somatischer Komorbidität, z. B. Erkrankungen des Muskel-Skelett-Systems.

Die Erhebung der bisherigen rehamedizinischen Interventionen mittels einer Rehacheckliste ergab, dass im Mittel von den Hausärzten ein breites Spektrum sozialmedizinischer Maßnahmen durchgeführt wird. Dazu gehören die Vermittlung in eine Selbsthilfegruppe für Patienten oder Angehörige, eine Patientenschulung durch Dritte, einen Krankenkassenkurs (nach § 20 SGB V) zu Bereichen wie Entspannung, Stressmanagement, Bewegung, Suchtprävention u. Ä. Sie förderten Freizeitaktivitäten und motivierten Patienten zu einer besseren Selbstfürsorge.

Sie beantragten Entlastungsmaßnahmen für Familie und Lebensumwelt, konkret also Haushaltshilfen, Familienhilfen, Erziehungshilfen, heilpädagogischen Leistungen, Wohnungshilfen, Einzelfallhilfen, Schuldnerberatung, Pflegedienste, betreutes Wohnen oder Tagesstätten sowie Maßnahmen zur Förderung der Barrierefreiheit.

Sie initiierten, beantragten oder unterstützten die Einleitung von häuslicher (psychiatrischer) Krankenpflege, medizinischen Rehabilitationsleistungen, gestuften Wiedereingliederungen, LTA, Kontakten zum Integrationsamt oder Integrationsfachdienst, zu Werkstätten für behinderte Menschen und von beruflichen Belastungserprobungen.

Sie hatten Kontakte zu Fallmanagern der Arbeitsagentur, der Krankenkassen oder dem MDK. Sie schalteten Rehaberater der Rentenversicherung ein oder verwiesen Patienten an die gemeinsamen Servicestellen. Sie kooperierten mit den sozialpsychiatrischen Diensten oder Psychiatriekoordinatoren der Kommunen, mit dem Jugendamt, den Arbeitgebern einschließlich Betriebsrat, der Schwerbehindertenvertretung oder dem Betriebsarzt. Sie wirkten mit am BEM.

Sie stellten Arbeitsunfähigkeitsbescheinigungen und Atteste über Leistungseinschränkungen aus, fertigten Berichte an zu Rentenanträgen, Anträgen auf Schwerbehinderung und der Einleitung von Betreuungsmaßnahmen.

Eine Überprüfung durch den Projektarzt ergab kaum spezifische zusätzliche Behandlungsoptionen, sondern nur Empfehlungen für eher unspezifische Maßnahmen wie Einleitung eines Entspannungstrainings oder eine Förderung von kompensatorischen Freizeitaktivitäten.

Zusammenfassend gilt, dass behinderte Menschen mit chronischen Krankheiten, die zu Teilhabeeinschränkungen führen, nahezu alle auch Kontakt zu Hausärzten haben. Daher ist dort die Voraussetzung gegeben, auch die rehabilitationsmedizinische Betreuung durchzuführen. Dazu stehen den Hausärzten alle einschlägigen Instrumente zur Verfügung. Sie sind zudem in einer besonderen Schlüsselposition, da sie sowohl den einzelnen Patienten genauestens kennen wie auch den Überblick über den Kontext haben, einschließlich der sozialen Hilfsmöglichkeiten. Sozialmedizinische Therapie und Rehabilitationsmedizin ist daher eine wichtige Aufgabe von Hausärzten, die strukturell und fachlich noch weiter ausgebaut werden kann und sollte.

Literatur

Aguiar, M. & Hurst, E. (2007). Measuring Trends in Leisure: The Allocation of Time over Five Decades. *Quarterly Journal of Economics, 122,* 969–1006. https://doi.org/10.1162/qjec.122.3.969

Ahnert, J. (2005). *Motorische Entwicklung vom Vorschul- bis ins frühe Erwachsenenalter – Einflussfaktoren und Prognostizierbarkeit.* (Dissertation). Julius-Maximilians-Universität, Würzburg. https://opus.bibliothek.uni-wuerzburg.de/opus4-wuerzburg/frontdoor/deliver/index/docId/1395/file/diss-ahnert-internet.pdf

Ahnert, J., Bös, K. & Schneider, W. (2003). Motorische und kognitive Entwicklung im Vorschul- und Schulalter: Befunde der Münchner Längsschnittstudie LOGIK. *Zeitschrift für Entwicklungspsychologie und Pädagogische Psychologie, 35*(4), 185–199. https://doi.org/10.1026//0049-8637.35.4.185

Allin, M., Streeruwitz, A. & Curtis, V. (2005). Progress in understanding conversion disorder. *Journal of Neuroychiatric Disease and Treatment, 1,* 205–209.

Amabile, T.M. (1996). *Creativity in context.* Boulder, CO: Westview Press.

APA (American Psychiatric Association). (1994). *Diagnostic and Statistical Manual of Mental Disorders (DSM-IV).* Washington, DC: American Psychiatric Association.

APA (American Psychiatric Association). (2013). *Diagnostic and Statistical Manual of Mental Disorders, Fifth Edition.* Arlington, AV: American Psychiatric Association. https://doi.org/10.1176/appi.books.9780890425596

Anton, K.-H. & Weiland, D. (1993). *Soziale Kompetenz: Vom Umgang mit Mitarbeitern.* Düsseldorf: Econ.

Antonovsky, A. (1979). *Health, stress, and coping.* San Francisco: Jossey-Bass.

Antonovsky, A. (1987). *Unraveling the mystery of health. How people manage stress and stay well.* San Francisco: Jossey-Bass.

Antonovsky, A. (1997). *Salutogenese. Zur Entmystifizierung von Gesundheit* (Dt. erw. Ausgabe von A. Franke). Tübingen: dgvt-Verlag.

AWMF. (2017). *Sk 2 Leitlinie für die ärztliche Begutachtung von Menschen mit chronischen Schmerzen – AWMF-(Arbeitsgemeinschaft der Wissenschaftlichen Medizinischen Fachgesellschaften Leitlinien-Register Nr. 094/003.* Berlin: AWMF.

AWMF. (2019). *Sk2 Leitlinie zur Begutachtung psychischer und psychosomatischer Erkrankungen – AWMF Arbeitsgemeinschaft der Wissenschaftlichen Medizinischen Fachgesellschaften (AWMF)-Leitlinien-Register Nr. 051/029.* Berlin: AWMF.

AMDP (Hrsg.) (2006). *Das AMDP-System. Manual zur Dokumentation Psychiatrischer Befunde.* Göttingen: Hogrefe.

Arnold, W., Eysenck, H.J. & Melli, R. (1993). *Lexikon der Psychologie*. Freiburg i. Breisgau: Herder.

Asendorpf, J.B. (1996). *Psychologie der Persönlichkeit - Grundlagen*. Heidelberg: Springer. https://doi.org/10.1007/978-3-642-87996-8

Asendorpf, J.B. (2009). *Persönlichkeitspsychologie – für Bachelor*. Heidelberg: Springer. https://doi.org/10.1007/978-3-642-01031-6

Asendorpf, J.B. & Neyer, F.J. (2012). *Psychologie der Persönlichkeit* (5., vollst. überarb. Aufl.). Springer: Heidelberg. https://doi.org/10.1007/978-3-642-40369-9

Balestrieri, M., Isola, M., Bonn, R., Tam, T., Vio, A., Linden, M. & Maso, E. (2013). Validation of the Italian version of Mini-ICF-APP, a short instrument for rating activity and participation restrictions in psychiatric disorders. *Epidemiology and psychiatric sciences, 22*(1), 81–91. https://doi.org/10.1017/S2045796012000480

Baltes, M.M., Kühl, P. & Sowarka, D. (1992). Testing for Limits of Cognitive Reserve Capacity: A Promising Strategy for Early Diagnosis of Dementia? *Journal of Gerontology, 47*(3), 165–167. https://doi.org/10.1093/geronj/47.3.P165

Baltes, M.M. & Carstensen, L.L. (1996). Gutes Leben im Alter: Überlegungen zu einem prozessorientierten Metamodell erfolgreichen Alterns. *Psychologische Rundschau, 7*, 199–215.

Baltes, P.B. & Baltes, M.M. (1990). Psychological perspectives on successful aging: The model of selective optimization with compensation, In P.B. Baltes & M.M. Baltes (Hrsg.), *Successful aging: Perspectives from the behavioral sciences* (S. 1–34). Cambridge: Cambridge University Press. https://doi.org/10.1017/CBO9780511665684.003

Baltes, P.B. & Smith, J. (1990). Weisheit und Weisheitsentwicklung: Prolegomena zu einer psychologischen Weisheitstheorie. *Zeitschrift für Entwicklungspsychologie und Pädagogische Psychologie, 22*, 95–135.

Baltes, P.B., Staudinger, U.M. & Lindenberger, U. (1999). Lifespan Psychology: Theory and Application to Intellectual Functioning. *Annual Review of Psychology, 50*, 471–507. https://doi.org/10.1146/annurev.psych.50.1.471

Bandelow, B. (1997). *PAS – Panik- und Agoraphobie-Skala*. Göttingen: Hogrefe.

Bandura, A. (1977). Self-efficacy: Toward a unifying theory of behavioral change. *Psychological Review, 84*(2), 191–215. https://doi.org/10.1037/0033-295X.84.2.191

Barlow, D.h., Allen, L.B. & Choate, M.L. (2004). Toward a Unified Treatment for Emotional Disorders. *Behavior Therapy, 35*(2), 205–230. https://doi.org/10.1016/S0005-7894(04)80036-4

Bärmayr, A. (2010). Arbeitsunfähigkeit von psychisch Kranken. Wenn der Krankengeldmanager prüft. *Neurotransmitter, 10*, 16–17. https://doi.org/10.1007/BF03363324

Barnett, J. & Cooper, N. (2009). Creating a culture of self-care. *Clinical Psychology: Science and Practice, 16*(1), 16–20. https://doi.org/10.1111/j.1468-2850.2009.01138.x

Baron, S. & Linden, M. (2008). The role of the "International Classification of Functioning, Disability and Health, ICF" in the description and classification of mental health. *European Archives of Psychiatry and Clinical Neuroscience, 258*(Suppl 5), 81–85. https://doi.org/10.1007/s00406-008-5013-3

Barsfeld, D. (2012). *Die Regeln der Partnerschaft*. Norderstedt: Grin Verlag.

Bartussek, O. (2009). *Nächstes Jahr ändere ich mein Leben. Warum gute Vorsätze so oft scheitern. Selbststeuerung und Teilnahme bei Fitnestraining.* Norderstedt: Grin Verlag.

Bastians, F. & Runde, B. (2002). Instrumente zur Messung sozialer Kompetenzen. *Zeitschrift für Psychologie, 210*(4), 186–196. https://doi.org/10.1026//0044-3409.210.4.186

Bundesanstalt für Arbeitsschutz und Arbeitsmedizin: Stressreport Deutschland 2012. (2012). *Psychische Anforderungen, Ressourcen und Befinden.* Berlin: Bundesanstalt für Arbeitsschutz und Arbeitsmedizin.

Baumann, K. & Linden, M. (2008). *Weisheitskompetenzen und Weisheitstherapie. Die Bewältigung von Lebensbelastungen und Anpassungsstörungen.* Lengerich: Pabst Science Publishers.

Bax, M. & MacKeith, R. M. (1963). *Minimal Cerebral Dysfunction.* Lavenham: The Lavenham Press.

Bayliss, E. A., Steiner, J. F., Fernald, D. h., Crane, L. A., Deborah, S. & Main, D. S. (2003). Descriptions of Barriers to Self-Care by Persons with Comorbid Chronic Diseases. *Annals of Family Medicine, 1,* 15–21. https://doi.org/10.1370/afm.4

Beck, A. T., Freeman, A. & Davis, D. D. (2004). *Cognitive Therapy of Personality Disorders* (2. Aufl.). New York: Guilford.

Beck, A., Ruch, A., Shaw, R. & Emerdy, G. (1986). *Kognitive Therapie der Depression.* München-Weinheim: Beltz.

Beck, D., Richter, G., Ertel, M. & Morschhäuser, M. (2012). Gefährdungsbeurteilung bei psychischen Belastungen in Deutschland. *Prävention und Gesundheitsförderung, 7,* 115–119. https://doi.org/10.1007/s11553-011-0326-x

Becker, P. (1997). *Interaktions-Angst-Fragebogen IAF* (3. Aufl.). Weinheim: Beltz-Test.

Becker, R. E. & Heimberg, R. G. (1988). Assessment of social skills. In A. Bellack & M. Hersen (Hrsg.), *Behavioral assessment* (S. 365–395). Oxford: Pergamon Press.

Benzo, R. P., Kirsch, J. L. & Nelson, C. (2018). Compassion, Mindfulness and the Happiness of Health Care Workers. *Explore, 13*(3), 201–206. https://doi.org/10.1016/j.explore.2017.02.001

Bernstein, D. A. & Borkovec, T. D. (1997). *Entspannungstraining. Handbuch der Progressiven Muskelentspannung nach Jacobsen.* München: Pfeiffer.

Beutel, M. E., Dommer, T., Kayser, E., Bleichner, F., Vorndran, A. & Schlüter, K. (1998). Arbeit und berufliche Integration psychosomatisch Kranker – Nutzen und Indikation der beruflichen Belastungserprobung. *Psychotherapie, Psychosomatik und medizinische Psychologie, 48,* 368–374.

Beutel, M. E., Gerhard, C., Wagner, S., Bittner, H. R., Bleicher, F., Schattenburg, L., Knickenberg, R., Freiling, T., Kreher, S. & Martin, H. (2004). Reduction of technology fears in psychosomatic rehabilitation – concepts and results based on a computer training for older employees. *Zeitschrift für Gerontologie und Geriatrie, 37*(3), 221–230.

Bieberich, R. & Kuhl, J. (2002). Neurotizismus und Kreativität: Strukturelle Unterschiede in der Beeinflussung kreativer Leistungen. *Zeitschrift für Differentielle und Diagnostische Psychologie, 23*(2), 171–190. https://doi.org/10.1024//0170-1789.23.2.171

Biederman, J., Mick, E. & Faraone, S. V. (2000). Age-Dependent decline of symptoms of attention deficit hyperactivity disorder: Impact of remission definition and symptom type. *American Journal of Psychiatry, 157*(5), 816–818. https://doi.org/10.1176/appi.ajp.157.5.816

Biederman, J., Faraone, S. V., Spencer, T., Wilens, T., Norman, D., Lapey, K. A., Mick, E., Lehman, B. K., Doyle, A. (1993). Patterns of psychiatric comorbidity, cognition, and psychosocial functioning in adults with attention deficit hyperactivity disorder. *American Journal of Psychiatry, 150*(12), 1792–1798.

Biederman, J., Petty, C., Fried, R. & et al. (2008). Educational and occupational underattainment in adults with ADHD: a controlled study. *Journal of Clinical Psychiatry, 69*(8), 1217–1222. https://doi.org/10.4088/JCP.v69n0803

Binet, A. & Simon, T. (1905). Méthodes nouvelles pour le diagnostique du niveau intellectual des anormaux. *Anneé Psychologique, 11,* 191–244. https://doi.org/10.3406/psy.1904.3675

Bipp, T. (2006). *Persönlichkeit, Ziele, Leistung: Der Einfluss der Big Five Persönlichkeitseigenschaften auf das zielbezogene Leistungshandeln.* [Dissertation Universität Dortmund]. Eldorado – Repositorium der TU Dortmund. https://d-nb.info/998830119/34

Bledow, R. & Frese, M. (2009). A situational judgment test of personal initiative and its relationship to performance. *Personnel Psychology, 62,* 229–258. https://doi.org/10.1111/j.1744-6570.2009.01137.x

Blickle, G. (2011). Anforderungsanalyse. In F.W. Nerdinger, G. Blickle & N. Schaper (Hrsg.), *Arbeits- und Organisationspsychologie* (S. 195–208). Berlin: Springer.

BMJ, Bundesministerium der Justiz. (2021a). Gesetz über die Durchführung von Maßnahmen des Arbeitsschutzes zur Verbesserung der Sicherheit und des Gesundheitsschutzes der Beschäftigten bei der Arbeit (Arbeitsschutzgesetz – ArbSchG). *Bundesgesetzblatt*, S. 4906.

BMJ, Bundesministerium der Justiz. (2021b). Das Sechste Buch Sozialgesetzbuch. *Bundesgesetzblatt*, S. 4906.

Bodenmann, G. (1996). *Freiburger Stresspräventionstraining für Paare. Trainermanual.* Fribourg: Universität Fribourg.

Bodenmann, G. (1997). *Stress und Partnerschaft. Gemeinsam den Alltag bewältigen.* Bern: Huber.

Bohus, M. & Wolf, M. (2009). *Interaktives SkillsTraining für Borderline-Patienten. Manual zur CD-ROM für die therapeutische Arbeit.* Stuttgart: Schattauer.

Bond, G.R., Drake, R.E. & Becker, D.R. (2008). An update on randomized controlled trials of evidence-based supported employment. *Psychiatric Rehabilitation Journal, 31*, 280–90. https://doi.org/10.2975/31.4.2008.280.290

Borkenau, P. & Ostendorf, F. (2008). *NEO-Fünf-Faktoren-Inventar nach Costa und McCrae (NEO-FFI).* Göttingen: Hogrefe.

Bös, K. (1987). *Handbuch sportmotorischer Tests.* Göttingen: Hogrefe.

Bös, K. (1994). Differentielle Aspekte der Entwicklung motorischer Fähigkeiten. In J. Baur, K. Bös & R. Singer (Hrsg.), *Motorische Entwicklung – Ein Handbuch* (S. 238–256). Schorndorf: Hofmann.

Bös, K. (1996). *Fitness testen und trainieren: Tests und Programme für Sportler & Nichtsportler.* Oberhaching: Sportinform Verlag.

Bös, K., Abel, T., Woll, A., Niemann, S., Tittlbach, S. & Schott, N. (2002). Der Fragebogen zur Erfassung des motorischen Funktionstatus (FFB-Mot). *Diagnostica, 48*(2), 101–111. https://doi.org/10.1026//0012-1924.48.2.101

Brickenkamp, R. (2002). *Test d2: Aufmerksamkeits- und Belastungstest.* Göttingen: Hogrefe.

Brown, R.A., Palm, K.M., Strong, D.R., Lejuez, C.W., Kahler, C.W., Zvolensky, M.J., Hayes, S.C., Wilson, K.G. & Gifford, e.V. (2008). Distress tolerance treatment for early-lapse smokers: Rationale, program description, and preliminary findings. *Behavior Modification, 32*(3), 302–332. https://doi.org/10.1177/0145445507309024

Brüggemann, S., Irle, H. & Mai, H. (2007). *Pschyrembel Sozialmedizin.* Berlin: De Gruyter.

Brütt, A.L., Schulz, H. & Andreas, S. (2015). Replikation der psychometrischen Gütekriterien des ICF-PsychA&P. *Die Rehabilitation, 54*(1), 38–44.

Buck, H.G., Harkness, K., Wion, R., Carroll, S.L., Cosman, T., Kaasalainen, S., Kryworuchko, J., McGillion, M., O'Keefe-McCarthy, S., Sherifali, D., Strachan, P.H., Arthur, H.M. (2015). Caregivers' contributions to heart failure self-care: a systematic review. *European Journal of Cardiovascular Nurse, 14*(1), 79–89. https://doi.org/10.1177/1474515113518434

Buhrmester, D. (1996). Need fulfillment, interpersonal competence, and the development contexts of early adolescent friendship. In W.M. Bukowski, A.F. Newcomb & W.W. Hartup (Hrsg.), *The company they keep. Friendship in childhood and adolescence* (S. 158–185). Cambridge: Cambridge University Press.

Buhrmester, D., Furman, W., Wittenberg, M.T. & Reis, H.T. (1988). Five domains of interpersonal competence in peer relationships. *Journal of Personality and Social Psychology, 55*, 991–1008. https://doi.org/10.1037/0022-3514.55.6.991

Bundes-Gesundheitssurvey. (1999). Bundes-Gesundheitssurvey 1998. *Gesundheitswesen, 61*(Sonderheft 2), 55–56.

Byron, K. (2005). A meta-analytic review of work-family conflict and its antecedents. *Journal of Vocational Behavior, 67*, 169–198. https://doi.org/10.1016/j.jvb.2004.08.009

Caplan, R.D., Cobbs, S., French, J.R.P., van Harrison, R. & Pinneau, S.R. (1975). *Job demands and worker health*. Washington DC: National Institute of Occupational Safety and Health.

Carson, S. (2010). *Your Creative Brain*. Cambridge: Harvard University.

Carver, C.S. & Connor-Smith, J. (2010). Personality and Coping. *Annual Review of Psychology, 61*, 679–704. https://doi.org/10.1146/annurev.psych.093008.100352

Casty, A. & Bischof, S. (2017). *Wenn Angst dein Leben kontrolliert. Teilhabe am Leben mit einer Angststörung. Bachelorarbeit Ergotherapie*. Züricher Hochschule für Angewandte Wissenschaften.

Cattel, R.B. (1963). Theory of fluid and cristallized interlligence: A critical experiment. *Journal of Educational Psychology, 54*, 1–22. https://doi.org/10.1037/h0046743

Chafouleas, S.M., Riley-Tillman, T.C. & Sugai, G. (2007). *School Based Behavior Assessment: Informing Instruction and Intervention*. New York: The Guilford Press.

Chambless, D.L., Caputo, G.C., Jasin, S.E., Gracely, E.J. & Williams, C. (1985). The Mobility Inventory for Agoraphobia. *Behaviour Research and Tehrapy, 23*, 35–44. https://doi.org/10.1016/0005-7967(85)90140-8

Chmitorz, A., Wenzel, M., Stieglitz, R.D. et al. (2018). Population-based validation of a German version of the Brief Resilience Scale. *PLoS ONE 13*(2), e192761. https://doi.org/10.1371/journal.pone.0192761

Cieza, A., Ewert, T., Üstün, T.B., Chatterji, S., Kostanjsek, N. & Stucki, G. (2004). Development of ICF Core Sets for patients with chronic conditions. *Journal of Rehabilitation Medincine, 44* (Suppl), 9–11.

Cieza, A., Geyh, S., Chatterji, S., Kostanjsek, N., Üstün, B.D. & Stucki, G. (2006). Identification of candidate categories of the International Classification of regression modeling. *BMC Medical Research Methodology, 6*(1), 36. https://doi.org/10.1186/1471-2288-6-36

Collegium Internationale Psychiatriae Scalarum (CIPS) (Hrsg.). (2015). *Internationale Skalen für Psychiatrie. Collegium Internationale Psychiatriae Scalarum*. Göttingen: Beltz.

Cojan, Y., Waber, L., Carruzzo, A. & Vuilleumier, P. (2009). Motor inhibition in hysterical conversion paralysis. *Neuroimage, 47*(3), 1026–1037. https://doi.org/10.1016/j.neuroimage.2009.05.023

Colman, D.E., Echon, R., Lemay, M.S., McDonald, J., Smith, K.R., Spencer, J. et al. (2016). The efficacy of self-care for graduate students in professional psychology: A meta-analysis. *Training and Education in Professional Psychology, 10*(4), 188–197. https://doi.org/10.1037/tep0000130

Cooper, K.H. (1968). A means of assessing maximal oxygen uptake. *Journal of the American Medical Association, 203*, 201–204. https://doi.org/10.1001/jama.1968.03140030033008

Corrigen, P.W. & McCracken, S.G. (2005). Place first, then train: An alternative to the medical model of psychiatric rehabilitation. *Social Work, 50*(1), 31–39. https://doi.org/10.1093/sw/50.1.31

Cramer, C. & Davidhizar, R. (2000). The health care employee with an "attitude". *Hospital Materiel Management Quarterly, 22*, 27–33.

Crasselt, W., Forchel, I. & Stemmler, R. (1985). *Zur körperlichen Entwicklung der Schuljugend in der Deutschen Demokratischen Republik*. Leipzig: Barth.

Crisand, E. (2002). *Soziale Kompetenz als persönlicher Erfolgsfaktor*. Heidelberg: Sauer.

Cronbach, L.J. (1970). *Essentials of psychological testing*. New York: Harper & Row.

Crowther, R.E., Marshall, M., Bond, G.R. & Huxley, P. (2001). Helping people with severe mental illness to obtain work: systematic review. *British Medical Journal, 322*, 204–208. https://doi.org/10.1136/bmj.322.7280.204

Crum, A.J., Akinola, M., Martin, A. & Fath, S. (2017). The role of stress mindset in shaping cognitive, emotional, and physiological responses to challenging and threatening stress. *Anxiety, Stress & Coping, 30*(4), 379–395. https://doi.org/10.1080/10615806.2016.1275585

Crum, A.J., Salovey, P. & Achor, S. (2013). Rethinking stress: The role of mindsets in determining the stress response. *Journal of Personality and Social Psychology, 104*(4), 716–733. https://doi.org/10.1037/a0031201

D'Zurilla, T.J. & Goldfried, M.R. (1971). Problem solving and behavior modification. *Journal of Abnormal Psychology, 78*, 107–126. https://doi.org/10.1037/h0031360

Danner, D., Rammstedt, B., Bluemke, M., Lechner, C., Berres, S., Knopf, T. et al. (2019). Das Big Five Inventar 2. Validierung eines Persönlichkeitsinventars zur Erfassung von 5 Persönlichkeitsdomänen und 15 Facetten. *Diagnostica, 65*(3), 121–132. https://doi.org/10.1026/0012-1924/a000218

De Bono, E. (1992). *Laterales Denken: Der Kurs zur Erschließung Ihrer Kreativitätsreserven*. Düsseldorf: Econ-Verlag.

Dean, K. (1989). Self-care components of lifestyles: The importance of gender, attitudes and the social situation. *Social Science & Medicine, 29*, 137–152. https://doi.org/10.1016/0277-9536(89)90162-7

Deck, R., Mittag, O. & Hüppe, A. (2007). Index zur Messung von Einschränkungen der Teilhabe (IMET) – Erste Ergebnisse eines ICF-orientierten Assessmentinstruments. *Praxis Klinische Verhaltensmedizin und Rehabilitation, 76*, 113–120.

de Jong, A., Giel, R., Sloof, C. & Wiersma, D. (1985). Social disability and outcome in schizophrenic patients. *British Journal of Psychiatry, 147*, 621–636. https://doi.org/10.1192/bjp.147.6.631

Denham, S.A. (1998). *Emotional development in young children*. New York: Guilford.

Deutsche Rentenversicherung Bund (DRV) (Hrsg.). (2011). *Sozialmedizinische Begutachtung für die gesetzliche Rentenversicherung*. Berlin: Springer.

Deutsche Rentenversicherung Bund (DRV) (Hrsg.). (2013). *Sozialmedizinisches Glossar der Deutschen Rentenversicherung* (2. Aufl., korrigierter Nachdruck 07/2013). Berlin: Deutsche Rentenversicherung Bund.

Deutsche Rentenversicherung Bund (DRV) (Hrsg.). (2018). *Leitlinien für die sozialmedizinische Begutachtung – Sozialmedizinische Beurteilung bei psychischen und Verhaltensstörungen* (August 2012 inkl. Update 2018). Berlin: Deutsche Rentenversicherung Bund.

Deutsche Rentenversicherung Bund (DRV) (Hrsg.). (2019). *Statistik der Deutschen Rentenversicherung. Rentenversicherung in Zahlen 2019*. Berlin: Deutsche Rentenversicherung Bund.

Dickmann, J.R.M. & Broocks, A. (2007). Das psychiatrische Gutachten im Rentenverfahren – wie reliabel? *Fortschritte der Neurologie – Psychiatrie, 75*, 379–381. https://doi.org/10.1055/s-2007-959233

Doerr-Zegers, O. & Dörr-Àlamos, A. (2018). Disturbances of intentionality in schizophrenia and in depression. *Actas España Psiquiatrica, 46*(6), 234–241.

Döpfner, M., Schlüter, S. & Rey, E.-R. (1981). Evaluation eines sozialen Kompetenztrainings für selbstunsichere Kinder im Alter von neun bis zwölf Jahren: Ein Therapievergleich. *Zeitschrift für Kinder- und Jugendpsychiatrie, 9*, 233–252.

Dorsch, F. (Hrsg.) (1982). *Psychologisches Wörterbuch*. Bern: Huber.

DuBois, D.L. & Felner, R.D. (1996). The quadripartite model of social competence. In M.A. Reinecke, F.M. Dattilio & A. Freeman (Hrsg.), *Cognitive therapy with children and adolescents* (S. 124–152). New York: Guilford.

Dunckel, H. (1999), Psychologische Arbeitsanalyse: Verfahrensüberblick und Auswahlkriterien. In H. Dunckel (Hrsg.), *Handbuch psychologischer Arbeitsanalyseverfahren* (S. 9–30). Zürich: vdf.

Ebner, G., Colomb, E., Mager, R., Marelli, R. & Rota, F. (2016). *Qualitätsleitlinien für versicherungspsychiatrische Gutachten – Schweizerische Gesellschaft für Psychiatrie und Psychotherapie SGPP* (3. Aufl.). Verfügbar unter https://www.psychiatrie.ch/sgpp/fachleute-und-kommissionen/leitlinien

Echterhoff, G. & Neumann, B. (2006). *Projekt- und Zeitmanagement*. Stuttgart: Klett.

Edwards, J.R. & van Harrison, R. (1993). Job demands and worker health: Three-dimensional reexamination of the relationship between person-environment fit and strain. *Journal of Applied Psychology, 78*, 628–648. https://doi.org/10.1037/0021-9010.78.4.628

Endicott, J., Spitzer, R.L., Fleiss, J.L. & Cohen, J. (1976). The Sickness Rating Scale: A Procedure for Measuring Overall Severity of Psychiatric Disturbance. *Archives of General Psychiatry, 33*, 766–771. https://doi.org/10.1001/archpsyc.1976.01770060086012

Engl, J., Thurmaier, F. & Black, C. (2001). Kommunikationstraining als Ansatz zur Prävention und Bewältigung von Beziehungsstörungen. Die Programme EPL, KEK und KOMKOM. *Beratung Aktuell, 1*, 5–20.

Erdmann, G. & Janke, W. (2008). *Stressverarbeitungsfragebogen. Stress, Stressverarbeitung und ihre Erfassung durch ein mehrdimensionales Testsystem*. Göttingen: Hogrefe.

Escher Clauss, S. (2019). Betriebliches Gesundheitsmanagment – Grundlagen und Trends: Fokus auf die psychische Gesundheit. *HR Special*, 17 19.

Facaoaru, C. (1985). *Kreativität in Wissenschaft und Technik*. Bern: Huber.

Faltermaier, T. (1999). Subjektorientierte Gesundheitsförderung: Zur Konzeption einer salutogenetischen Praxis. In B. Röhrle & G. Sommer (Hrsg.), *Prävention und Gesundheitsförderung. Fortschritte der Gemeindepsychologie und Gesundheitsförderung* (Bd. 4), S. 27–52. Tübingen: Deutsche Gesellschaft für Verhaltenstherapie.

Faraone, S., Biederman, J. & Mick, E. (2006). The age-dependent decline of attention deficit disorder: a meta-analysis of follow-up studies. *Psychological Medicine, 36*(2), 159–165. https://doi.org/10.1017/S003329170500471X

Farin, E., Fleitz, A. & Frey, C. (2007). Psychometric properties of an ICF-oriented, adaptive questionnaire for the assessment of mobility, self care and domestic life. *Journal of Rehabilitation Medicine, 39*, 537–546. https://doi.org/10.2340/16501977-0083

Fava, G.A. & Ruini, C. (2003). Development and characteristics of a well-being enhancing psychotherapeutic strategy: Well-being therapy. *Journal of Behavioral Therapy and Experimental Psychology, 34*, 45–63. https://doi.org/10.1016/S0005-7916(03)00019-3

Fay, D. & Frese, M. (2001). The Concept of Personal Initiative. An overview of validity studies. *Human Performance, 14*, 97–124. https://doi.org/10.1207/S15327043HUP1401_06

Fay, D. & Sonnentag, S. (2002). Rethinking the effects of stressors: A longitudinal study on personal initiative. *Journal of Occupational Health Psychology, 7*(3), 221–234. https://doi.org/10.1037/1076-8998.7.3.221

Fayyad, J., de Graaf, R., Kessler, R. et al. (2007). Cross-national prevalence and correlates of adult ADHD. *British Journal of Psychiatry, 190*, 402–409. https://doi.org/10.1192/bjp.bp.106.034389

Fengler, J. & Sanz, A. (Hrsg.) (2011). *Ausgebrannte teams. Burn out Prophylaxe und Salutogenese*. Stuttgart: Klett-Cotta.

Ferris, G.R., Perrewe, P.L. & Douglas, C. (2002). Social effectiveness in organizations: Construct validity and research directions. *Journal of Leadership & Organizational Studies, 9*(1), 49–63. https://doi.org/10.1177/107179190200900104

Ferris, G.R., Witt, L.A. & Hochwarter, W.A. (2001). Interaction of social skill and general mental ability on job performance and salary. *Journal of Applied Psychology, 86*, 1075–1082. https://doi.org/10.1037/0021-9010.86.6.1075

Fiedler, P. (2005). *Verhaltenstherapie in Gruppen. Psychologische Psychotherapie in der Praxis*. Weinheim: Beltz.

Fiedler, P. (2013). *Dissoziative Störungen. Fortschritte der Psychotherapie* (Band 2, 2, überarbeitete Auflage). Göttingen: Hogrefe.

Fine, D. L. (1979). Bruininks-Oseretsky Test of Motor Proficiency. *Journal of Educational Measurement, 16*, 290–292.

Fischer, M., Barkley, R., Smallish, L. & Fletcher, K. (2007). Hyperactive children as young adults: driving abilities, safe driving behaviour and adverse driving outcomes. *Accident Analysis and Prevention, 39*(7), 94–105. https://doi.org/10.1016/j.aap.2006.06.008

Fishbein, M. & Ajzen, I. (1975). *Belief, attitude, intention and behavior*. Wesley: Reading/MA.

Fisseni, H. J. (2004). *Lehrbuch der psychologischen Diagnostik*. Göttingen: Hogrefe.

Fletcher, D. & Sarkar, M. (2013). Psychological resilience. *European Psychology, 18*(1), 12–23. https://doi.org/10.1027/1016-9040/a000124

Fliegel, S. (2011). Selbstverbalisation und Selbstinstruktion. In M. Linden & M. Hautzinger (Hrsg.), *Verhaltenstherapiemanual* (S. 269–273). Berlin: Springer.

Focken, A. (1981). Hirnorganische Faktoren in der Entwicklung von Neurosen. In H. Mester & R. Tölle (Hrsg.), *Neurosen*. Berlin: Springer.

Folstein, M. F., Folstein, S. E. & McHugh, P. R. (1975). „Mini-Mental State": a practical method for grading the cognitive state of patients for the clinician. *Journal of Psychiatric Research, 12*(3), 189–198. https://doi.org/10.1016/0022-3956(75)90026-6

Förster, J. & Friedmann, R. (2003). Kontextabhängige Kreativität. *Zeitschrift für Psychologie, 211*(3), 149–160. https://doi.org/10.1026//0044-3409.211.3.149

Franke, A. (1993). Die Unschärfe des Begriffs „Gesundheit" und seine gesundheitspolitischen Auswirkungen. In A. Franke & M. Broda (Hrsg.), *Psychosomatische Gesundheit. Versuch einer Abkehr vom Pathogenese-Konzept* (S. 15–34). Tübingen: Deutsche Gesellschaft für Verhaltenstherapie.

French, J. R. P. Jr. (1973). Person role fit. *Occupational and Mental Health, 3*, 15–20.

Frese, M. & Fay, D. (2001). Personal Initiative: An Active Performance Concept for work in the 21st century. *Research in Organizational Behavior, 23*(2), 133–187. https://doi.org/10.1016/S0191-3085(01)23005-6

Frese, M., Garman, G., Garmeister, K., Halemba, K., Hortig, A., Pulwitt, T. et al. (2002). Training zur Erhöhung der Eigeninitiative bei Arbeitslosen: Bericht über einen Pilotversuch. *Zeitschrift für Arbeits- und Organisationspsychologie, 46*(2), 89–97. https://doi.org/10.1026//0932-4089.46.2.89

Frese, M., Tornau, K. & Fay, D. (2008). Forschung zur Analyse und Förderung der Eigeninitiative: Love it, leave it or change it. *Zeitschrift für Personalführung, 3*, 48–57.

Frese, M., Fay, D., Hilburger, T., Leng, K. & Tag, A. (1997). The concept of personal initiative: Operationalization, reliability and validity in two German samples. *Journal of Occupational and Organizational Psychology, 70*(2), 139–161. https://doi.org/10.1111/j.2044-8325.1997.tb00639.x

Freyhan, F. A. (1965). Rationale and indications for biological treatment of psychiatric disorders. *Comprehensive Psychiatry, 6*, 283–290. https://doi.org/10.1016/S0010-440X(65)80021-9

Fritze, E. & Mehrhoff, F. (Hrsg.) (2007). *Die ärztliche Begutachtung: Rechtsfragen, Funktionsprüfungen, Beurteilungen*. Steinkopff: Darmstadt.

Frone, M. R., Yardley, J. K. & Markel, K. S. (1997). Developing and testing an integrative model of the work family interface. *Journal of Vocational Behavior, 50*, 145–167. https://doi.org/10.1006/jvbe.1996.1577

Fuchs, R., Göhner, W., Seelig, H., Fleitz, A., Mahler, C. & Schittich, I. (2010). Lebensstil-integrierte sportliche Aktivität: Ergebnisse der MoVo-LISA Interventionsstudie. *Bewegungstherapie und Gesundheitssport, 26*, 270–276. https://doi.org/10.1055/s-0030-1262668

Funke, J. (2018). Mobilität als Bewegung im physischen, sozialen und geistigen Raum. In J. Funke & M. Wink (Hrsg.) *Perspektiven der Mobilität.* (Heidelberger Jahrbücher Online, Band 3, Artikel 2). Heidelberg: University Publishing.

Gambrill, E. (1995). Assertion skills training. In W. O'Donohue & L. Krasner (Hrsg.), *Handbook of social skills training* (S. 81–118). Boston: Allyn & Bacon.

Gardner, H. (1983). *Frames of mind: The theory of multiple intelligences.* New York: Basic Books.

Gardner, H. (1999). *Kreative Intelligenz. Was wir mit Mozart, Freud, Woolf und Gandhi gemeinsam haben.* Frankfurt: Campus-Verlag.

Gemeinsamer Bundesausschuss (G-BA). (2020). *Richtlinie des gemeinsamen Bundesausschusses über die Beurteilung der Arbeitsunfähigkeit und die Maßnahmen zur stufenweisen Wiedereingliederung (Arbeitsunfähigkeits-Richtlinien) nach § 92 Abs. 1 Satz 2 Nr. 7 SGB V* (Bundesanzeiger AT 18.01.2022 B4, in Kraft getreten am 19.01.2022).

Gemeinsamer Bundesausschuss (G-BA). (2021). *Richtlinie des Gemeinsamen Bundesausschusses über die Durchführung von Soziotherapie in der vertragsärztlichen Versorgung* (Bundesanzeiger AT 15.04.21).

Gilan, D.A., Kunzler, A. & Lieb, K. (2018). Gesundheitsförderung und Resilienz. *PSYCHup2date 12*(2), 155–169. https://doi.org/10.1055/s-0043-121606

Gittelman, R., Mannuzza, S., Shenker, R. & Bonagura, N. (1985). Hyperactive boys almost grown up. *Archives of General Psychiatry, 42,* 937–947. https://doi.org/10.1001/archpsyc.1985.0179 0330017002

Glaub, M.E. (2009). *Training Personal Initiative to Business Owners in Developing Countries. A theoretically dervived intervention and its evaluation.* [Dissertation, Universität Gießen]. Giessener Elektronische Bibliothek.

Goleman, D. (1995). *Emotional Intelligence: Why it can matter more than IQ.* New York: Bantam.

Gönner, S. & Bischoff, C. (2009). Flexibilität und Flexibilitätstraining. In M. Linden & W. Weig (Hrsg.), *Salutotherapie in Prävention und Rehabilitation.* Köln: Deutscher Arzte-Verlag.

Gottschall, K. & Voß, G.G. (2005). *Entgrenzung von Arbeit und Leben. Zum Wandel der Beziehung von Erwerbstätigkeit und Privatsphäre im Alltag.* München: Hampp.

Graichen, J. (1973). Teilleistungsschwächen, dargestellt an Beispielen aus dem Bereich der Sprachbenützung. *Zeitschrift für Kinder- und Jugendpsychiatrie, 73,* 113–143.

Grant, A.M. & Ashford, S.J. (2008). The dynamics of proactivity at work. *Research in Organisational Behavior, 28,* 3–34. https://doi.org/10.1016/j.riob.2008.04.002

Greenhaus, J.H. & Beutell, N.J. (1985). Sources of conflict between work and family roles. *Academy of Management Review, 10,* 76–88. https://doi.org/10.2307/258214

Grepmair, L., Mitterlehner, F., Loew, T., Bachler, E., Rother, W. & Nickel, M. (2007). Promoting Mindfulness in Psychotherapists in Training Influences the Treatment Results of their Patients: A Randomized, Double-Blind, Controlled Study. *Psychotherapy and Psychosomatics, 76,* 332–338. https://doi.org/10.1159/000107560

Grobe, T. (2005). Sozialmedizinische Begutachtung psychischer Störungen. Der Arzt als unabhängiger Sachverständiger. *Neurotransmitter, 1,* 34–37.

Grossarth-Maticek, R. (2003). *Selbstregulation, Autonomie und Gesundheit. Krankheitsfaktoren und soziale Gesundheitsressourcen im sozio-psycho-biologischen System.* Berlin: Walter de Gruyter. https://doi.org/10.1515/9783110904420

Guilford, J.P. (1950). Creativity. *American Psychologist, 5,* 444–454. https://doi.org/10.1037/h0063487

Haase, I., Schwarz, A., Burger, A. & Kladny, B. (2001). Der Funktionsfragebogen Hannover (FFbH) und die Subskala „körperliche Funktionsfähigkeit" aus dem SF-36 im Vergleich. *Rehabilitation, 40*(1), 40–42. https://doi.org/10.1055/s-2001-12127

Haase, K. (2002). *Statusbericht (2) zum Internationalen Monitoring „Grundlagen Kompetenzmessung". Didaktiv & Diagnostik.* Gesellschaft für Angewandte Bildungsforschung MBH.

Hackman, J.R. & Oldham, G.R. (1975). Development of the Job Diagnostic Survey. *Journal of Applied Psychology, 60*, 159–170. https://doi.org/10.1037/h0076546

Häfner, H. (1983). Allgemeine und spezielle Krankheitsbegriffe in der Psychiatrie. *Nervenarzt, 54*, 231–238.

Hahlweg, K., Thurmaier, F., Engl, J., Eckert, V. & Markman, H. (1993). Prävention von Beziehungsstörungen. *System Familie, 6*, 89–100.

Halligan, P.W., Bass, C. & Wade, D.T. (2000). New approaches to conversion hysteria. *British Medical Journal, 320*, 1488–1489. https://doi.org/10.1136/bmj.320.7248.1488

Hamilton, M. (1960). A rating scale for depression. *Journal of Neurology, Neurosurgery and Psychiatry, 23*(1), 56–62. https://doi.org/10.1136/jnnp.23.1.56

Hand, I. (1993). Expositions-Reaktionsmanagement (ERM) in der strategisch-systemischen Verhaltenstherapie. *Verhaltenstherapie, 3*, 61–65. https://doi.org/10.1159/000258738

Hansmeier, T. (2009). Leistungen zur Teilhabe am Arbeitsleben. In A. Hillert, W. Müller-Fahrnow & F.M. Radoschewski (Hrsg.), *Medizinisch-berufliche orientierte Rehabilitation* (S. 198–211). Köln: Deutscher Ärzte-Verlag.

Harrington, N. (2005). The frustration discomfort scale: Development and psychometric properties. *Clinical Psychology and Psychotherapy, 12*, 374–387. https://doi.org/10.1002/cpp.465

Hasenbring, M. (1994). Chronifizierung bandscheibenbedingter Schmerzen: Zur Bedeutung von Risikofaktoren und gesundheitsförderndem Verhalten. In F. Lamprecht & R. Johnen (Hrsg.), *Salutogenese: ein neues Konzept in der Psychosomatik?* (S. 353–361). [Kongressband der 40. Jahrestagung des Deutschen Kollegiums für Psychosomatische Medizin]. Frankfurt (Main): Verlag für Akademische Schriften.

Hautzinger, M. (2011). Selbstbeobachtung. In M. Linden& M. Hautzinger (Hrsg.), *Verhaltenstherapiemanual* (S. 257–260). Berlin: Springer.

Hautzinger, M. & Bailer, M. (1993). *ADS – Allgemeine Depressions-Skala*. Göttingen: Hogrefe.

Hautzinger, M., Kühner, C. & Keller, F. (2009). *BDI-II – Beck-Depressions-Inventar* (2. Aufl.). Göttingen: Hogrefe.

Hayes, S.C., Strosahl, K.D. & Wilson, K.G. (1999). *Acceptance and commitment therapy. An experiential approach to behavior change.* New York: Guliford.

He, L., Mao, Y., Sun, J., Zhuang, K., Zhu, X., Qiu, J. & Chen, X. (2018). Examining brain structures associated with emotional intelligence and the mediated effect on trait creativity in young adults. *Frontiers in Psychology, 9*, 925. https://doi.org/10.3389/fpsyg.2018.00925

Herrman, H., Stewart, D.E., Diaz-Granados, N., Berger, E.L., Jackson, B. & Yuen, T. (2011). What is resilience? *Canadian Journal of Psychiatry, 56*(5), 258–65. https://doi.org/10.1177/070674371105600504

Hillert, A., Staedtke, D. & Cuntz, U. (2002). Berufliche Belastungserprobung als integrierter Bestandteil der verhaltenstherapeutisch-psychosomatischen Rehabilitation. Theoretische Konzepte, real existierende Patienten und multiple Schnittstellen. *Praxis Klinische Verhaltensmedizin und Rehabilitation, 15*, 94–100.

Hinsch, R. & Pfingsten, U. (2002). *Gruppentraining sozialer Kompetenzen (GSK) Grundlagen, Durchführung, Anwendungsbeispiele* (4. überarb. Aufl.). Weinheim: Beltz.

Hirt, E.R., McDonald, H.E. & Melton, R.J. (1996). Processing goals and the affect-performance link: Mood as main effect or mood as input? In L. L Martin & A. Tesser (Hrsg.), *Striving and feeling: Interactions among goals, affect, and selfregulation* (S. 303–328). Hillsdale, NJ: Lawrence Erlbaum.

Hochwarter, W.A., Witt, L.A., Treadway, D.C. & Ferris, G.R. (2006). The interaction of social skill and organizational support on job performance. *Journal of Applied Psychology, 91*, 482–489. https://doi.org/10.1037/0021-9010.91.2.482

Hodgkins, P., Montejano, L., Sasané, R. & Huse, D. (2011). Cost of illness and comorbidities in adults diagnosed with attention-deficit/hyperactivity disorder: a retrospective analysis. *Primary Care Companion CNS Disorders, 13*(2), PCC.10m01030. https://doi.org/10.4088/PCC.10m01030

Hoffmann, N. (1979). *Grundlagen kognitiver Therapie*. Bern: Huber.

Hoffmann, N. & Hofmann, B. (2008). *Selbstfürsorge für Therapeuten und Berater*. Weinheim: Beltz PVU.

Holland, J.L. (1985). *Making vocational choices. A theory of vocational personalities and work environments*. Englewood-Cliffs, NJ: Prentice Hall.

Hollmann, W. & Strüder, H.K. (2009). *Grundlagen für körperliche Aktivität, Training und Präventivmedizin*. Stuttgart: Schattauer.

Holm-Hadulla, R.M. (2013). Goethe's anxieties, depressive episodes and (self-) therapeutic strategies: a contribution to method integration in psychotherapy. *Psychopathology, 46*, 266–274. https://doi.org/10.1159/000345169

Höner, O., Sudeck, G. & Willimczik, K. (2004). Instrumentelle Bewegungsaktivitäten von Herzinfarktpatienten – Ein integratives Modell zur Motivation und Volition. *Zeitschrift für Gesundheitspsychologie, 12*, 1–10.

Höner, O., Sudeck, G., Keck, M. & Kosmützky, G. (2011). Verhaltensbezogene Interventionen in der Sport- und Bewegungstherapie. *Bewegungstherapie und Gesundheitswsport, 27*, 111–120. https://doi.org/10.1055/s-0031-1271462

Horn, B. (1998). Erfolg im Beruf und Erfüllung in der Freizeit als protektive Faktoren bei koronarer Herzkrankheit. In W. Schüffel et al. (Hrsg.), *Handbuch der Salutogenese. Konzept und Praxis* (S. 95 – 102). Wiesbaden: Ullstein Medical.

Hosokawa, R. & Katsura, T. (2017). A longitudinal study of socioeconomic status, family processes, and child adjustment from preschool until early elementary school: the role of social competence. *Child and Adolescent Psychiatry and Mental Health. 11*, 62. https://doi.org/10.1186/s13034-017-0206-z

Hossiep, R. & Paschen, M. (2003). *Bochumer Inventar zur berufsbezogenen Persönlichkeitsbeschreibung (BIP)* (2. Aufl.). Göttingen: Hogrefe.

Hottenrott, K. & Hoos, O. (2013). Sportmotorische Fähigkeit und sportliche Leistungen – Trainingswissenschaft. In A. Güllich & M. Krüger (Hrsg.) *Sport. Das Lehrbuch für das Sportstudium.* Berlin: Springer Spektrum.

Huffcutt, A.I., Conway, J.M., Roth, P.L. & Stone, N.J. (2001). Identification and meta-analytic assessment of psychological constructs measured in employment interviews. *Journal of Applied Psychology, 86*, 897–913. https://doi.org/10.1037/0021-9010.86.5.897

Hütte, R. & Muschalla, B. (2019). Tricky aspects in documentation of psychopathology, anamnesis, and work ability in medical reports from somatic rehabilitation. *Praxis Klinische Verhaltensmedizin und Rehabilitation, 105*, 83–96.

ICF Research Branch. (2012a). In cooperation with the WHO Collaborating Centre for the Family of International Classifications in Germay (DIMDI). *Generic Set*. https://www.icf-research-branch.org

ICF Research Branch. (2012b). In cooperation with the WHO Collaborating Centre for the Family of International Classifications in Germany (DIMDI). *ICF Core Set Projects*. https://www.icf-research-branch.org

ICF Research Branch. (2013) In cooperation with the WHO Collaborating Centre for the Family of International Classifications in Germany (DIMDI). *ICF Core Sets*. https://www.icf-research-branch.org

Isen, A.M. (1987). Positive affect, cognitive processes, and social behavior. *Advances in Experimental Social Psychology, 20*, 203–253. https://doi.org/10.1016/S0065-2601(08)60415-3

Jack, M. (2007). *Fragebogen zur Erfassung von Ressourcen und Selbstmanagementfähigkeiten – FE-RUS*. Göttingen: Hogrefe.

Jäger, A.O., Süß, H.M. & Beauducel, A. (1997). *Berliner Intelligenzstruktur-Test (BIS)*. Göttingen: Hogrefe.

Jaycox, L.H., Edna, B., Foa, E.B. & Morral, A.R. (1998). Influence of Emotional Engagement and Habituation on Exposure Therapy for PTSD. *Journal of Consulting and Clinical Psychology, 66*, 185–192. https://doi.org/10.1037/0022-006X.66.1.185

John, O.P., Donahue, E.M. & Kentle, R.L. (1991). *The Big Five Inventory – Versions 4a and 54*. Berkeley, CA: University of California. https://doi.org/10.1037/t07550-000

Jost, P.-J. (2008). *Organisation und Motivation. Eine ökonomisch-psychologische Einführung*. Wiesbaden: Gabler.

Kaiser, S. & Ringlstetter, M. (Hrsg.) (2010). *Work-Life-Balance*. Heidelberg: Springer. https://doi.org/10.1007/978-3-642-11727-5

Kalisch, R., Baker, D.G., Basten, U. et al. (2017). The resilience framework as a strategy to combat stress- related disorders. *Nature and Human Behavior, 1* (11), 784–790. https://doi.org/10.1038/s41562-017-0200-8

Kaluza, G. (2004). *Stressbewältigung. Trainingsmanual zur psychologischen Gesundheitsförderung*. Berlin: Springer. https://doi.org/10.1007/978-3-662-10093-6

Kamau, J., Muleke, V., Makaya, S. & Wagoki, J. (2013). Work life balance practices on employee performance of Ecobank Kenya. *European Journal business and management, 5*(25), 179–185.

Kanfer, F.H. & Saslow, G.H. (1965). Behavioral Analysis. An Alternative to diagnostic classification. *Archives of General Psychiatry, 12*, 529–538. https://doi.org/10.1001/archpsyc.1965.01720360001001

Kanfer, F.H., Reinecker, H. & Schmelzer, D. (1996). *Selbstmanagement-Therapie. Ein Lehrbuch für die klinische Praxis* (2. Aufl.). Berlin: Springer. https://doi.org/10.1007/978-3-662-09848-6

Kanning, U.P. (2001). Soziale Kompetenz. In G. Wenninger (Hrsg.), *Lexikon der Psychologie* (Bd. 4, S. 197). Heidelberg: Spektrum.

Kanning, U.P. (2002). Soziale Kompetenz: Definition, Struktur und Prozesse. *Zeitschrift für Psychologie, 210*, 154–163. https://doi.org/10.1026//0044-3409.210.4.154

Kanning, U.P. (2003). *Diagnostik sozialer Kompetenzen*. Göttingen: Hogrefe.

Kanning, U.P. (2005). Soziale Kompetenzen in der Personalentwicklung. In U.P. Kanning (Hrsg.). *Förderung sozialer Kompetenzen in der Personalentwicklung* (S. 13–36). Göttingen: Hogrefe.

Kanning, U.P. (2009). *ISK: Inventar Sozialer Kompetenzen*. Göttingen: Hogrefe.

Kanning, U.P. (2014). *Inventar zur Messung sozialer Kompetenzen in Selbst- und Fremdbild (ISK-360°)*. Göttingen: Hogrefe.

Kanning, U.P. (2015). *Soziale Kompetenzen fördern* (2. Aufl.). Göttingen: Hogrefe. https://doi.org/10.1026/02697-000

Kastner, M. (2004). Work Life Balance als Zukunftsthema. In M. Kastner (Hrsg.), *Die Zukunft der Work Life Balance* (S. 1–65). Kröning: Asanger.

Katz, S., Moskowitz, R.W. & Jackson, B.A. (1963). Studies of illness in the aged. The Index of ADL: a standardized measure of biological and psychosocial function. *Journal of American Medical Association, 185*, 914–919. https://doi.org/10.1001/jama.1963.03060120024016

Kauffeld, S. & Martens, A. (2011). Arbeitsanalyse und -gestaltung. In S. Kauffeld (Hrsg.), *Arbeits-, Organisations- und Personalpsychologie* (S. 195–221). Heidelberg: Springer.

Keech, J.J. & Hamilton, K. (2019). Stress mindset. In M.D. Gelman (Hrsg.), *Encyclopedia of behavioral medicine* (2. Aufl.). New York, NY: Springer Nature.

Kelliher, C., Richardson, J. & Boiarintseva, G. (2019). All of work? All of life? Reconceptualising work-life balance for the 21st century. *Journal of Human Resource Management, 29*, 97–112. https://doi.org/10.1111/1748-8583.12215

Kemper, H.C.G. & Mechelen, W. (1995). Physical fitness and the relationship to physical activity. In H.C.G. Kemper (Hrsg.), *The Amsterdam Growth Study: A Longitudinal Analysis of Health, Fitness and Lifestyle* (HK Sport Science Monograph Series, 6, S. 135–158). Champaign, IL: Human Kinetics.

Kennedy, A., Reeves, D., Bower, P., Lee, V., Middleton, E., Richardson, G., Gardner, C., Gately, C. & Rogers, A. (2007). The effectiveness and cost effectiveness of a national lay-led self care support programme for patients with long-term conditions: a pragmatic randomised controlled trial. *Journal Epidemiology and Community Health, 61*, 254–261. https://doi.org/10.1136/jech.2006.053538

Kessler, R. (2007). *Comorbidity patterns in a community sample of adults with ADHD.* APA 160th annual meeting.

Kessler, J., Markowitsch, H.J. & Denzler, P.E. (1990). *MMST: Mini-Mental-Status Test.* Weinheim: Beltz Test GmbH.

Kissil, K. & Niño, A. (2017). Does the person-of-the-therapist training (POTT) promote self-care? Personal gains of MFT trainees following POTT: A retrospective thematic analysis. *Journal of Marital and Family Therapy, 43*(3), 526–536. https://doi.org/10.1111/jmft.12213

Kleinmann, M. (2003). *Assessment Center: Praxis der Personalpsychologie.* Göttingen: Hogrefe.

Klix, F. (1971). *Information und Verhalten.* Bern: Huber.

Klyczek, J.P., Bauer-Yox, N. & Fiedler, R.C. (1997). The interest checklist: A factor analysis. *The American Journal of Occupational Therapy, 51*, 815–823. https://doi.org/10.5014/ajot.51.10.815

Knoll, M. (1997). *Sporttreiben und Gesundheit. Eine kritische Analyse vorliegender Befunde.* Schorndorf: Hofmann.

Kobasa, S.C. (1979). Stressful life events, personality, and health: an inquiry into hardiness. *Journal of Personality and Social Psychology, 37*(1), 1–11. https://doi.org/10.1037/0022-3514.37.1.1

Kohlmann, C.-W. (2002). Stress- und Copingtheorien. In R. Schwarzer, M. Jerusalem & H. Weber (Hrsg.), *Gesundheitspsychologie von A bis Z. Ein Handwörterbuch.* Göttingen: Hogrefe.

Kohlmann, T. & Raspe, H. (1994). Die patientennahe Diagnostik von Funktionseinschränkungen im Alltag. *Psychomed, 6*, 21–27.

Köpcke, W. (1994). Design, methological and statistical issues in prediction research of neuroleptic response. In W. Gaebel & P. Ambrosini (Hrsg.), *Prediction of neuroleptic treatment outcome in schizophrenia* (S. 155–164). Wien: Springer.

Krampen, G. (1991). *Fragebogen zu Kompetenz- und Kontrollüberzeugungen (FKK).* Göttingen: Hogrefe.

Kröger, U. & Staufenbiel, T. (2012). Entwicklung und Validierung eines Fragebogens zur Erfassung von „Adaptive Performance". *Zeitschrift für Arbeits- und Organisatoinspsychologie, 56*(2), 55–69. https://doi.org/10.1026/0932-4089/a000069

Krug, J. & Minow, H.-J. (Hrsg.). (2002). *Trainingsprinzipien – Fundament der Trainingswissenschaft. Wissenschaftliche Berichte und Materialien, 10.* Köln: Bundesinstitut für Sportwissenschaft.

Kruse, A. (2002). Produktives Leben im Alter II: Der Umgang mit Verlusten und der Endlichkeit des Lebens. In R. Oerter & L. Montada (Hrsg.), *Entwicklungspsychologie.* Weinheim: Beltz Psychologie Verlags Union.

Kubinger, K.D. (2003a). Adaptives Testen. In K.D. Kubinger & R.S. Jäger (Hrsg.), *Schlüsselbegriffe der Psychologischen Diagnostik* (S. 1–90). Weinheim: Beltz/PVU.

Kubinger, K.D. (2003b). Objektiver Persönlichkeitstest. In K.D. Kubinger & R.S. Jäger (Hrsg.), *Schlüsselbegriffe der Psychologischen Diagnostik* (S. 304–309). Weinheim: Beltz.

Kubinger, K.D. (2006). *Psychologische Diagnostik – Theorie und Praxis psychologischen Diagnostizierens.* Göttingen: Hogrefe.

Küchenhoff, J. (2011). *Selbstzerstörung und Selbstfürsorge.* Gießen: Psychosozial-Verlag.

Kudielka, B.M. & Kirschbaum, C. (2002). Stress und Gesundheit. In R. Schwarzer, M. Jerusalem & H. Weber (Hrsg.), *Gesundheitspsychologie von A bis Z. Ein Handwörterbuch*. Göttingen: Hogrefe.

Kunzler, A.M., Gilan, D.A., Kalisch, R., Tüscher, O. & Lieb, K. (2018). Aktuelle Konzepte der Resilienzfoschung. *Nervenarzt, 89*, 747–753. https://doi.org/10.1007/s00115-018-0529-x

Kurz, A. & Wilz, G. (2011). Die Belastung pflegender Angehöriger bei Demenz. *Nervenarzt, 82*, 336–342. https://doi.org/10.1007/s00115-010-3108-3

Laireiter, A.-R. (2005). Klinisch-psychologische und psychotherapeutische Diagnostik: Ähnlichkeiten und Unterschiede. In H. Bartuska, M. Buchsbaumer, G. Mehta, G. Pawlowsky & S. Wiesnagrotzki (Hrsg.), *Psychotherapeutische Diagnostik. Leitlinien für den neuen Standard*. Wien: Springer.

Latham, G.P. & Wexley, K.N. (1977). Behavioral observation scales for performance appraisal purposes. *Personal Psychology, 30*, 255–268. https://doi.org/10.1111/j.1744-6570.1977.tb02092.x

Lautenschläger, J., Mau, W., Kohlmann, T., Raspe, H.H., Struve, F., Brückle, W. & Zeidler, H. (1997). Vergleichende Evaluation einer deutschen Version des Health Assessment Questionnaires (HAQ) und des Funktionsfragebogens Hannover (FFbH). *Zeitschrift für Rheumatologie, 56*, 144–155.

Laux, L., Glanzmann, P., Schaffner, P. & Spielberger, C.D. (1981). *STAI – Das State-Trait-Angstinventar*. Göttingen: Hogrefe.

Lawall, C., Lewerenz, M., Muschalla, B., Vilain, M. & Linden, M. (2007). *Regionale Initiative Betriebliches Eingliederungsmanagement. Abschlussbericht zum Modellprojekt*. Berlin: Deutsche Rentenversicherung Bund.

Lawton, M.P. & Brody, E.M. (1968). Assessment of older people: Self-maintaining and instrumental activities of daily living. *The Gerontologist, 9*(3), 179–186.

Lazarus, R.S. (1966). *Psychological stress and the coping process*. New York: McGraw Hill.

Lazarus, R.S. & Folkman, S. (1984). *Stress, Appraisal, and Coping*. New York: Springer.

Leitner, K., Lüders, E., Greiner, B., Ducki, A., Niedermeier, R. & Volpert, W. (1993). *Analyse psychischer Anforderungen und Belastungen in der Büroarbeit. Das RHIA/VERA-Büro-Verfahren*. Göttingen: Hogrefe.

Leitner, K., Volpert, W., Greiner, B., Weber, W.G. & Hennes, K. (1987). *Analyse psychischer Belastung und Arbeit*. Köln: Verlag TÜV Rheinland.

Lempp, R. (1964). *Frühkindliche Hirnschädigung und Neurose*. Bern, Stuttgart, Wien: Huber.

Lempp, R. (1971). Organische Psychosndrome. In L.N. Harbauer (Hrsg.), *Lehrbuch der speziellen Kinder- und Jugendpsychiatrie* (S. 209–241). Berlin, Heidelberg, New York: Springer.

Leon, S.C., Visscher, L., Sugimura, N. & Lakin, B.L. (2008). Person-job match among frontline staff working in residential treatment centers: the impact of personality and child psychopathology on burnout experiences. *American Journal of Orthopsychiatry, 78*, 240–248. https://doi.org/10.1037/a0013946

Lewinsohn, P.M. & Libet, J. (1972). Pleasant Events, Activity Schedules, and Depressions. *Journal of Abnormal Psychology, 79*, 291–295. https://doi.org/10.1037/h0033207

Leyro, T.M., Zvolensky, M.J. & Bernstein, A. (2010). Distress Tolerance and Psychopathological Symptoms and Disorders: A Review of the Empirical Literature among Adults. *Psychological Bulletin, 136*(4), 576–600. https://doi.org/10.1037/a0019712

Lichtenberg, J., Bornstein, M. & Silver, D. (1984). *Empathy*. Hillsdale, New Jersey: Erlbaum.

Lichtner, S. & Pflanz, M. (1971). Appendectomy in the Federal Republic of Germany: Epidemiology and Medical Care Patterns. *Medical Care, 9*, 311–330. https://doi.org/10.1097/00005650-197107000-00003

Liebeck, H. (2000). Problemlösetraining. In M. Linden & M. Hautzinger (Hrsg.), *Verhaltenstherapiemanual*. Berlin: Springer.

Linden, M. (2003). Psychopathologie, Deskription und Diagnostik psychischer Erkrankungen. In M. T. Gastpar, S. Kasper & M. Linden (Hrsg.), *Psychiatrie und Psychotherapie* (S. 1–17). Wien: Springer.

Linden, M. (2007). Das psychiatrische Gutachten im Rentenverfahren – wie reliabel? *Fortschritte der Neurologie – Psychiatrie, 75*, 1–3. https://doi.org/10.1055/s-2007-959233

Linden, M. (2009). Rehabilitationspsychotherapie. Definition, Aufgaben und Organisationsformen nach ICF und SGB IX. *Praxis Klinische Verhaltensmedizin und Rehabilitation, 84*, 137–142.

Linden, M. (2011). Agoraphobie und Panikerkrankung. In M. Linden & M. Hautzinger (Hrsg.), *Verhaltenstherapiemanual* (S. 499–503). Berlin: Springer.

Linden, M. (2013a). Handwerkliche Aspekte der sozialmedizinischen Begutachtung bei psychischen Störungen. *Die Rehabilitation, 52*, 412–422. https://doi.org/10.1055/s-0033-1359860

Linden, M. (2013b). Diagnose „Gesundheit". *Psychotherapeut, 58*, 249–256. https://doi.org/10.1007/s00278-013-0979-3

Linden, M. (2014a). Das MED Modell. Emotionale Teilleistungsstörungen als Ursache von Persönlichkeitsstörungen (MED-Modell). *Psychotherapie im Dialog, 3*, 86–89. https://doi.org/10.1055/s-0034-1388645

Linden, M. (2014b). Die Erfassung der „Umweltfaktoren Unterstützung und Beziehungen" sowie „Teilhabe an Interpersonellen Interaktionen und Beziehungen" gemäß der ICF unter Einsatz des MuSK. *Physikalische Medizin, Rehabilitationsmedizin, Kurortmedizin, 24*, 249–255. https://doi.org/10.1055/s-0034-1390439

Linden, M. & Hautzinger, M. (Hrsg.) (2011). *Verhaltenstherapiemanual* (7. Aufl.). Berlin: Springer. https://doi.org/10.1007/978-3-642-16197-1

Linden, M. & Vilain, M. (2011). Emotionale Teilleistungsstörungen und „first impression formation" bei Persönlichkeitsstörungen. *Nervenarzt, 82*, 25–36. https://doi.org/10.1007/s00115-010-3160-z

Linden, M. & Weidner, C. (2005). Arbeitsunfähigkeit bei psychischen Störungen. *Nervenarzt, 11*, 1421–1431. https://doi.org/10.1007/s00115-005-1996-4

Linden, M. & Weig, W. (Hrsg.) (2009). *Salutotherapie in Prävention und Rehabilitation*. Köln: Deutscher Ärzteverlag.

Linden, M., Baron, S. & Muschalla, B. (2009). *Mini-ICF-Rating für psychische Störungen (Mini-ICF-APP). Ein Kurzinstrument zur Beuteilung von Fähigkeits- bzw. Kapazitätsstörungen bei psychischen Störungen.* Göttingen: Hans Huber.

Linden, M., Baron, S. & Muschalla, B. (2012). *Mini-ICF-APP. Uno strumento per la valutazione delle limitazioni di Attività e Partecipazione nei disturbi Psychici.* Giunto: Firenze.

Linden, M., Gehrke, G. & Geiselmann, B. (2009). Profiles of recreational activities of daily living (RADL) in patients with mental Disorders. *Psychiatria Danubina, 21*, 490–496.

Linden, M., Lischka, A.-M., Popien, C. & Golombek, J. (2007). Der multidimensionale Sozialkontakt Kreis (MuSK) – ein Interviewverfahren zur Erfassung des sozialen Netzes in der klinischen Praxis. *Zeitschrift für Medinische Psychologie, 16*, 135–143.

Linden, M. & Weddigen, J. (2016). Teilleistungsstörungen/MCD und ADHS im Erwachsenenalter. *Der Nervenarzt, 87*, 1175–1184.

Linden, M., Müller, M., Oberle-Thiemann, C., Komets, S. & Streibelt, M. (2011). Die „externe berufliche Belastungserprobung" in der medizinisch beruflich orientierten Rehabilitation. Zielsetzung und Durchführungsmodalitäten. *Prävention Rehabilitation, 23*, 156–167.

Linden, M., Muschalla, B., Hansmeier, T. & Sandner, G. (2013). Reduction of sickness absence by an occupational health care management program focusing on self-efficacy and self-management. *Work, 47*, 485–489. https://doi.org/10.3233/WOR-131616

Linden, M., Muschalla, B., Keßler, U., Haverkamp, L. & Rath, K. (2012). *Reha in der Hausarztpraxis. Rehabedarfsfeststellung, -zugang, -steuerung, -koordinierung, -optimierung und -verstetigung bei psychischen Erkrankungen unter Mitwirkung niedergelassener Ärzte. Eine Untersuchung zum Stand und zu den Optimierungsmöglichkeiten durch ein Rehakonsil. Abschlussbericht zum Modellprojekt*. Berlin: Deutsche Rentenversicherung Bund.

Linden, M., Baron, S., Muschalla, B. & Molodynski, A. (2014). *Mini-ICF-APP Social Functioning Scale*. Oxford: Hogrefe.

Linden, M., Keller, L., Noack, N. & Muschalla, B. (2018). Self-rating of capacity limitations in mental disorders: The "Mini-ICF-APP-S". *Praxis Klinische Verhaltensmedizin und Rehabilitation, 101*, 14–22.

Linden, M., Noack, N., Köllner, V. (2018) Spektrum und Häufigkeit von ADHS-Syndromen und Teilleistungsstörungen bei Patienten in der psychosomatischen Rehabilitation. *Die Rehabilitation, 57*, 355–363. https://doi.org/10.1055/s-0043-120906

Lindenberger, U. (2002). Erwachsenenalter und Alter. In R. Oerter & L. Montada (Hrsg.), *Entwicklungspsychologie*. Weinheim: Beltz.

Linehan, M.M. (1996). *Dialektisch-behaviorale Therapie der BPS*. München: CIP.

Löffler, S., Gerlich, C., Lukasczik, M., Wolf, H.D. & Neuderth, S. (2012). *Arbeits- und berufsbezogene Orientierung in der medizinischen Rehabilitation. Praxishandbuch* (3. Aufl.). Würzburg: Universität Würzburg, Arbeitsbereich Rehabilitationswissenschaften.

Looks, P., Gilbert, K., Roitzsch, K. & Hacker, W. (2011). Gefährdungsbeurteilung bei Verlaufspersonal. Pilotvalidierung der Tätigkeitsanalyse distributiver Dienstleistungen (TA-DD). *Prävention und Gesundheitsförderung, 6*, 238–244. https://doi.org/10.1007/s11553-011-0301-6

Lovallo, W.R. (2004). *Stress and health*. Thousand Oaks, CA: Sage Publications.

Lutz, R. (2000). Gesundheit und Genuss: Euthyme Grundlagen der Verhaltenstherapie. In J. Margraf (Hrsg.), *Lehrbuch der Verhaltenstherapie, Bd 1*. (S. 167–182). Berlin: Springer.

Lutz, R. (2006). Selbstfürsorge und verhaltenstherapeutische Selbsterfahrung. *Verhaltenstherapie & Verhaltensmedizin, 2*, 209–232.

MacCabe, J.H., Sariaslan, A., Almqvist, C., Lichtenstein, P., Larsson, H. & Kyaga, S. (2018). Artistic creativity and risk for schizophrenia, bipolar disorder and unipolar depression: a Swedish population-based case-control study and sib-pair analysis. *British Journal of Psychiatry, 212*, 370–376. https://doi.org/10.1192/bjp.2018.23

Mahoney, F.J. & Barthel, D.W. (1965). Functional evaluation: The Barthel Index. *Maryland State Medical Journal, 14*, 61–65.

Mahoney, M.J., Thoresen, C.E. (1974). *Self-control: Power to the Person*. Monterey: Brooks & Cole.

Manuzza, S., Klein, R. & Moulton, J. (2008). Lifetime criminality among boys with ADHD a prospective follow-up study into adulthood using official arrest records. *Psychiatry Research, 160*(3), 237–246. https://doi.org/10.1016/j.psychres.2007.11.003

Marks, S.R. (1977). Multiple roles and role strain: Some notes on human energy, time and commitment. *American Sociological Review, 42*, 921–936. https://doi.org/10.2307/2094577

Marshall, S.J., Jones, D.A., Ainsworth, B.E., Reis, J.P., Levy, S.S. & Macera, C.A. (2007). Race/Ethnicity, Social Class, and Leisure-Time Physical Inactivity. *Medicine & Science in Sports & Exercise, 39*, 44–51. https://doi.org/10.1249/01.mss.0000239401.16381.37

Mathews, A., Gelder, M. & Johnston, D. (1988). *Agoraphobie. Eine Anleitung zur Durchführung einer Exposition in vivo unter Einsatz eines Selbsthilfemanuals*. Berlin: Springer. https://doi.org/10.1007/978-3-642-73460-1

Matsutsuyu, J.S. (1969). The Interest Check List. *The American Journal of Occupational Therapy, 23*, 323–328.

McNally, R.J. (2007). Mechanisms of exposure therapy: How neuroscience can improve psychological treatments for anxiety disorders. *Clinical Psychology Review, 27*, 750–759. https://doi.org/10.1016/j.cpr.2007.01.003

McNamara, J.M., Stephens, P.A., Dall, S.R.X. & Houston, A.I. (2009). Evolution of trust and trustworthiness: social awareness favours personality differences. *Proceedings of the Royal Society B: Biological Sciences, 276*, 605–613. https://doi.org/10.1098/rspb.2008.1182

Medizinischer Dienst der Spitzenverbände der Krankenkassen (MDS). (2017). *Begutachtungsanleitung, Richtlinie des GKV-Spitzenverbandes nach § 282 SGB V, Arbeitsunfähigkeit.* Essen: Medizinischer Dienst der Spitzenverbände der Krankenkassen.

Meichenbaum, D. (1977). *Cognitive-behavior modification.* New York: Plenum Press. https://doi.org/10.1007/978-1-4757-9739-8

Meinel, K. & Schnabel, G. (2007). *Bewegungslehre Sportmotorik: Abriss einer Theorie der sportlichen Motorik unter pädagogischem Aspekt.* Aachen: Meyer & Meyer Verlag.

Metz, A.-M., Rothe, H.-J. (1999). Erfassung und Bewertung psychischer Belastungen – Screening pathogener Arbeitsbelastungen. *ErgoMed Zeitschrift für angewandte Arbeitsmedizin, Arbeitshygiene und Umweltmedizin, 3*, 122–126.

Metz, A.-M., Rothe, H.-J. (2004). *Screening psychischer Arbeitsbelastungen (SPA).* Universität Potsdam: Institut für Psychologie.

Meyer, A. (1917). Progress in teaching psychiatry. *Journal of American Medical Association, LXIX, 11*, 861–863. https://doi.org/10.1001/jama.1917.02590380003002

Michalk, S. & Nieder, P. (2007). *Erfolgsfaktor Work-Life-Balance.* Weinheim: Wiley-VCH Verlag.

Milman, D. (1979). Minimal brain dysfunction in childhood: Outcome in late adolescence and early adult years. *Journal of Clinical Psychiatry, 40*, 371–380.

Molodynski, A., Linden, M., Juckel, G., Yeeles, K., Anderson, C., Vazquez-Montes, M. & Burns, T. (2013). The reliability, validity, and applicability of an English language version of the Mini-ICF-APP. *Social psychiatry and psychiatric epidemiology, 48*(8), 1347–1354. https://doi.org/10.1007/s00127-012-0604-8

Möller, H.J. (1994). General aspects of predictor research in schizophrenia and depression. In W. Gaebel & A.G. Awad (Hrsg.), *Prediction of neuroleptic treatment outcome in schizophrenia* (S. 27–36). Wien: Springer.

Morisini, P.L., Magliano, L., Brambilla, L., Ugolini, S. & Piolo, R. (2000). Development, reliability and acceptability of a new version of the DSM-IV Social and Occupational Functioning Assessment Scale (SOFAS) to assess routine social functioning. *Acta Psychiatrivca Scandinavica, 1001*, 323–329. https://doi.org/10.1034/j.1600-0447.2000.101004323.x

Moser, K. & Schmook, R. (2006). Berufliche und organisationale Sozialisation. In H. Schuler (Hrsg.), *Lehrbuch der Personalpsychologie* (S. 232–254). Göttingen: Hogrefe.

Mount, M.K., Barrick, M.R. & Stewart, G.L. (1998). Five-factor model of personality and Performance in jobs involving interpersonal interactions. *Human Performance, 11*, 145–165. https://doi.org/10.1207/s15327043hup1102&3_3

Muschalla, B. (2014). Fähigkeitsorientierte Verhaltenstherapie bei psychischen Erkrankungen. *Verhaltenstherapie, 24*, 48–55. https://doi.org/10.1159/000358737

Muschalla, B. (2018a). A concept of psychological work capacity demands – first evaluation in rehabilitation patients with and without mental disorders. *Work, 59*, 375–386. https://doi.org/10.3233/WOR-182691

Muschalla, B. (2018b). Assessing psychological work demands with an ICF-oriented concept of psychological capacities. *Gruppe Interaktion Organisation, 49*, 81–92. https://doi.org/10.1007/s11612-018-0406-x

Muschalla, B. & Linden, M. (2013). *Arbeitsplatzbezogene Ängste und Arbeitsplatzphobie. Phänomenologie, Differentialdiagnostik, therapeutische Ansätze und sozialmedizinische Aspekte*. Stuttgart: Kohlhammer-Verlag.

Muschalla, B., Glatz, J. & Karger, G. (2011). Kardiologische Rehabilitation mit strukturierter Schulung bei Herzinsuffizienz – Akzeptanz bei Patienten und Veränderungen in Krankheitswissen und Wohlbefinden. *Rehabilitation, 50*, 103–110. https://doi.org/10.1055/s-0030-1265182

Muschalla, B., Kessler, U., Schwantes, U. & Linden, M. (2013). Rehabilitationsbedarf bei Hausarztpatienten mit psychischen Störungen. *Rehabilitation, 52*, 251–256.

Muschalla, B., Vilain, M., Lawall, C., Lewerenz, M. & Linden, M. (2009). Berufliche und soziale Partizipationsstörungen bei Patienten in der vertragsärztlichen Versorgung. *Rehabilitation, 48*, 84–90. https://doi.org/10.1055/s-0029-1202292

Muschalla, B., Vilain, M., Lawall, C., Lewerenz, M. & Linden, M. (2012). Participation restrictions at work indicate participation restrictions in other domains of live. *Psychology, Health and Medicine, 17*, 95–104. https://doi.org/10.1080/13548506.2011.592840

Narayanan, L., Menon, S. & Spector, P.E. (1999). Stress in the workplace: a comparison of gender and occupations. *Journal of Organisational Behavior, 20*(1), 63–73. https://doi.org/10.1002/(SICI)1099-1379(199901)20:1<63::AID-JOB873>3.0.CO;2-J

National Health and Nutrition Examination Survey. (2007/08). *National Archive of Computerized Data on Aging (NACDA).* National Health and Nutrition Examination Survey (NHANES) and Followup Series. https://www.icpsr.umich.edu/web/NACDA/series/00039

Nedopil, N. (2003). Rechtliche Aspekte in der Psychiatrie. Rechtsgrundlagen in Deutschland. In M. Gastpar, S. Kasper & M. Linden (Hrsg.), *Psychiatrie und Psychotherapie* (S. 309–327). Wien: Springer.

Noeker, M. & Petermann, F. (2008). Resilienz: Funktionale Adaptation an widrige Umgebungsbedingungen. *Zeitschrift für Psychiatrie, Psychologie und Psychotherapie, 56*(4), 255–263. https://doi.org/10.1024/1661-4747.56.4.255

Nosper, M. (2008). ICF AT 50-Psych. Entwicklung eines ICF-konformen Fragebogens für die Selbstbeurteilung von Aktivitäten und Teilhabe bei psychischen Störungen. *DRV-Schriften, 77*, 125–128.

Nuber, U. (1999). Das Konzept „Resilienz“: So meistern Sie jede Krise. *Psychologie Heute, 20*, 22–27.

Ohlmeier, M., Peters, K., Kordon, A. et al. (2007). Nicotine and alcohol dependence in patients with comorbid ADHD. *Alcohol Alcohol, 42*(6), 539–543. https://doi.org/10.1093/alcalc/agm069

Oldham, J.M. & Morris, L.B. (1995). *The New Personality Self-Portrait: Why You Think, Work, Love, and Act the Way You Do* (2., überarbeitete Aufl.). New York: Bantam.

Oludayo, O., Gberevbie, D. & Popoola, D. (2015). A study of multiple work-life balance initiatives in banking industry in Nigeria. *International Research Journal of Finance and Economics, 133*, 108–109.

Ortner, T.M., Kubinger, K.D., Schrott, A., Radinger, R. & Litzenberger, M. (2011). *Manual zum Belastbarkeits-Assessments, BACO.* Mödling: Schuhfried.

Öst, L.G. (1990). The agoraphobia scale: An evaluation of its reliability and validity. *Behaviour Research and Therapy, 28*, 323–329. https://doi.org/10.1016/0005-7967(90)90084-V

Ostendorf, F. & Angleitner, A. (2004). *NEO-Persönlichkeitsinventar nach Costa und McCrae* (revidierte Fassung). Göttingen: Hogrefe.

Otto, J. & Linden, M. (2017). Erfassung der Stressverarbeitungsstrategien Regenerations- und Resistenzorientierung. Eine Studie an psychosomatischen Patienten. *Zeitschrift für Psychiatrie, Psychologie und Psychotherapie, 65*, 231–239. https://doi.org/10.1024/1661-4747/a000326

Otto, J. & Linden, M. (2018) Reduction of Distress intolerance with salutotherapeutic interventions: Results from a randomized controlled clinical trial. *Chronic Stress, 2*, 1–7. https://doi.org/10.1177/2470547018800484

Otto, J., Linden, M. (2019) Die deutsche Übersetzung der Distress-Intoleranz-Skala. *Verhaltenstherapie, 29*, 108–111. https://doi.org/10.1159/000494763

Pakenham, K.I. (2017). Training in acceptance commitment therapy foster self-care in clinical psychology trainees. *Clinical Psychologist, 21*, 186–194. https://doi.org/10.1111/cp.12062

Parker, S.K., Morgeson, F.P. & Johns, G. (2017). One hundred Years of Work Design Research: Looking Back and Looking Forward. *Journal of Applied Psychology, 102*, 403–420. https://doi.org/10.1037/apl0000106

Parker, S.K. & Bindl, U.K. (2017). *Proactivity at Work: Making Things Happen in Organizations.* London: Routledge.

Petermann, F. & Schmidt, M.H. (2006). Ressourcen – ein Grundbegriff der Entwicklungspsychologie und Entwicklungspsychopathologie? *Kindheit und Entwicklung, 15*, 118–127. https://doi.org/10.1026/0942-5403.15.2.118

Petermann, F. & Wiedebusch, S. (2003). *Emotionale Kompetenz bei Kindern.* Göttingen: Hogrefe.

Peterson, N.G., Mumford, M.D., Borman, W.C., Jeanneret, P.R., Fleishman, E.A., Levin, K.Y., Campion, M.A., Mayfield, M.S., Morgeson, F.P., Pearlman, K., Gowing, M.K., Lancaster, A.R., Silver, M.B. & Dye, D.M. (2001). Understanding work using the occupational information network (O*NET): Implications for practice and research. *Personnel Psychology, 54*(2), 451–492.

Pfeifer, K., Sudeck, G., Brüggemann, S. & Huber, G. (2010). DGRW-Update: Bewegungstherapie in der medizinischen Rehabilitation – Wirkungen, Qualität, Perspektiven. *Rehabilitation, 49*(4), 224–236. https://doi.org/10.1055/s-0030-1261909

Philipsen, A., Heßlinger, B. & Tebartz van Elst, L. (2008). Aufmerksamkeitsdefizit-Hyperaktivitätsstörung im Erwachsenenalter. *Deutsches Ärzteblatt, 105*(17), 311–317.

Picazzo-Palencia, E. (2016). Depression and mobility among older adults in mexico: ENSANUT 2012. *Hispanic Health Care International, 14*(2), 94–98. https://doi.org/10.1177/1540415316650846

Piechowiak, H. (2006). Präzise berichten – im Interesse der Patienten. *Deutsches Ärzteblatt, 103*, 3012–3016.

Podschus, J. & Linden, M. (2019). Die psychische Bedeutung der Wohnung und die Erfassung der Wohnfähigkeit mit dem Mini-ICF-APP-H. *Praxis Klinische Verhaltensmedizin und Rehabilitation, 32*, 257–264.

Polanczyk, G., de Lima, M., Horta, B., Biederman, J. & Rohde, L. (2007). The worldwide prevalence of ADHD: a systematic review and metaregression analysis. *American Journal of Psychiatry, 164*(6), 942–948. https://doi.org/10.1176/ajp.2007.164.6.942

Posluns, K. & Gall, T.L. (2020). Dear Mental Health Practitioners, Take Care of Yourselves: a Literature Review on Self-Care. A literature review on self-care. *International Journal for the Advancement of Counselling, 42*(1), 1–20.

Premack, D. (1959). Toward empirical behavior laws: I. Positive reinforcement. *Psychological Review, 66*, 219–233. https://doi.org/10.1037/h0040891

Prosiegel, M., Böttger, S., Schenk, T., König, N., Marolf, M., Vaney, C., Garner, C. & Yassouridis, A. (1996). Der Erweiterte Barthel-Index (EBI) – eine neue Skala zur Erfassung von Fähigkeitsstörungen bei neurologischen Patienten. *Neurologische Rehabilitation, 1*, 7–13.

Prümper, J., Hartmannsgruber, K. & Frese, M. (1995). KFZA. Kurz-Fragebogen zur Arbeitsanalyse. *Zeitschrift für Arbeits- und Organisationspsychologie, 39*, 125–132.

Rauh, S., Svitak, M. & Grundmann, H. (2008). *Handbuch Psychosomatische Begutachtung. Ein praktisches Manual für Ärzte und Versicherer.* München: Elsevier.

Reddy, I.R., Ukrani, J., Indla, V. & Ukrani, V. (2018). Creativity and psychopathology: Two sides of the same coin? *Indian Journal of Psychiatry, 60*(2), 168–74. https://doi.org/10.4103/psychiatry.IndianJPsychiatry_129_18

Rehm, L.P. & Adams, J.H. (2003). Self-management. In W.T. O'Donohue & J.F. Fisher (Hrsg.), *Cognitive behavior therapy. Applying Empirically supported Techniques in Your Practice* (S. 354–360). Hoboken: Wiley.

Reivich, K. & Shatte, A. (2003). *Resilience Factor. 7 keys to finding your inner strength and overcoming Life's hurdles.* New York: Broadway Books.

Resch, M. & Bamberg, E. (2005). Work-Life-Balance – ein neuer Blick auf die Vereinbarkeit von Berufs- und Privatleben? *Zeitschrift für Arbeits- und Organisationspsychologie, 49*(4), 171–175. https://doi.org/10.1026/0932-4089.49.4.171

Richter, D., Berger, K. & Reker, T. (2008). Nehmen psychische Störungen zu? Eine systematische Literaturübersicht. *Psychiatrische Praxis, 35*(7), 321–330. https://doi.org/10.1055/s-2008-1067570

Riechert, I. (2011). *Psychische Störungen bei Mitarbeitern.* Berlin: Springer. https://doi.org/10.1007/978-3-642-16980-9

Rieckmann, N. (2002). Resilienz, Widerstandsfähigkeit, Hardiness. In R. Schwarzer, M. Jerusalem & H. Weber (Hrsg.), *Gesundheitspsychologie von A bis Z. Ein Handwörterbuch.* Göttingen: Hogrefe.

Riegel, B., Dickson, V.V. & Faulkner, K.M. (2016). The Situation-specific theory of heart failure self-care: revised and updated. Journal of Cardiovascular. *Nurse, 31*(3), 226–235. https://doi.org/10.1097/JCN.0000000000000244

Riemann, R. (1997). *Persönlichkeit: Fähigkeiten oder Eigenschaften?* Lengerich: Pabst.

Riemann, R. & Allgöwer, A. (1993). Eine deutsche Fassung des „Interpersonal Competence Questionnaire" (ICQ). *Zeitschrift für Differentielle und Diagnostische Psychologie, 14*(3), 153–163.

Riggio, R.E. (1986). Assessment of basic social skills. *Journal of Personality and Social Psychology, 51*(3), 649–660. https://doi.org/10.1037/0022-3514.51.3.649

Rimann, M. & Udris, I. (1997). Subjektive Arbeitsanalyse: Der Fragebogen SALSA. In O. Strohm & E. Ulich (Hrsg.), *Unternehmen arbeitspsychologisch bewerten. Ein Mehr-Ebenen-Ansatz unter besonderer Berücksichtigung von Mensch, Technik und Organisation* (S. 281–298). Zürich: vdf.

Rinaldi, M. & Perkins, R. (2007). Comparing employment outcomes for two vocational services: individual placement and support and non-integrated pre-vocational services in the UK. *Journal of Vocational Rehabilitation, 27*(1), 21–27.

Robertson, I.T. & Downs, L. (1989). Work-Sample tests of trainability: A meat-analysis. *Journal of Applied Psychology, 74*(3), 402–410. https://doi.org/10.1037/0021-9010.74.3.402

Robin, L. (2002). The impact of ADHD on marriage. *The ADHD Report, 10*(3), 9–14. https://doi.org/10.1521/adhd.10.3.9.20553

Roelofs, K., van Galen, G.P., Keijsers, G.P. & Hoogduin, C.A. (2002). Motor initiation and execution in patients with conversion paralysis. *Acta Psychologica, 110*(1), 21–34. https://doi.org/10.1016/S0001-6918(01)00068-3

Roemer, L. & Borkovec, T.D. (1993). Worry: unwanted cognitive activity that controls unwanted somatic experience. In D.M. Wegner & J.W. Pennebaker (Hrsg.), *Handbook of mental control* (S. 220–238). Englewood Cliffs/NJ: Prentice Hall.

Rogers, J.C., Weinstein, J.M. & Figone, J.J. (1978). The Interest Checklist: Empirical Assessment. *American Journal of Occupational Therapy, 32*(10), 628–630.

Rosenbaum, M. & Cohen, E. (1999). Equalitarian marriages, spousal support, resourcefulness, and psychological distress among Israel working women. *Journal of Vocational Behavior, 54*(1), 102–113. https://doi.org/10.1006/jvbe.1998.1644

Rosenthal, T.L. & Bandura, A. (1978). Psychological modeling: Theory and practice. In S. Garfield & A.E. Bergin (Hrsg.), *Handbook of psychotherapy and behavior change* (2. Aufl.). New York: Wiley.

Rösler, M. & Retz, W. (2006). Die Aufmerksamkeitsdefizit-/ Hyperaktivitätsstörung (ADHS) im Erwachsenenalter. *Zeitschrift für Psychiatrie, Psychologie und Psychotherapie, 54*, 77–86. https://doi.org/10.1024/1661-4747.54.2.77

Rutter, M. (2006). Implications of resilience concepts for scientific understanding. *Annals of the New York Academy of Sciences, 1094*, 1–12. https://doi.org/10.1196/annals.1376.002

Saarni, C. (1999). *The development of emotional competence*. New York: Guilford Press.

Şahin, F., Ozer, E. & Deniz, M.E. (2016). The predictive level of emotional intelligence for the domain-specific creativity: a study on gifted students. Egit. *Bilim, 41*, 181–197. https://doi.org/10.15390/EB.2016.4576

Salovey, P. & Mayer, J.D. (1989). Emotional Intelligence. *Imagination, Cognition and Personality, 9*(3), 185–211. https://doi.org/10.2190/DUGG-P24E-52WK-6CDG

Salzman, L. (1968). *The Obsessive Personality*. New York: Science House.

Sarazin, F. & Spreen, O. (1986). Fifteen-year stability of some neuropsychological tests in learning disabled subjects with and without neurological impairment. *Journal of Clinical Experimental Neuropsychology, 8*(3), 190–200. https://doi.org/10.1080/01688638608401311

Sarges, W. (2000). Diagnose von Managementpotential für eine sich immer schneller und unvorhersehbarer ändernde Wirtschaftswelt. In L. von Rosenstiel & Th. Lang-von Wins (Hrsg.), *Perspektiven der Potentialbeurteilung* (S. 107–128). Göttingen: Hogrefe.

Sass, H., Wittchen, H.-U. & Zaudig, M. (1996). *Skala zur Erfassung des sozialen und beruflichen Funktionsniveaus (SOFAS): Diagnostisches und Statistisches Manual psychischer Störungen. DSM-IV. Übersetzt nach der vierten Auflage des Diagnostic and Statistical Manual of Mental Disorders. American Psychiatric Association*. Göttingen: Hogrefe.

Sass, H., Wittchen, H.-U., Zaudig, M. & Houben, I. (1998). *Diagnostische Kriterien des DSM-IV*. Göttingen: Hogrefe, Verlag für Psychologie.

Schaub, D. & Juckel, G. (2011). PSP-Skala – Deutsche Version der Personal and Social Performance Scale: Validiertes Messinstrument zur Erfassung des psychosozialen Funktionsniveaus in der Schizophrenietherapie. *Der Nervenarzt, 82*(9), 1178–1184. https://doi.org/10.1007/s00115-010-3204-4

Schieman, S. & Glavin, P. (2008). Trouble at the border? Gender, flexibility at work, and the work home interface. *Social Problems, 55*(4), 590–611. https://doi.org/10.1525/sp.2008.55.4.590

Schmidt, C.F. (1988). *Tätigkeitsanalyseliste TAL*. Psychodiagnostisches Zentrum, Sektion Psychologie der Humboldt-Universität zu Berlin.

Schmuck, P. (1996). *Die Flexibilität menschlichen Verhaltens*. Frankfurt/M.: Peter Lang.

Schneider, C.M. (2000). Philosophische Überlegungen zu Aaron Antonovskys Konzept der Salutogenese. In H. Wydler, P. Kolip & T. Abel (Hrsg.), *Salutogenese und Kohärenzgefühl. Grundlagen, Emperie und Praxis eines gesundheitswissenschaftlichen Konzepts* (S. 21–41). Weinheim und München: Juventa Verlag.

Schneider, W., Henningsen, P., Dohrenbusch, R., Freyberger, H.J., Irle, H., Köllner, V. & Widder, B. (Hrsg.) (2012). *Begutachtung bei psychischen und psychosomatischen Erkrankungen. Autorisierte Leitlinien und Kommentare*. Bern: Verlag Hans Huber.

Schoppe, K.J. (1975). *Verbaler Kreativitäts-Test: V-K-T : ein Verfahren zur Erfassung verbal-produktiver Kreativitätsmerkmale*. Göttingen: Hogrefe.

Schoppek, W. & Putz-Osterloh, W. (2003). Individuelle Unterschiede und die Bearbeitung komplexer Probleme. *Zeitschrift für Differentielle und Diagnostische Psychologie, 24*(3), 163–173. https://doi.org/10.1024/0170-1789.24.3.163

Schott, N. (2000). *Prognostizierbarkeit und Stabilität von sportlichen Leistungen über einen Zeitraum von 20 Jahren: eine Nachuntersuchung bei 28jährigen Erwachsenen* (Dissertation, Karlsruhe). Universität Karlsruhe (TH). Prognostizierbarkeit und Stabilität von sportlichen Leistungen... (kit.edu)

Schrott, A. (2003). Belastbarkeitsdiagnostik. In K.D. Kubinger & R.S. Jäger (Hrsg.), *Schlüsselbegriffe der Psychologischen Diagnostik* (S. 56–61). Weinheim: Beltz.

Schuler, H. (Hrsg.) (2006). *Lehrbuch der Personalpsychologie*. Göttingen: Hogrefe.

Schulz, A. (2012). Zur Erfassung von Problemlösefähigkeit als Teil der Fachkompetenz im Kontext webbasierter Lernumgebungen in der gewerblich-technischen Berufsausbildung. In D. Frommberger (Hrsg.), *Magdeburger Schriften zur Berufs- und Wirtschaftspädagogik* (Heft 1). Magdeburg: Otto-von-Guericke-Universität.

Schumann, H., Hering, Th. & Stoltze, K. (2020). Resilienz im Rettungsdienst: Ein Schutzschild gegen Belastung? *Rettungsdienst, 43*, 10–14.

Schüpbach, H. & Zölch, M. (2007). Analyse und Bewertung von Arbeitssystemen und Arbeitstätigkeiten. In H. Schuler (Hrsg.), *Lehrbuch Organisationspsychologie*. Bern: Huber.

Schwarzer, R. (2002). Bewältigung, proaktive. In R. Schwarzer, M. Jerusalem & H. Weber (Hrsg.), *Gesundheitspsychologie von A bis Z. Ein Handwörterbuch*. Göttingen: Hogrefe.

Schweizerische Gesellschaft für Psychiatrie und Psychotherapie (SGPP), Schweizerische Gesellschaft für Versicherungspsychiatrie (SGVP). (2016). *Qualitätsleitlinien für versicherungspsychiatrische Gutachten*. Schweizerische Gesellschaft für Psychiatrie und Psychotherapie. https://www.psychiatrie.ch/sgpp/fachleute-und-kommissionen/leitlinien/

Seelheim, T. & Witte, E.H. (2007). Teamfähigkeit und Performance. *Gruppendynamik und Organisationsberatung, 38*, 73–95. https://doi.org/10.1007/s11612-007-0006-7

Seelheim, T. & Witte, E.H. (2014). Die Wahrnehmung von Teamfähigkeit in Abhängigkeit von Wärme und Beitrag zur Gruppenleistung. *Gruppendynamik und Organisationsberatung 45*, 103–118. https://doi.org/10.1007/s11612-014-0238-2

Seiffge-Krenke, I. (2002). Gesundheit als aktiver Gestaltungsprozess im menschlichen Lebenslauf. In R. Oerter & L. Montada (Hrsg.), *Entwicklungspsychologie*. Weinheim: Beltz Psychologie Verlags Union.

Seiwert, L. (2007). *Das neue 1×1 des Zeitmanagements*. München: Gräfe und Unzer.

Semmer, N. Zapf, D. & Dunckel, H. (1995). Assessing stress at work: A framework and an instrument. In O. Svane & C. Johansen (Hrsg.), *Work and Health – Scientific basis of progress in the working environment* (S. 105–113). Luxembourg: Office for Official Publications of the European Communities.

Shalley, C.E., Gilson, L.L. & Blume, T.C. (2000). Matching Creativity Requirements and the Work Environment: Effects on Satisfaction and Intentions to Leave. *Academy of Management Journal, 43*(2), 215–223.

Shapiro, S.L., Brown, K.W. & Biegel, G.M. (2007). Teaching Self-Care to Caregivers: Effects of Mindfulness-Based Stress Reduction on the Mental Health of Therapists in Training. *Training and Education in Professional Psychology, 1*(2), 105–115. https://doi.org/10.1037/1931-3918.1.2.105

Sheehan, D., Janavs, J., Baker, R., Knapp, E., Sheehan, K.H. & Sheehan, M. (1994). *MINI. Mini International Neuropsychiatric Interview*. Tampa: University of South Florida.

Sieber, S.D. (1974). Toward a theory of role accumulation. *American Sociological Review, 39*(4), 567–578. https://doi.org/10.2307/2094422

Simons, J. & Gaher, R. (2005). The Distress Tolerance Scale: Development and validation of a self-report measure. *Motivation and Emotion, 29*(2), 83–102. https://doi.org/10.1007/s11031-005-7955-3

Smith, M. (2003). *Sag Nein ohne Skrupel. Die neue Methode zur Steigerung von Selbstsicherheit und Selbstbehauptung.* Ulm: Mvg Verlag.

Soldat, A.S., Sinclair, R.C. & Mark, M.M. (1997). Color as an environmental processing cue: External affective cues can directly affect processing strategy without affecting mood. *Social Cognition, 15*(1), 55–71. https://doi.org/10.1521/soco.1997.15.1.55

Sommer, G. & Fydrich, T. (1989). *Soziale Unterstützung – Diagnostik, Konzepte, F-SOZU.* Tübingen: Deutsche Gesellschaft für Verhaltenstherapie.

Sonntag, K.H. & Scharper, N. (2011). Personale Verhaltens- und Leistungsbedingungen. In C. Hoyos & D. Fey (Hrsg.), *Arbeits- und- und Organisationspsychologie* (S. 298–312). Weinheim: Beltz.

Soto, C.J. & John, O.P. (2017). The next Big Five Inventory (BFI-2): Developing and assessing a hierarchical model with 15 facets to enhance bandwidth, fidelity, and predictive power. *Journal of Personality and Social Psychology, 113*(1), 117–143. https://doi.org/10.1037/pspp0000096

Spearman, C. (1904). „General intelligence“, objectively determined and measured. *American Journal of Psychology, 15*(2), 201–293. https://doi.org/10.2307/1412107

Spector, W.D., Katz, S., Murphy, J.B. & Fulton, J.P. (1987). The hierarchical relationship between activities of daily living and instrumental activities of daily living. *Journal of Chronic Disease, 40*(6), 481–489. https://doi.org/10.1016/0021-9681(87)90004-X

Spengler, M., Fischbach, A. & Brunner, M. (2013). Gewissenhaftigkeit und schulische Leistung. Befunde zum Luxemburger Regelschulwesen. In *PISA 2012. Nationaler Bericht Luxemburg* (S. 114–120). Luxemburg: MENFP.

Spivack, G., Platt, J.J. & Shure, M.B. (1976). *The problem-solving approach to adjustment.* San Francisco: Joessey-Bass.

Sprung, L. & Sprung, H. (2001). Grundzüge der historischen Methodenlehre. *Psychologische Rundschau, 52*(4), 215–223. https://doi.org/10.1026//0033-3042.52.4.215

Stieglitz, R.-D. (2012). Psychiatrische Ratingskalen in der Routinediagnostik. *Psychiatrie und Psychotherapie up2date, 6*(3), 177–193. https://doi.org/10.1055/s-0031-1298959

Stern, W. (1912). Die psychologischen Methoden der Intelligenzprüfung. In F. Schumann (Hrsg.), *Bericht über den 5. Kongress für Experimentelle Psychologie in Berlin* (S. 1–109). Leipzig: Barth.

Sternberg, R.J. & Lubart, T.I. (1996). Investing in creativity. *American Psychologist, 51*(7), 677–688. https://doi.org/10.1037/0003-066X.51.7.677

Sternberg, R.J. (1985). *Beyond IQ: A triarchic theory of human intelligence.* Cambridge U.K.: Cambridge University Press.

Strauss, A.A. & Lehtinen, L.E. (1947). *Psychopathology and education oft he rbain-injured child.* New York: Grune & Stratton.

Swiss Insurance Medicine. (2005). *Leitlinie zur Beurteilung der Arbeitsunfähigkeit nach Unfällen und Krankheit.* Winterthur: Swiss Insurance Medicine.

Techniker Krankenkasse. (2012). *Gesundheitsreport 2012* (Band 27 Teil 1: Arbeitsunfähigkeiten). Hamburg: Techniker Krankenkasse.

Tesio, L. (2003). Measuring behavioours and perceptions: Rasch analysis as a tool for rehabilitation research. *Journal of Rehabilitation Medicine, 35*(3), 105–115. https://doi.org/10.1080/16501970310010448

Thase, M.E. & Rush, A.J. (1997). When at first you don`t succeed: sequential strategies for antidepressant nonresponders. *The Journal of Clinical Psychiatry, 58*(Suppl 13), 23–29.

Thoits, P.A. (1983). Multiple identities and psychological well-being: A reformulation and test of the social isolation hypothesis. *American Sociological Review, 48*(2), 174–187. https://doi.org/10.2307/2095103

Thorndike, E.I. (1920). Intelligence and its uses. *Harper's Magazine, 140*, 227–235.

Timberlake, W. (1995). Reconceptualizing reinforcement: A causal-system approach to reinforcement and behavior change. In W.T. O'Donohue & L. Krasner (Hrsg.), *Theories of behavior therapy: Exploring behavior change* (S. 59–96). Washington, DC: American Psychological Association. https://doi.org/10.1037/10169-003

Tracy, E.M. & Whittaker, J.K. (1990). The social network map: Assessing social support in clinical practice. *Families in Society: The Journal of Contemporary Human Services, 71*(8), 461–470. https://doi.org/10.1177/104438949007100802

Trenk-Hinterberger, P. (2007). *Die Rechte behinderter Menschen und ihrer Angehörigen*. Düsseldorf: Bundesarbeitsgemeinschaft SELBSTHILFE e.V.

Tuomi, K., Huuhtanen, P., Nykyri, E. & Ilmarinen, J. (2001). Promotion of work ability, the quality of work and retirement. *Occupational Medicine, 51*(5), 318–324. https://doi.org/10.1093/occmed/51.5.318

Udris, I. & Alioth, A. (1980). Fragebogen zur "Subjektiven Arbeitsanalyse" (SAA). In E. Martin, I. Udris, U. Ackermann & K. Oegerli (Hrsg.), *Monotonie in der Industrie* (S. 61–68, S. 204–207). Bern: Huber.

Ullrich, R. & de Muynck, R. (1998a). *ATP1: Einübung von Selbstvertrauen. Bedingungen und Formen sozialer Schwierigkeiten.* München: Pfeiffer.

Ullrich, R. & de Muynck, R. (1998b). *ATP2: Einübung von Selbstvertrauen – Grundkurs.* München: Pfeiffer.

Ullrich, R. & de Muynck, R. (1998c). *ATP3: Einübung von Selbstvertrauen und kommunikative Problemlösung – Anwendung in Freundeskreis, Arbeit und Familie.* München: Pfeiffer.

Ullrich, R. & de Muynck, R. (1998d). *ATP4: Anleitung für den Therapeuten.* München: Pfeiffer.

Ullrich de Muynck, R. & Ullrich, R. (1987). *Das Assertiveness -TrainingProgramm ATP: Einübung von Selbstvertrauen und sozialer Kompetenz, Teil 1. Bedingungen und Formen sozialer Schwierigkeiten.* München: Pfeiffer.

Ullrich de Muynck, R. & Ullrich, R. (1977). *Der Unsicherheitsfragebogen. Testmanual und Anleitung für den Therapeuten.* München: Pfeiffer.

Ullrich de Muynck, R. & Ullrich, R. (1978). *Der Unsicherheitsfragebogen.* München: Pfeiffer Verlag.

Üstün, T.B., Kostanjsek, N., Chatterji, S. & Rehm, J. (Hrsg.) (2010). *Measuring Health and Disability. Manual for WHO Disability Assessment Schedule WHODAS 2.0.* Malta: World Health Organization.

Vauth, R., Dietl, M., Stieglitz, R.-D. & Olbrich, H.M. (2000). Kognitive Remedition. Eine neue Chance in der Rehabilitation schizophrener Störungen. *Nervenarzt 71*(1), 19–29.

Vella-Brodrick, D.A. & Stanley, J. (2013). The significance of transport mobility in predicting well-being. *Transport Policy, 29*, 236–242. https://doi.org/10.1016/j.tranpol.2013.06.005

Venzlaff, U. & Foerster, K. (2004). *Handbuch Psychiatrische Begutachtung.* München: Elsevier.

Verband für Arbeitsstudien und Betriebsorganisation e.V. (REFA) (Hrsg.). (1991). *Anforderungsermittlung (Arbeitsbewertung)* (2. Aufl.). München: Hanser-Verlag.

Vereinte Nationen (UN). (2006) *Übereinkommen über die Rechte von Menschen mit Behinderungen (Convention on the Rights of Persons with Disabilities).* BMAS, Bonn.

Viehauser, R. (2000). *Förderung salutogener Ressourcen. Entwicklung und Evaluation eines gesundheitspsychologischen Trainingsprogramms.* Regensburg: Roderer.

Volpert, W., Oesterreich, R., Gablenz-Kolokovic, S., Krogoll, T. & Resch, M. (1983). *Verfahren zur Ermittlung von Regulationserfordernissen in der Arbeitstätigkeit (VERA). Analyse von Planungs- und Denkprozessen in der industriellen Produktion.* Köln: Verlag TÜV Rheinland.

von Schlippe, A. & Schweitzer, J. (1996). *Lehrbuch der systemischen Therapie und Beratung.* Göttingen: Vandenhoeck & Ruprecht.

Wancata, J., Kapfhammer, H.P., Schüssler, G., Fleischacker, W.W. (2007). Sozialpsychiatrie, essentieller Bestandteil der Psychiatrie. *Psychiatrie Psychotherapie, 3*(2), 58–64. https://doi.org/10.1007/s11326-007-0048-z

Waters, E. & Sroufe, L.A. (1983). Social competence as a developmental construct. *Developmental Review, 3*(1), 79–97. https://doi.org/10.1016/0273-2297(83)90010-2

Wechsler, D. (1939). *The measurement of adult intelligence.* Baltimore, MD: Williams & Wilkins. https://doi.org/10.1037/10020-000

Wechsler, D. (2006). *WIE, Wechsler Intelligenztest für Erwachsene. Deutschsprachige Bearbeitung und Adaptation des WAIS-III von David Wechsler.* Göttingen: Hogrefe.

Weiss, U. (1978). Biologische Grundlagen und körperliche Leistungsfähigkeit. In K. Egger (Hrsg.), *Turnen und Sport in der Schule* (S. 33–61). Bern: Eidgenössische Drucksachen und Materialzentrale.

Weiß, R. (2008). *Grundintelligenztest Skala 2 - Revision - (CFT 20-R) mit Wortschatztest und Zahlenfolgetest - Revision (WS/ZF-R).* Göttingen: Hogrefe.

Welter-Enderlin, R. & Hildenbrand, B. (Hrsg.) (2006). *Resilienz - Gedeihen trotz widriger Umstände.* Heidelberg: Carl Auer Verlag.

Widder, B., Schneider, W. & Gruppe der Leitlinienautoren. (2019). Leitlinie zur Begutachtung psychischer und psychosomatischer Störungen. *AWMF-Register Nr. 051-029.*

Wiersma, D., de Jong, A. & Ormel, J. (1988). The Groningen Social Disability Schedule: Development, relationship with I.C.I.D.h., and psychometric properties. *International Journal of Rehabilitation and Research, 11*(3), 213–224. https://doi.org/10.1097/00004356-198809000-00001

Wiersma, D., de Jong, A., Kraaijkamp, H.J.M. & Ormel, J. (1990). *The Groningen Social Disabilities Schedule. Manual and Questionnaires, 2nd Version.* WHO: University of Groningen, Department of social Psychiatry.

Wiersma, U. & Latham, G.P. (1996). The practicality of behavioral observation scales and trait scales. *Personnel Psychology, 39*(3), 619–628. https://doi.org/10.1111/j.1744-6570.1986.tb00956.x

Wiese, B.S. (2007). Work-Life-Balance. In K. Moser (Hrsg.), *Wirtschaftspsychologie.* (S. 246–263). Heidelberg: Springer.

Wissenschaftliches Institut der AOK - WIdO. (2011). *Fehlzeitenreport.* Verfügbar unter https://www.wido.de

Willimczik, K., Voelcker-Rehage, C. & Wietz, O. (2006). Sportmotorische Entwicklung über die Lebensspanne. Empirische Befunden zu einem theoretischen Konzept. *Zeitschrift für Sportpsychologie, 13*(1), 10–22. https://doi.org/10.1026/1612-5010.13.1.10

Willison, S. & Tsacoumis, S. (2009). *O*NET Analyst Occupational Abilities Ratings: Analysis Cycle 9 Results.* Human Resources Research Organization. O*NET Analyst Occupational Abilities Ratings: Analysis Cycle 9 Results at O*NET Resource Center (onetcenter.org).

Wittchen, H.U. & Jacobi, F. (2001). Die Versorgungssituation psychischer Störungen in Deutschland. Eine klinisch-epidemiologische Abschätzung anhand des Bundesgesundheitssurveys 1998. *Bundesgesundheitsblatt für Gesundheitsforschung und Gesundheitsschutz, 44*, 993–1000. https://doi.org/10.1007/s001030100269

Wittchen, H.U., Jacobi, F., Rehm, J., Gustavsson, A., Svensson, M., Jönsson, B., Olesen, J., Allgulander, C., Alonso, J., Faravelli, C., Fratiglioni, L., Jennum, P., Lieb, R., Maercker, A., van Os, J.,

Preisig, M., Salvador-Carulla, L., Simon, R. & Steinhausen, H.C. (2011). The size and burden of mental disorders and other disorders of the brain in Europe 2010. *European Neuropsychopharmacology, 21*(9), 655–679.

Wolf, B., Barell, G. & Hoenle, S. (1995). *Assessment Center auf dem Prüfstand.* Hamburg: Windmühle.

Woll, A. (1996). *Gesundheitsförderung in der Gemeinde.* Neu-Isenburg: LinguaMed Verlag.

WHO. (1980). *International Classification of Impairments, Disabilities and Handicaps (ICIDH).* Genf: World Health Organization.

WHO. (1987). *The Groningen Social Disabilities Schedule.* World Health Organization: University of Groningen, Department of social Psychiatry.

WHO. (1988). *WHO psychiatric disability assessment schedule.* Genf: World Health Organization.

WHO. (1991). *Internationale Klassifikation psychischer Störungen: ICD-10, Kapitel V (F),* Bern: Huber.

WHO. (2001). *International Classification of Functioning, Disability and Health: ICF.* Genf: World Health Organization.

WHO. (2004). *WHODAS II – Disability Assessment Schedule Training Manual: A guide to administration. World Health Organization.* www.who.int

WHO. (2005). *Internationale Klassifikation der Funktionsfähigkeit, Behinderung und Gesundheit (ICF).* Genf: World Health Organization.

WHO. (2018). *Housing and Health Guidelines.* Genf: World Health Organization.

Yu, K.Y. (2009). Affective influences in person-environment fit theory: exploring the role of affect as both cause and outcome of P-E fit. *Journal of Applied Psychology, 94*(5), 1210–1226. https://doi.org/10.1037/a0016403

Zapf, D. & Semmer, N.K. (2004). Stress und Gesundheit in Organisationen. In H. Schuler (Hrsg.), *Enzyklopädie der Psychologie: Themenbereich D Praxisgebiete, Serie III Wirtschafts-, Organisations- und Arbeitspsychologie, Band 3 Organisationspsychologie – Grundlagen und Personalpsychologie* (S. 1007–1112). Göttingen: Hogrefe.

Zapf, D., Bamberg, E., Dunckel, H., Frese, M., Greif, S., Mohr, G., Rückert, D. & Semmer, N. (1983). *Dokumentation der Skalen des Forschungsprojekts „Psychischer Stress am Arbeitsplatz – hemmende und fördernde Bedingungen für humanere Arbeitsplätze“.* Osnabrück: Universität Osnabrück, Fachbereich Psychologie.

Zaudig, M., Hiller, W., Geiselmann, B., Hansert, E., Linder, G., Mombour, W., Reischies, F.M. & Thora, C. (1996). *SIDAM – Strukturiertes Interview für die Diagnose einer Demenz vom Alzheimer Typ, der Multiinfarkt- (oder vaskulären) Demenz und Demenzen anderer Ätiologie nach DSM-III-R, DSM-IV und ICD-10.* Göttingen: Hogrefe.

Zeller, E. (2008). Ärztliche Arbeitsunfähigkeitsbescheinigungen in der Sackgasse. Ein Aufruf zur ärztlichen Besinnung auf Sachlichkeit. *Der medizinische Sachverständige, 5,* 187–194.

Zitterbarth, W. (1995). Gesundheit als Gesellschaftliche Konstruktion. In R. Lutz & N. Mark (Hrsg.), *Wie gesund sind Kranke? Zur seelischen Gesundheit psychisch Kranker* (S. 27 – 39). Göttingen: Hogrefe.

Zubrägel, D. & Linden, M. (2011). Generalisierte Angststörung. In M. Linden & M. Hautzinger (Hrsg.), *Verhaltenstherapiemanual* (S. 589–593). Berlin: Springer.

Zwicker, J.G., Missiuna, C., Harris, S.R. & Boyd, L.A. (2012). Developmental coordination disorder: a review and update. *European Journal of Paediatric Neurology, 16*(6), 573–581. https://doi.org/10.1016/j.ejpn.2012.05.005

Abkürzungen

ABBA Anleitung zur sozialmedizinischen Beratung und Begutachtung zur Arbeitsunfähigkeit
ATP Assertiveness-Trainingsprogramm
BGM betriebliches Gesundheitsmanagement
BOTMP-BOT-2 Bruininks-Oseretsky Test of Motor Proficiency
BRS Brief Resilience Scale
DTS Distress Tolerance Scale
EBI Erweiterter Barthel-Index
EPL Ein Partnerschaftliches Lernprogramm
FDS Frustrations Discomfort Scale
FFbH Funktionsfragebogen Hannover
FSPT Freiburger Stresspräventionstraining für Paare
GSK Gruppentraining sozialer Kompetenzen
HDRS Hamilton Depression Rating Scale
IAF Interaktions-Angst-Fragebogen
ICQ *Interpersonal Competence Questionnaire*
IMET Index zur Messung von Einschränkungen der Teilhabe
ISK *Inventar Sozialer Kompetenzen*
KEK Konstruktive Ehe und Kommunikation
KGM Krankengeldfallmanager
KOMKOM Kommunikations-Kompetenz-Training für Paare
MBD *Minimal Brain Disorder*
MoVo-LISA **Mo**tivation, **Vo**lition und **L**ebensstil-**i**ntegrierte **s**portliche **A**ktivität
NEO-FFI NEO-Fünf-Faktoren-Inventar
PSL persönliche und soziale Leistungs(fähigkeits)-Skala

PSP	Personal and Social Performance Scale
RADL-ICF-Skala	recreational activities of daily living according to ICF
ReRe-Fragebogen	Resistenzorientierung-Regenerationsorientierungs-Fragebogen
RHIA	Regulationshindernisse in der Arbeitstätigkeit
SALSA	salutogenetische subjektive Arbeitsanalyse
SNM	Social Network Map
SPA	Screening psychischer Arbeitsbelastungen
SVF	Stressverarbeitungsfragebogen
TAL	Tätigkeitsanalyseliste
UF	Unsicherheitsfragebogen
VERA	Verfahren zu Erfassung von Regulationserfordernissen
VersMedV	Versorgungsmedizin-Verordnung
VKT	Verbaler Kreativitätstest
VVG	Versicherungsvertragsgesetz
VWT	Verwendungstest
WAIS	Wechsler Adult Intelligence Scale / Wechsler Intelligenztest

Sachwortverzeichnis

A

B

C

D

L

M

N

O

P

Q

R

S

T

U

V